Peter Jamin, Prof. Dr. Thomas Vögeli

Männer wollen immer, Frauen können immer

Peter Jamin
Prof. Dr. Thomas Vögeli

Männer wollen immer, Frauen können immer

Alles, was Männer über Sexualität wissen sollten

mvg Verlag

Bibliografische Information der Deutschen Bibliothek
Die Deutsche Bibliothek verzeichnet diese Publikation in der Deutschen Nationalbibliografie; detaillierte bibliografische Daten sind im Internet über http://dnb.ddb.de abrufbar.

Umschlaggestaltung: www.coverdesign.net
Redaktion: Ralf Schneider
Satz: Redline GmbH, J. Echter
Druck- und Bindearbeiten: Himmer, Augsburg
Printed in Germany 06253/090502
ISBN 3-636-06253-0

Inhalt

Vorwort I – von den Autoren

Wenn ein Wissenschaftler & Männerarzt und ein Journalist & Schriftsteller so eng zusammenarbeiten wie wir für dieses Buch, dann müssen beide aufeinander zugehen. Der Journalist öffnet sich den wissenschaftlichen Ansprüchen des Experten, der Wissenschaftler akzeptiert das Bedürfnis des Journalisten, den Lesern die Welt der Wissenschaft möglichst verständlich, nachvollziehbar und natürlich auch unterhaltsam zu vermitteln.

Journalist und Wissenschaftler bedanken sich gegenseitig für die Kompromissbereitschaft des jeweils anderen.

»Der Mann der Wissenschaft muss ständig bemüht sein, an seinen eigenen Wahrheiten zu zweifeln«, schrieb der Schriftsteller José Ortega y Gasset. Das gilt auch für den Journalisten.

»Lange Zeit habe ich meine Feder für einen Degen gehalten, jetzt weiß ich über unsere Ohnmacht Bescheid«, schrieb Jean-Paul Sartre. Das gilt auch für den Wissenschaftler.

Bei unserer Arbeit haben wir versucht, beide Hinweise zu beherzigen. Für dieses Buch trugen wir die neuesten Zahlen und Studien zusammen sowie Kommentierungen, Anmerkungen und Untersuchungen vieler Experten. Darauf stützen sich unsere Betrachtungen ebenso wie auf Gespräche, die Gedanken von Schriftstellern und schließlich – auf langjährige eigene Erfahrungen.

Männer wollen immer, Frauen können immer räumt auf mit Irrtümern und Vorurteilen über Männer und Sex. Das Buch schließt Wissenslücken, beleuchtet Wünsche, Hoffnungen und Phantasien. Es bietet alles, was ein Mann über sich und seine Sexualität wissen sollte. Darum wurde es streng mit Blick auf den Mann geschrieben.

Doch auch wenn es ein Buch für Männer ist, so werden es auch Frauen mit Gewinn lesen – zumal sie das Thema mindestens ebenso interessiert wie die Herren. Das bestätigten auch unsere ersten Leserinnen, unsere Partnerinnen Kathrin Lenzer und Dr. Mechthild Rickert. Die beiden Frauen, Wissenschaftsredakteurin die eine, Urologin die andere, steuerten ein zweites Vorwort aus weiblicher Perspektive für dieses Buch bei. Dafür, für ihre Anregungen, ihre Unterstützung und Kritik danken wir ihnen.

Peter Jamin
(Journalist)

Prof. Dr. Thomas Vögeli
(Urologe)

Vorwort II – von den Frauen der Autoren

Dieses Buch ist für Männer geschrieben – und Frauen werden es kaufen.

- Weil der Titel des Buches eine Lüge ist und Frauen das natürlich wissen. Da sie zudem ein wenig neugierig sind, möchten sie erfahren, wie die Autoren ihren Lesern die zweifache Unwahrheit von den Männern, die immer können und den Frauen, die immer wollen, verkaufen. Sehr schnell stellen sie dann fest, dass das Duo Jamin/Vögeli mitnichten der Potenzpropaganda aufsitzt, sondern die Wahrheit schreibt.
- Weil sich Frauen eben doch für Naturwissenschaften begeistern und längst begriffen haben, dass der Mensch lebenslang lernen muss. Dieses Buch handelt von der vielleicht größten, vermutlich auch schönsten naturwissenschaftlichen Herausforderung, der sich eine Frau zu stellen hat: dem Mann, seiner Biologie, Psychologie und Anatomie, horizontal und vertikal. Die Lektüre dieses Buches ist also Weiterbildung. Und auch Überlebenstraining.
- Weil Sex Frauen interessiert.

Dieses Buch ist für Männer geschrieben – und Männer werden es kaufen.

- Weil ihnen der Titel des Buches schmeichelt und Männer Komplimente lieben, selbst wenn diese gelogen sind.
- Weil Männer das sind, was man ihnen nachsagt: Entdecker, Erfinder und Wettbewerber, die sich beruflich und privat jeden Tag aufs Neue behaupten müssen. Männer wissen, dass ein Mehr an Wissen die eigenen Erfolgsaussichten verbessert, die des Mitbewerbers aber schmälert. Deshalb lesen sie dieses Buch, verbessern damit ihre Siegeschancen im Bett – und bemerken gleichsam nebenbei, dass Sex zum Glück dann doch kein Wettbewerb ist. Und so erleichtert es

dieses Buch Männern, auch das zu sein, was ihnen keiner nachsagt: Romantiker.

- Weil Sex Männer interessiert.

Dieses Buch ist für Männer und Frauen geschrieben – und Frauen wie Männer werden es kaufen.

- Weil es Männer wie Frauen ermutigt, offen miteinander über Wünsche, Träume, aber auch Verletzungen zu sprechen. Und das macht beide stark.

- Weil es beim Sex ist wie beim Tennis: Zwei gleich starke Partner haben zusammen einfach mehr Spaß.

Kathrin Lenzer
(Wissenschaftsredakteurin)

Dr. Mechthild Rickert
(Urologin)

I. Lügen

Vom Mann & seiner Welt: Ein Wesen zwischen Verstand und Gefühl

„Der Mann sehnt sich nach der Brust eines Mannes, um seine Gedanken, und nach dem Busen eines Weibes, um seine Gefühle ausströmen zu lassen."

Siegfried August Mahlmann

Was ist der Mann? Eines ist er sicher nicht: ein Sexmonster; ein Versager im Bett; ein Wrack; eine Katastrophe.

Wer heute Sexualratgeber liest, hat jedoch oft das Gefühl, dass das Liebesleben des Mannes vor allem eines ist: traurig. Getrieben vom Sexus, gegängelt von Versagensängsten, irritiert durch Stress, überfordert von weiblichen Wünschen, liegt der Mann schlaff im Bett und hadert mit sich und seiner Potenz. Da wird der männliche Mangel an emotionalem Engagement analysiert, sein geringes Selbstwertgefühl, seine Masturbationsangst, seine Erektionsprobleme, seine vorzeitige und verzögerte Ejakulation, seine Konflikte mit Hetero- und Homosexualität, seine sexuelle Langeweile. Da werden Stimulationspraktiken propagiert und Techniken, die Hemmungen abbauen, die Angst vor Intimität überwinden und das Selbstwertgefühl steigern sollen.

Dieses Buch wird den Mann zwar auch mit Problemen konfrontieren. Vor allem aber wird er sich hier wiederfinden als der, der er ist: ein selbstbestimmtes, seiner Sexualität bewusstes Wesen, dem es weder an Verstand noch an Gefühl fehlt, um in Partnerschaft und Sexualität seinen Mann zu stehen. Dieses Buch schafft ein Problembewusstsein, doch übertreibt es nicht. Es will – und das ist Anspruch genug – aufklären. Unser Anliegen ist es, die Wahrheit über Männer und Sex zu schreiben, aufzuräumen mit Vorurteilen, Lügen und Irrtümern, zu sensibilisieren für Wünsche, Hoffnungen und Phantasien. Sex ist kein weiteres Feld, auf dem Männer in den Wettkampf treten, Hochleistungen erbringen müssen. Sex soll Spaß machen, wie hoffentlich auch dieses Buch seinen Lesern Spaß macht – und seinen Leserinnen.

Der Mann ist ein Wesen mit Verstand und Gefühl, und im Spannungsfeld dieser ungeheuer starken Kräfte bewegt er sich. Ein Leben lang versucht er die Balance zu finden zwischen Beruf- und Privatleben, zwischen Hirn und Herz. Die Fähigkeit zu denken und zu urteilen gehört zu seiner wichtigsten Ausstattung. Ebenso wichtig ist aber seine Fähigkeit zu fühlen und Gefühle auch zu zeigen. Nicht nur als Pause in der Produktion, sondern als Widerpart und Partner der Ratio. Nach und mit seinen Gefühlen und Empfindungen zu leben, liegt in der Natur jedes Menschen und so auch in der des Mannes. Nur blieb es ihm lange versagt, das zuzugeben und zuzulassen.

„Mit dem Verstand möchte ich ein Genie werden, mit dem Gefühl möchte ich nackt unter üppigen jungen Frauen sitzen, die stark nach ihren Geschlechtsorganen riechen und die, wenn sie mich ansehen, erregt werden", formuliert es der russische Schriftsteller und Dadaist Daniel Charms in seinem *Notizbuch.*[1]

Jean Paul Sartre spürte eine Enttäuschung im Glied

Die vielleicht beste Beschreibung für die Spannung zwischen Gefühl und Verstand lieferte der Pariser Philosoph und Schriftsteller Jean Paul Sartre. „Ich spürte eine Enttäuschung im Glied", schrieb er in seinem Flaubert-Buch *Der Idiot der Familie*[2]. Sechs Worte, die alles sagen und alles umfassen: Gehirnzellen und Schwellkörper, Leid und Lust.

Noch immer hält sich die Mär, dass Männer ABC-Schützen sind (A wie Arsch, B wie Busen, C wie Coitus) und „schwanzgesteuert" durchs Leben gehen. Aber wenn es so ist, warum rangiert dann die „Natürlichkeit der Frau" mit 97 Prozent auf der Vorzugsskala des Mannes ganz oben? Nach einer repräsentativen Umfrage des Emnid-Instituts legen Männer mehr Wert auf die inneren Werte der Frau als auf Äußerlichkeiten wie einen großen Busen und einem gut geformten Hintern. Den wünschen sich zwar noch 81 Prozent der Männer, aber noch mehr (95 Prozent) lieben die Fröhlichkeit der Partnerin, und 86 Prozent schätzen deren Intelligenz.[3]

Die Emanzipation des Mannes hat – zumindest im öffentlichen Bewusstsein – mit der Emanzipation der Frau nicht Schritt gehalten, obwohl doch unbestritten ist, dass sich beide Geschlechter dem evolutionären und gesellschaftlichen Anpassungsdruck gebeugt haben und beugen und sich darum unablässig verändern. Die Frau beweist uns jeden Tag, dass sie Fortschritte gemacht hat: Im Beruf gelingt ihr die große Karriere, in der Gesellschaft erobert sie Anerkennung und Positionen, in der Familie zeigt sie sich dem Mann gleichberechtigt und in der Politik hat sie Aussicht auf den höchsten Posten, den der Bundeskanzlerin. Er hingegen ist im öffentlichen Bewusstsein weitgehend geblieben, was er immer war: der Jäger, der Macher, der Karrieregeile. Und nicht zuletzt: der Triebgesteuerte.

Da über Sexualität – zumindest in der Öffentlichkeit – nur selten vorurteils- und schamfrei gesprochen wird, formen auch die Humoristen und Kabarettisten am Bild des Mannes kräftig mit. Mit seiner Erektion ist es wie mit dem Ikea-Regal – man hofft immer, dass es fünf Minuten stehen bleibt. Mit solchen Sprüchen unterhält Harald Schmidt sein Publikum. Ebenso unterhaltsam gibt sich manch „wissenschaftliche“ Umfrage. Das Nachrichtenmagazin *Focus* stellte bei einer Befragung fest, dass jeder zweite Mann beim Sex das Handy nicht abschaltet.[4] Woraus manche Zeitgenossen folgerten, dass der Mann auch beim Sex für (alles) andere erreichbar sein will. Vielleicht hat er das Handy aber einfach nicht ausgeschaltet, weil ihn Gefühl und Leidenschaft übermannt haben und seine Sinne in solchen Momenten auf Wichtigeres gerichtet sind. Welcher Mann denkt schon ans Handy, wenn ihm gerade die Hose aufgeknöpft wird? Und welche Frau greift in derselben Situation zu ihrem Mobiltelefon? Eben. In einigen, sehr entscheidenden Punkten sind sich Mann und Frau dann doch sehr ähnlich.

Auch in diesem: „Wer verliebt ist, ist ein bisschen verrückt", sagt die Psychiaterin Donatella Marazziti[5]. Die Wissenschaftlerin von der Universität Pisa stellte fest, dass der Zustand von Liebenden denen von Menschen gleicht, die an krankhaften Zwangshandlungen wie wiederholtem Händewaschen oder Staubwischen leiden. Marazziti entdeckte, dass dies am Serotonin liegt, einem körpereigenen Botenstoff, der bei Liebenden stark vermindert ausgeschüttet wird. Serotonin sorgt für Ausgeglichenheit und verhindert, dass das Gehirn überaktiv ist. Auch stimuliert das Zusammensein mit dem oder der Geliebten die gleichen Gehirnaktivitäten von Mann und Frau wie der Konsum von Kokain. Das fanden die Neurologen Andreas Bartels und Semir Zeki vom Londoner University College heraus.[6] Für die New Yorker Anthropologin Helen Fisher ist die romantische Liebe nach 1.000 Interviews und der Sichtung zahlreicher wissenschaftlicher Studien „eine Sucht erzeugende Droge".[7]

Liebe wirkt also wie ein Aufputschmittel. Auf Frau und Mann. Bei einem 20-jährigen ebenso wie bei einem Angehörigen der 50plus-Generation, denn das Verlangen nach Erotik und Sexualität nimmt mit dem Alter nicht zwangsläufig ab.

Die Sexualität des Mannes beginnt mit Träumen

Wenn sich Mann wie Frau an Liebe, Lust und Leidenschaft berauschen, wenn verliebte Männer ebenso verrückt sind wie verliebte Frauen – warum behandelt dieses Buch dann allein die Sexualität des einen, nicht aber des anderen Geschlechts? Weil es mindestens ebenso viele, vermutlich sogar sehr viel mehr Unterschiede als Gemeinsamkeiten gibt. Und das fängt schon bei den Träumen an. Ein Beispiel dafür liefern uns die schöne russische Operndiva Anna Netrebko und ihr Biograph

Gregor Dolak. In seinem Buch *Opernstar der neuen Generation* gibt der Feuilletonist Dolak eine Unterhaltung mit der Diva wieder, so wie er sie verstanden hat. Die beiden hatten über die Ähnlichkeit zwischen einer Opernbühne und einer Stripbühne gesprochen. „Also, ich bin jetzt mal sehr offen", hatte sie gesagt, „wenn ich nachts träume, sehe ich mich manchmal auf der Bühne singen. Dann bin ich fast immer nackt. In meinen Träumen singe ich nackt."

„Wie schön", muss Dolak gedacht haben. Doch hatte die Netrebko mitnichten ihren erotischen Traum offen gelegt, sondern ihren Albtraum: nämlich ausgeliefert zu sein und zu versagen.[8] Autor Dolak machte daraus eine Story unter dem Titel *In meinen Träumen singe ich nackt.* Ein Traum – zwei Wahrheiten.

Der Unterschied zwischen männlicher und weiblicher Sexualität beginnt mit den Träumen. Derweil das Mädchen noch friedlich schlummert, zwingen Schlafgespinste und Tagträume den Jungen, sich mit seiner Sexualität auseinander zu setzen, noch bevor er weiß, wie bedeutsam die Frau in diesem Zusammenhang und in seinem Leben einmal sein wird. Es sind die Träume, die ihn in seiner Jugend gleichermaßen erregen und bewegen, die ihm erst Scham und Verzweiflung bescheren und schließlich Genuss – wenn er dann gelernt hat, seine reifende Sexualität in die Hand zu nehmen.

Den meisten Männern ergeht es kaum besser als dem Helden in Nick Hornbys Roman *High Fidelity.* Der klagt:

> Niemand hat mir je etwas von den Dingen erzählt, die wichtig sind, etwa, wie man seine Hosen mit Würde auszieht, oder was man sagt, wenn man keine Erektion bekommt, oder was „gut im Bett" 1975 oder 1985 bedeutet hat, vergessen wir 1955. Stell dir vor: Nie hat mir jemand etwas über *Samenzellen* erzählt, nur über Sperma, und da gibt es einen entscheidenden Unterschied. Soweit ich es mir erklären konnte, hüpften diese mikroskopisch

> kleinen, kaulquappenähnlichen Dinger einfach unsichtbar aus der Spitze deines Dingsbums, und als während meines ersten ... na ja, vergiß es. Aber diese katastrophal eingeschränkte Kenntnis der männlichen Geschlechtsorgane verursachte Kummer, Verlegenheit und Scham (…)[9]

An Aufklärung hat es so oder so schon immer gefehlt – und offenbar auch an der Bereitschaft, sich Wissenslücken von Mann zu Mann einzugestehen. Das bestätigt der Schauspieler Peter Ustinov in seinen Memoiren:

> Ich war so puristisch in meinem Gefühlsleben, dass ich zwar Liebe und Zärtlichkeit suchte, aber nicht auf die Idee kam, sie ins Körperliche zu übersetzen. Vielleicht stellte ich mir auch vor, dass irgendwelche verborgenen Instinkte, die sich bis jetzt noch kaum bemerkbar gemacht hatten – Initiative, Aggression und auch das ‚technische Wissen' –, sich im entscheidenden Moment schon einstellen würden. Ich konnte sogar lässig anzügliche Witze erzählen und wusste doch überhaupt nichts als das, was andere mir mit derselben gespielten Sicherheit erzählt hatten.[10]

Großes Gefühl gepaart mit großer Unkenntnis – so startet der Mann in sein Sexualleben. Keine besonders glückliche Kombination. Doch versteht er es, das Beste daraus zu machen.

Eine Frage, Herr Doktor

Muss ein Mann Gefühle zeigen?

Jahrhunderte lang entsprach es nicht dem Bild vom deutschen Mann, dass er Gefühle zeigt. Diese Zeiten sind vorbei – was für ein Segen für die Beziehung zwischen Mann und Frau. Deshalb muss der Mann aber noch lange kein Softi oder Weichei sein, wie Befürworter der „harten Linie" gern argumentieren. Auch bekommen Frauen zu hören, dass sie sich besser selbst mehr lieben und verwöhnen sollten, statt von ihren Männern Verständnis und Einfühlungsvermögen zu erwarten. Das ist Unsinn. Schon Goethe schrieb: „Ein Mann, der Tränen streng entwöhnt, mag sich ein Held erscheinen; Doch wenn's im Innern sehnt und dröhnt, geb ihm ein Gott zu weinen." Grundsätzlich fehlt es den meisten Männern nicht an Sensibilität, um beispielsweise Beziehungsprobleme zu erkennen und zu verstehen, was die Partnerin in bestimmten Situationen empfindet. Allerdings müssen Frauen zuweilen kleine Kniffe anwenden, damit sich der Mann öffnet. Beispielsweise macht es Sinn, einen Mann zunächst an Erfolgserlebnisse zu erinnern und anschließend über seine Gefühle reden. Er wird so gesprächsbereiter. Auch kann man ihm die Angst vor allzu langen Diskussionen nehmen, indem man ihn auffordert, zehn Minuten miteinander über ein Thema zu sprechen. Ihn um Rat zu fragen, ist eine weitere Möglichkeit, ihn zum Sprechen zu bringen; er fühlt sich nicht wegen seiner fehlenden Sensibilität angeklagt, sondern als Experte gefragt. Wer mag, kann einem Mann auch Komplimente machen, wie gut er sich einzufühlen versteht. Wer hört nicht gerne Komplimente …

Vom Schweigen der Männer: Erst die Schamgrenze überwinden

„Männer reden immer über das gleiche: über ihren Beruf und über Frauen."

Thomas Bernhard

Männer reden nicht gerne über Sex. Na und? Männer müssen jeden Tag über so vieles reden. Muss man dann noch über etwas viele Worte machen, bei dem der Mann ohnehin gerne Kopf und Verstand verliert?

Im Gegenteil, meint etwa die Schriftstellerin George Eliot: „Selig der Mann, der nichts zu sagen hat und davon absieht, diese Tatsache durch Worte zu beweisen."[11]

Der französische Philosoph Jean Paul Sartre hingegen betrachtete das Nichtreden über Gefühle als Unzulänglichkeit. Im Alter von 21 Jahren gestand er seiner Freundin Simone Jolivet in einem Brief: „Wenn ich eine echte Empfindung habe, ein Gefühl, das ich für artikulierbar halte, bin ich absolut unfähig, es auszudrücken: entweder ich stammle, oder ich sage genau das Gegenteil von dem, was ich sagen wollte –, oder ich drücke dieses Gefühl mit geschwollenen Sätzen aus, die nichts besagen – oder aber, und das ist das häufigste, ich äußere gar nichts, ich fliehe vor jeder Äußerung ..."[12]

Das Schweigen der Männer – lobens- oder tadelnswert? Und stimmt es überhaupt, dass Kerle nicht über ihre Gefühle, ihr Verlangen, ihre sexuellen Hoffnungen und Enttäuschungen sprechen? Reden Sie nicht einmal mit dem besten Freund, in der Herrenrunde oder mit der Sexualpartnerin darüber?

In dieser Frage sind sich die Wissenschaftler offensichtlich nicht einig. Dass Frauen häufiger als Männer über Sex reden, belegen zumindest die Wissenschaftlerinnen Eva Lefkowitz und Heather Petterson von der Pennsylvania State University in einer Studie[13]. Sie befragten 124 Studentinnen und 81 Studenten im Alter zwischen 18 und 25 Jahren über die Häufigkeit, mit der sie mit der besten Freundin beziehungsweise mit dem besten Freund über Sex oder sexbezogene Fragen reden. Es zeigte sich, dass Frauen über alle Themen rund um ihren Sex häufiger reden als Männer – und sich damit auch besser fühlen als diese.

Beim Thema Sex machen Männer offenbar sogar im Umgang mit ihren Geschlechtsgenossen dicht. Karriere, Sport, Eroberungen – das sind die Themen der Männer, besagt eine Emnid-Studie, die das Männergespräch einmal ganz genau unter die Lupe genommen hat: „Nur sechs Prozent von ihnen sprechen mit anderen Männern häufig über Sex. Stattdessen drehen sich Gespräche von Mann zu Mann vor allem um Beruf und Karriere.“[14]

Eine repräsentative Emnid-Umfrage, bei der 1.000 Männer im Alter zwischen 18 und 50 Jahren befragt wurden, zeigt aber auch, dass das Bild vom Zoten reißenden Mann, der keinen noch so zweideutigen Witz auslässt oder „unter sich“ am Liebsten über Ficken und Vögeln redet, zumindest in der Tendenz stimmt: Derbe Witze gehören danach für drei Viertel des starken Geschlechts zu einem Männergespräch. Und um den heißen Brei reden die Herren der Schöpfung auch nicht gern. Klartext ist angesagt, behaupten 68 Prozent. Denn Männer mögen am Plausch unter ihresgleichen, dass „er“ besser auf den Punkt kommt, rationaler argumentiert und lösungsorientierter denkt als „sie“. Fast 90 Prozent der Befragten sind sich auch einig, dass Männer gelegentlich mal unter sich sein müssen, um Gespräche von Mann zu Mann zu führen. Zweisamkeit ist dabei von zwei Dritteln erwünscht. Nur jeder zehnte Mann liebt das Gespräch in großer Herrenrunde.

Gespräche finden meist auf Initiative der Frau statt

Was aber macht der Mann, wenn es beim Sex mit der Ehefrau, der Lebens- oder Lebensabschnittspartnerin nicht mehr funktioniert? Sucht er das Gespräch mit der Frau, verlangt es ihn danach, gemeinsam Lösungen zu finden? Die Frauenzeitschrift *Lisa* fand bei einer Umfrage heraus, dass nur 21 Prozent der Männer, die mit ihrem Sexualleben unzufrieden sind, die Partnerin darauf wiederholt ansprechen. Dagegen suchen 71 Prozent der Frauen in solchen Fällen das Gespräch mit dem Sexualpartner.[15]

Eine fundierte Begründung für diese Zurückhaltung gibt es nicht. Möglich, dass es daran liegt, dass Mann und Frau anders „strukturiert" sind. Frauen reden beispielsweise mühelos 6.000 bis 8.000 Wörter am Tag; außerdem setzen sie zur Kommunikation zwischen 2.000 und 3.000 Tongeräusche sowie 8.000 bis 10.000 Gesten, Gesichtsausdrücke, Kopfbewegungen und andere Körpersignale ein.[16] Männer kommen gerade einmal auf bis zu 4.000 Wörter, bis zu 2.000 Tongeräusche und bis zu 3.000 Körpersignale. Frauen kommunizieren, Männer lassen kommunizieren.

Wissenschaftler beschäftigen sich schon lange mit den kleinen Unterschieden im Gehirn von Mann und Frau. Weit sind sie nicht gekommen, aber immerhin zu der Erkenntnis: Männer können besser räumlich denken, kommen besser mit den Formen klar. Frauen lösen dagegen besser sprachliche Aufgaben. „Das Sexualhormon Testosteron ist vermutlich dafür verantwortlich, dass sich räumliches Denken und sprachliche Fähigkeiten unterschiedlich auf beide Geschlechter verteilen. Die Psychologin Nora Newcombe von der Temple University in Philadelphia beobachtet schon bei kleinen Kindern Unterschiede in ihrem Vermögen, spezifische Aufgaben zu lösen. Jungen schneiden beim räumlichen Denken generell besser ab, insbesondere dann, wenn sie Aufgaben lösen, bei denen sie Objekte drehen oder manipulieren müssen. Den Mädchen in Newcombes Labor gelingt es dagegen besser, sprachliche Aufgaben zu lösen", schreibt die Autorin Eva von Schaper in einem Bericht über das Verhältnis von Hirn und Geschlecht.[17] Allerdings beeinflussen die geschlechtsspezifischen Eigenarten keinesfalls die Gesamtintelligenz eines Menschen.

Wenn überhaupt, finden die Gespräche zwischen den Paaren also meist auf Initiative der Frauen statt. Wer aber den Frauen die Wahl der Waffen überlässt, darf sich nicht wundern, wenn diese das Wort wählen – und damit sehr verletzen. Einen solch unfairen Kampf beschreibt die chinesische Schriftstellerin Mian Mian in ihrem Roman *Deine Nacht, mein Tag*. Die Heldin erspart ihrem Partner wirklich nichts:

> „Du verstehst nichts von Liebe. Du hast mir nicht einmal einen Orgasmus geschenkt. Dazu hat mir ein anderer verholfen."
> „Tatsächlich?"
> „Ich bringe es kaum übers Herz, dir das zu sagen", bestätigte ich. „Aber es stimmt, ich schwöre!"
> „Wer war der andere?"
> „Es spielt absolut keine Rolle, wer das war, der Punkt ist, dass du es *nicht* warst."
> „Warum bist du so gemein zu mir?"
> „Weil du dumm bist. Du hast einen wunderschönen Schwanz, aber bist doch nur ein Stück Scheiße, das von Liebe überhaupt nichts versteht. Du bist immer noch ein erotischer, verrückter, poetischer, egoistischer Musiker – aber das Mädchen, das verrückt nach diesem Mann war, gibt es nicht mehr ..."[18]

Psychologen bieten Problemlösung im Internet an

Sie redet. Er schweigt. Manche Männer vertrauen sich sogar eher noch dem anonymen Lebenshilfeberater des *Playboy* an, statt mit der eigenen Frau zu sprechen.

„Meine Frau bevorzugt vollkommene Dunkelheit, wenn wir uns lieben. Ich hingegen habe es lieber etwas heller. Kein Flutlicht, aber eine Kerze oder die Nachttischlampe sollte schon brennen. Warum bevorzugen manche Leute die Dunkelheit? Können Sie Licht in diese Angelegenheit bringen?“, schreibt da ein A.L. aus Bad Homburg.[19] Der Playboyberater rät nicht etwa zu einem Gespräch mit der Partnerin, sondern beruhigt den Leser: „Besorgen Sie sich ein Stroboskoplicht. Sie schließen die Augen, wenn es aus ist, und Ihre Frau, wenn es an ist. So kommen Sie beide auf Ihre Kosten. Spaß beiseite. Männer werden oft eher visuell stimuliert und bevorzugen deswegen mehr Licht. Frauen hingegen verlassen sich mehr auf ihre Vorstellungskraft und mögen es deswegen lieber dunkel. Aber spielen Sie doch einfach mit dem Licht. Öffnen Sie die Vorhänge ein wenig und lassen den Mond herein scheinen. Zelten Sie, wenn es wieder wärmer ist, und lieben Sie sich unter dem Sternenhimmel. Oder verbinden Sie Ihrer Frau einfach die Augen beim Liebesspiel.“

Wissenschaftler der Universität Göttingen haben vor einigen Jahren ein Online-Kommunikationstraining für das Internet entwickelt.[20] Psychologen bieten Paaren mit Kommunikationsproblemen unter der Adresse *www.theratalk.de* ein Kommunikationstraining online an. Als größtes Hindernis auf dem Weg zum besseren Gespräch haben sich Gewohnheiten erwiesen, die in kritischen Situationen automatisch aktiviert werden. Das führt dazu, dass die Partner immer wieder in dieselben negativen Gesprächsabläufe verfallen. Um dies zu verhindern, mussten Paartherapeuten bisher in den Gesprächsablauf eingreifen und die Partner immer wieder stark bremsen. Dabei geht jedoch viel Zeit verloren. Und so bezahlen viele Paare zu einem großen Teil lediglich dafür, dass sie von einem Therapeuten gebremst werden. Wenn jedoch beide – anstatt zu sprechen – aufschreiben, was sie bewegt, verläuft die Kommunikation auf ganz natürliche Art und Weise langsamer. Dadurch gewinnen auch die Therapeuten Zeit, so dass sie sich den Problemen der Partner besser widmen können.

„So sind für die Paare gerade die ersten Schritte viel leichter.", sagt Ragnar Beer, Diplom-Psychologe und Leiter des Projektes *Theratalk*. Dass sich auf diese Art und Weise ein sehr gutes Lernergebnis erzielen lässt, konnten die Göttinger Psychologen bereits mit einer Studie untermauern. Erste Ergebnisse stellte das Institut für Psychologie der Universität Göttingen unter dem Titel *Wenig Aufwand, viel Nutzen* im Mai 2005 auf dem 23. Symposium der Fachgruppe Klinische Psychologie der Deutschen Gesellschaft für Psychologie in Dresden vor. „An der Studie nahmen 297 sexuell unzufriedene Männer und Frauen teil, die jeweils etwa 70 Minuten benötigten, um den Partnerschaftstest ‚Sexuelle Wünsche' im Internet zu bearbeiten", schrieb die Ärzte-Zeitung, „sechs Wochen später wurden die Teilnehmer noch einmal befragt. 63 Prozent der Männer und 66 Prozent der Frauen berichteten über eine deutlich gesteigerte sexuelle Zufriedenheit. Beide Geschlechter fühlten sich nach dem Test von ihren Partnern auf sexuellem Gebiet besser verstanden. Auch die Kommunikation über Sex verbesserte sich."[21]

Durch den Online-Partnerschaftstest finden beide Partner unerfüllte sexuelle Wünsche heraus, die der andere gern erfüllen würde. Etwa 36 bis 40 Prozent der sexuellen Wünsche von Männern und Frauen bleiben nämlich nur deshalb unbefriedigt, weil der Partner sie gar nicht kennt. Kennte er sie, würde er ihnen gerne entsprechen. Diese erfüllbaren Verlangen bringt der Partnerschaftstest ans Licht, ohne dass die Partner im persönlichen Gespräch erst eine hohe Schamgrenze überwinden müssen.

Das Psychologenteam hat ein ganz besonderes Behandlungsverfahren entwickelt: Die Teilnehmer berichten dem Therapeuten anonym wöchentlich in einer Chatsitzung im Internet. Den Zeitpunkt bestimmen sie selbst. Innerhalb von 24 Stunden reagieren die Psychologen. [22]

Die Top Ten der Gründe für Unzufriedenheit

Die Göttinger Wissenschaftler untersuchten auch, welche Probleme in Partnerschaften ganz oben stehen. An dieser bisher größten wissenschaftlichen Studie zum Thema beteiligten sich gut 50.000 Männer und Frauen im Alter von 20 bis 69 Jahren, die anonym Auskunft gaben.[23] Die Teilnehmer wurden online über ihre Zufriedenheit in 35 zentralen Bereichen der Beziehung befragt. Die Top Ten der Unzufriedenheit liest sich so:

1. Sex / Erotik (49 Prozent)
2. Gesprächsverhalten, wenn es Probleme in der Partnerschaft zu lösen gibt (48 Prozent[24])
3. Art und Weise, negative Gefühle oder Kritik zu zeigen oder zu äußern (47 Prozent)
4. Lebendigkeit / Spontaneität in der Beziehung (44 Prozent)
5. Gemeinsame Aktivitäten / Zeit füreinander (39 Prozent)
6. Zärtlichkeit / körperliche Zuwendung (38 Prozent)
7. Änderungsbereitschaft (37 Prozent)
8. Ausmaß an Zeit / Energie, die für die Partnerschaft aufgebracht wird (36 Prozent)
9. Maß an Liebe und Zuneigung (29 Prozent)
10. Erwartungen aneinander (29 Prozent)

„Die Verteilung der ersten drei Plätze wird noch eindeutiger, wenn die Schwere der berichteten Probleme berücksichtigt wird“, schreiben die Göttinger Psychologen, „die Probleme im

Bereich ‚Sex / Erotik' wurden von den Teilnehmern als deutlich schwerer eingeschätzt als die Probleme im Bereich ‚Gesprächsverhalten, wenn es Probleme in der Partnerschaft zu lösen gibt'. Diese wiederum wurden als etwas schwerer eingeschätzt als die Probleme im Bereich ‚Art und Weise, negative Gefühle oder Kritik zu zeigen oder zu äußern'. Insgesamt stellen Probleme im Bereich ‚Sex / Erotik' nicht nur die häufigsten, sondern auch die schwersten in der Studie berichteten Probleme dar."[25]

Es gibt viele Situationen, in denen der Mann nicht reden kann oder mag, oder ihm die Worte fehlen. Wenn er seiner Traumfrau begegnet und ihr Auge in Auge gegenübersteht. Wenn es darum geht, die magischen drei Worte „Ich liebe dich" zu sagen. Wenn er erklären soll, warum er sie nicht mehr und eine andere liebt. Wenn er Veränderungen in der Beziehung wünscht, um ihr eine Chance zu geben. Wenn er beim Sex nicht mehr so kann, wie er will.

Kein Wunder. Der Mann hat in der Regel nie gelernt, seine Gefühle zu zeigen oder seine intimen Gedanken zum Ausdruck zu bringen. In der Männergesellschaft schüttelt man sich die Hände, klopft sich auf den Rücken und umarmt sich gegenseitig bei wichtigen Anlässen. Vater und Sohn bauen eine Beziehung zueinander auf, indem sie ringen – nicht, indem sie miteinander kuscheln. Sie spielen Ball, gehen Angeln, arbeiten am Auto, mähen den Rasen. Action ist der Name des Spiels. Und das ist ein Grund, warum sexuelle oder andere Beziehungsprobleme für Männer so schwer zu thematisieren sind – weil Wörter für viele Männer nicht notwendig waren, um eine Beziehung aufzubauen und zu erhalten.[26]

Guter Sex beginnt mit Beziehungskunde in der Schule

Weil immer mehr Beziehungen an der Sprachlosigkeit der Paare scheitern, wird immer häufiger die Schule zu mehr Engagement aufgefordert. „Warum sollten nicht die

Deutschlehrer als zweites Fach Beziehungskunde an der Universität lernen und in der Schule lehren? Sie haben doch schon in ihrem Studium eine Menge Geschichten kennen gelernt, die sich vor allem um Beziehungen drehen, gescheiterte meistens, aber auch hier und dort geglückte. Von Werther zu Paul Watzlawick lassen sich doch Brücken schlagen. Erinnern wir uns an den Satz: Die Lösung ist das Problem. Erinnern wir uns an Werther: Der möchte mehr, als die Welt ihm landläufig geben kann. Ein Licht ist Lotte im Kreis der Kinder. Werther liebt Lotte. Lotte liebt einen anderen. Werther weiß nicht weiter und erschießt sich. Heute würde Werther vorher noch zum Psychologen gehen. Morgen sollte Werther am Unterrichtsfach Beziehungskunde teilgenommen haben. Muss es immer so weit kommen, dass ein Junge in die Liebesbeziehung wie ein Maulwurf tappt, der keinen Schritt voraussehen kann? Welche Einsichten könnten findige Deutschlehrer nicht aus dem Beziehungskleinhandel in den Romanen von Martin Walser ziehen. Oder Französischlehrer aus dem vorstadtmiefigen Liebesschicksal der Emma Bovary. Oder Englischlehrer aus den Romanen von Jane Austen oder Tim Parks. Es lassen sich auch aus der vorliegenden therapeutischen Literatur genügend Fallbeispiele zusammenstellen, an denen die Schüler grundlegende Einsichten in die Beziehungen lernen können. Warum die Schulbehörden hier nicht längst eingegriffen und das Fach Beziehungskunde eingerichtet haben – das bleibt uns ein Rätsel", schreibt Autor Eberhard Rathgeb in der *Frankfurter Allgemeinen Sonntagszeitung.*[27]

Aber es hapert oft ja schon an simpler Aufklärung – in Schule und Elternhaus. Zwar berichten die Medien heute schon von einem 13-jährigen Mädchen, das einer Gruppe von 13- bis 18-jährigen der Reihe nach einen bläst, und von der 11-Jährigen, die sich dafür interessiert, was ein „flotter Dreier" ist, doch sauber aufgeklärt werden die Kinder über diese und andere Sexualthemen meistens nicht. „Jugendliche sind permanent mit dem Thema Sex konfrontiert", klagt die Düsseldorfer

Sexualpädagogin Margret Darscheid, „schon in den Mittags-Talkshows wird über sexuelle Praktiken diskutiert“.[28] Sie weiß von vielen Eltern, dass Aufklärung durchaus ein Thema für sie ist. Aber was für ein unangenehmes. Und so hätten etliche Mütter und Väter nicht den Mut, das Thema anzusprechen, anderen fehle das Wissen. „Es ist verblüffend, wie wenig Jungen und Mädchen über die Vorgänge in ihren eigenen Körpern wissen“, heißt es in einer Studie des Münchner Instituts für Jugendforschung.[29] Aufklärung in den Elternhäusern ist oft völlig unzureichend, an der Schule wird die Sexualkunde meist auf biologische Aspekte reduziert.[30]

Auch wenn es gar nicht danach aussieht – schrecklich viel hat sich nicht geändert seit der Fernsehserie *Bonanza*, der Samstagnachmittag-TV-Unterhaltung aus der Jugendzeit der heutigen 50plus-Generation. Da redeten die Männer nie über Sex. Stattdessen riefen sie Little Joe und ritten ihre Pferde durch die Weiten des Wilden Westens. Man darf sich also auf den Standpunkt stellen, dass es eben nicht dem Wesen eines Mannes entspricht, viel zu reden – sofern er nicht gerade Politiker ist oder Zwiebelschneidemesserverkäufer am Eingang von Woolworth. Aber das wäre doch verdammt bequem. Zumal es sich auch in diesem Punkt lohnt, an sich zu arbeiten. Doch das haben bislang offenbar nur einige wenige wirklich kapiert.

Die anderen schweigen – und träumen. Am häufigsten von Sex, erst danach von Abenteuer und Sport. Nach einer Umfrage von *epicure.tv* und dem *F.A.Z.-Institut*, einer Tochtergesellschaft der *Frankfurter Allgemeinen Zeitung*[31], liegt der Wunsch nach erotischen Abenteuern bei Männern im Alter zwischen 31 und 69 Jahren mit 37 Prozent an der Spitze. Es folgen Abenteuerurlaub mit 36 Prozent, Weltumseglung mit 24 Prozent, Fallschirmspringen und Bungee-Jumping mit 16 Prozent, Überlebenstraining mit 15 Prozent, Marathon/Triathlon mit neun und Trips mit Rauschmitteln mit einem Prozent.

Doch statt von Sex zu träumen, wie gesagt, sollten Männer auch über ihren Sex-Traum reden. Könnte ja sein, dass sich die

Partnerin schon immer danach verzehrt hat, eben diesen Traum zu erfüllen.

Eine Frage, Herr Doktor

Mein Mann schweigt zu allen Problemen in unserer Beziehung. Was kann ich tun?

Es ist schwer, hier eine generelle Empfehlung abzugeben. Bei größeren, schwierigen Problemen empfiehlt es sich, einen Paartherapeuten aufzusuchen. Das gilt insbesondere dann, wenn schon mehrmals ein Gespräch versucht wurde, es aber nicht zu dem gewünschten Erfolg geführt hat.

Wichtig ist es, das Gespräch nicht mit Vorwürfen zu beginnen, sondern dahin zu wirken, dass beide Partner zunächst ihre Gefühle zu der problematischen Situation äußern. Hilfreich ist sicher auch der Versuch, sich zunächst auf gegenseitiges Entgegenkommen zu einigen. Dabei sollten kleine Schritte angestrebt werden, die letztlich dann zu einer Lösung führen können. Sicher ist, dass ein Gespräch allein nicht ausreicht. Darum sollte sich das Paar am Ende eines Gesprächs auf einen Termin für eine nächste Runde einigen.

Manche Paare beschließen, einen Urlaub oder ein verlängertes freies Wochenende, vielleicht auch mit Ortswechsel verbunden, zur Aussprache zu nutzen. Auch in diesem Fall sollten Sie die Erwartungen nicht zu hoch ansetzen. Nehmen Sie sich Zeit, um ausgiebig miteinander zu reden. Erwarten Sie nicht, dass sich ihre sexuellen Probleme lösen, sondern gehen Sie auch in dieser Freizeit nach dem Motto „Schritt für Schritt“ vor.

Von Angebern & Lautsprechern: Casanova hat einen Casanova-Komplex

„Der Tor ist immer willig, wenn eine Törin will."

Heinrich Heine

„Ich habe in den letzten 15 Jahren jeden Tag eine Frau geliebt", erzählt der Schlagersänger Julio Iglesias.[32] Und so mancher Schönling, der nicht einmal singen kann, prahlt am Kneipentresen: „Wenn ich gut drauf bin, kann ich jede Nacht eine andere Frau haben. Noch nie hat sich mir eine verweigert."

Die Männer in der Runde hören dies und fragen sich, warum der andere und nicht sie selbst so viel Erfolg bei den Frauen haben. Jede Nacht eine andere im Bett, gelegentlich sogar zwei oder drei – welcher Mann wünscht sich das nicht. Und irgendwann am Abend fragt man sich auch: Was hat er, was wir nicht haben?

Vermutlich nur eine blühende Phantasie, eine ordentliche Portion Selbstüberschätzung und vor allem ein starkes Bedürfnis nach Bestätigung. Zu allen Zeiten gab es Männer, die versuchten, sich durch Frauengeschichten aus dem Kreis der Mitbewerber hervorzuheben. Der 1725 in Venedig geborene Giacomo Casanova ist der Berühmteste. Nachdem es ihm gelungen war, im Alter von 31 Jahren vor der Inquisition, die ihn wegen Gottlosigkeit angeklagt hatte, aus den berühmten Bleikammern von Venedig zu fliehen, reiste er als Diplomat, Musiker und Wunderheiler durch Europa. Seinen Weg säumten angeblich unzählige intime Bekanntschaften. 116 Frauen sind es nach eigener Darstellung gewesen, doch sollen es nach Schätzung seiner Biographen und mancher Historiker tausende Frauen gewesen sein, die seinem Charme erlagen.

Wie er das schaffte, hat Casanova höchstpersönlich in seinen Memoiren aufgezeichnet. Die schrieb er während seiner Zeit als Bibliothekar im Dienste des Grafen Waldstein im böhmischen Dux. 13 Jahre arbeitete er an seiner schriftlichen Selbstglorifizierung als unwiderstehlicher Frauenheld, bis ihm der Tod im Jahre 1798 für immer den Säbel abbrach. Selbst Casanovas Widerpart in der Literatur, der von Molière geschaffene *Don Juan* konnte dem Italiener nicht das Wasser reichen. Zwar vertritt auch dieser Weiberheld zweifelhafte Ansichten wie diese: „Schließlich ist nichts so süß wie der Triumph über den Widerstand einer schönen Frau, und ich habe hierbei den Ehrgeiz der großen Eroberer, die von einem Siege zum anderen stürmen und sich nicht entschließen können, ihre Wünsche einzuschränken." Doch nur der Begriff „Casanova" steht bis heute für einen höchst potenten, wortgewandten Mann, der ständig auf der Suche nach sexuellen Abenteuern ohne ernsthafte Absichten ist – und damit auch noch Erfolg hat. Casanova selbst begründete seinen unersättlichen Hunger so: „Der Kultus der Sinneslust war mir immer die Hauptsache: Niemals hat es für mich etwas Wichtigeres gegeben. Ich fühlte mich immer für das andere Geschlecht geboren. Daher habe ich es immer geliebt und mich von ihm lieben lassen, soviel ich nur konnte."[33]

Casanovas umfangreiche Memoiren sind für Historiker von hohem kulturhistorischen Wert, auch wenn nicht genau gesagt werden kann, wie viel daran Wahrheit und wie viel Dichtung ist. Sexualwissenschaftler hingegen können mit ihnen wenig anfangen.

Der Mann achtet auf die Attraktivität der Partnerin

Denn im Leben geht es anders zu. Das wusste bereits George Bernhard Shaw: „Die Tragödie des Don Juan liegt darin, dass er nur Beute, niemals Jäger war", urteilte der Schriftsteller. Der Naturforscher Charles Darwin vermutete bereits im 19. Jahrhundert, dass dies für alle Männer gilt: Sie sind die Beute. Die Jäger sind die Frauen. Männer stehen im Wettbewerb, Frauen treffen ihre Wahl. Das bestätigt heute eine ganze Reihe wissenschaftlicher Studien.

Eine Frau, die abgeschleppt werden möchte, muss sich nicht sonderlich bemühen. Ein Mann, der abschleppen will, muss dagegen eine ganze Menge bieten. Wie wählerisch Frauen sind, untermauert zum Beispiel diese Untersuchung: Forscher aus Berlin, London und Edinburgh beobachteten Münchener Singles[34] beim so genannten „Fastdating". Bei diesen von Agenturen arrangierten Treffen sitzen Männer und Frauen bei ihrem ersten Rendezvous nur kurze Zeit zusammen und unterhalten sich. Nach dem Gespräch müssen sich die Teilnehmer entscheiden, wer wen wiedersehen möchte. Dabei geht es selten um Liebe auf den ersten Blick, sondern vielmehr um den berüchtigten ersten Eindruck, bei dem die Weichen für oder gegen eine gemeinsame, wie auch immer gestaltete Zukunft gestellt werden.

„Die Männer haben fast ausschließlich nach der Attraktivität einer Frau entschieden", berichtet Lars Penke, Psychologe an der Berliner Humboldt-Universität. „Frauen aber haben sich eher einen Gesamteindruck gemacht."[35]

Männer wie Frauen bestätigen zwar, dass ihnen Charakter und Persönlichkeit eines potenziellen Partners wichtig sind. Doch bei der Entscheidung für oder gegen eine Frau lenken den Mann Schönheit und Attraktivität der zukünftigen Partnerin. Frauen achteten auf mehr: auf Werte wie Vertrauenswürdigkeit oder Status.

„Frauen haben bei der Partnerwahl das größere Risiko. Ein Mann kann sich nach dem Sex aus dem Staub machen, eine Frau aber riskiert eine Schwangerschaft", begründet Penke das Verhalten der Testpersonen. Deshalb seien Frauen von Anfang an wählerischer und prüften einen möglichen Partner – oft unbewusst – auch auf Familientauglichkeit.

So ist also davon auszugehen, dass der Casanova von heute in Wirklichkeit unter einem Casanova-Komplex leidet: Er möchte gern derjenige sein, der die Frauen erlegt, doch weiß er insgeheim, dass er es ist, der von ihnen ins Visier genommen wird – und dabei stets Gefahr läuft, als nicht saftig genug zu erscheinen.

Wir sollten uns von derartigen Gernegroßen nicht beeindrucken lassen. Das war einmal – auf dem Schulhof. Da erzählten uns die Prahler zwischen zwei Zigarettenlängen, wie sie der sonst so zurückhaltenden Sabine aus der Parallelklasse zwischen die Beine gesehen haben – ein paar Schmeicheleien nur hätten für diesen Einblick genügt.

Und ein paar Jahre später stehen die Prahlhänse dann an der Kneipentheke und bieten eine Wette an, dass sie das blonde Mädchen, das da am Tisch vor dem Fenster sitzt, innerhalb einer Woche flachlegen. Aus diesem Stoff machte der französische Regisseur Claude Chabrol einen Kinofilm. In *Doktor Popaul* kennt Jean-Paul Belmondo kein größeres Vergnügen, als besonders unattraktive Frauen zu verführen und damit im Freundeskreis zu prahlen.

Doch ehrlich: Die meisten Männer machen die Erfahrung, dass Frauen, gleich ob schön oder weniger schön, nie leicht zu erobern sind – vor allem, wenn sie nicht wollen. Wenn die Chemie nicht stimmt. Wenn er nicht ihr Typ ist. Und Männer wissen, dass mehr dazu gehört, um eine Frau zum schnellen One-Night-Stand ins Bett zu bekommen. Das gelänge höchstens begabten Schauspielern, aber welcher Mann beherrscht schon dieses Fach.

Lautsprecher sind auch Männern unangenehm

Nur in Ausnahmefällen dürften Casanovas also tatsächlich zum Zuge kommen. Etwa, wenn die Frau ihre Zurückhaltung in etlichen Gläsern Alkohol versenkt oder mit Drogen betäubt hat oder – ganz nüchtern – unbedingt einen Mann fürs Bett will oder braucht. Aber selbst dann ist es wieder nicht der Mann, auch nicht Casanova, der die Spielregeln bestimmt, sondern einzig das Verlangen der Frau nach Sex.

Männer, die das Gegenteil behaupten und mit Eroberungen prahlen, schießen sich gewaltig ins Knie: Lautsprecher haben bei Frauen nämlich keine Chancen. Die Erkenntnis „Der Gentleman genießt und schweigt" galt für die Kavaliere der Alten Schule, und hat auch bei den Yuppies ihren Wert – wie die Wissenschaft beweist. Draufgänger kommen bei den Frauen gar nicht gut an, stellte der US-Forscher William Farthing fest.[36] Die Damen sehnten sich nach vorsichtigen und bodenständigen Typen.

Und selbst vorgebliche Casanovas sind offensichtlich gar nicht auf schnelle Nummern aus. Die meisten Deutschen – Männer wie Frauen – lassen sich Zeit, bevor sie mit einer neuen Bekanntschaft in die Federn schlüpfen. Das ergab eine Umfrage der Zeitschrift *Lisa* unter rund 500 Männern und Frauen im Alter von 20 bis 49 Jahren; drei Prozent verschieben das „Erste Mal" sogar auf die Hochzeitsnacht.[37]

Wer noch immer meint, in ihm stecke doch ein Casanova, der kann das im Internet überprüfen, unter *www.mein-test.de.* Wie verhält man sich bei unverhofften Begegnungen mit dem anderen Geschlecht? Zehn Fragen gilt es dazu zu beantworten, und man erfährt, ob man tatsächlich Draufgänger oder der schüchterne Typ[38] ist. Beispielsweise so: „Du hast 43 von 114 möglichen Punkten erreicht. Das sind umgerechnet 37 Prozent. Damit gibt es für dich folgende Bewertung: Du hast ein gesundes Mittelmaß, weder zu schüchtern, noch zu aufdringlich. Deine Beziehungen dürften nicht zu schnell in die Brüche gehen, da du weißt, Kompromisse einzugehen."

Und wer – ob mit oder ohne Test – weiß, dass er kein Casanova ist, aber gerne einer sein würde, kann sich damit trösten, dass die Angeber, mit denen er heute noch an der Theke steht oder zu Mittag in der Kantine sitzt, schon bald aus seinem Leben verschwinden werden. Dann sind sie Familienväter geworden oder in Depression verfallen, weil das, was sie behauptet haben, nie eingetreten ist. Und wer erst 50 oder 60 Jahre alt und weise geworden ist, lässt sich von (erotischen) Prahlhänsen ohnehin nicht mehr beeindrucken – und hält es wie der Philosoph Immanuel Kant in der Königsberger Gesellschaft: Einige junge Herren nahmen sich da besonders wichtig und rühmten sich ihrer Taten. Irgendwann wurde Kant, der an diesem Abend noch schweigsamer war als gewöhnlich, gefragt, warum er denn gar nichts sage. Der Philosoph antwortete: „Unter so vielen Selbstlauten sind stets auch einige stumme Buchstaben nötig."[39]

Eine Frage, Herr Doktor

Stimmt es, dass häufiger Sex zu immer besserem Sex führt?

Sicher, alles ist auch eine Frage der Übung. Für einen Jungen, der noch wenig Erfahrung hat, bedeutet jedes Zusammensein mit einem Mädchen eine neue Erfahrung, aus der er auch lernt. Aber niemand wird zwangsläufig besseren Sex haben, nur weil er oft Sex hat. Wer Fortschritte machen und besser werden will, muss bereit sein zu lernen. Dazu gehört es, den Sexualpartner nach dessen Wünschen zu fragen (mehr oder weniger direkt, hier kommt es auf die Persönlichkeit beider an), Neues auszuprobieren und sich auf Neues einzulassen. Wer es tut, lernt mit jedem Mal dazu. Fest steht auch, dass regelmäßiger Sex gut für das Immunsystem ist. Forscher der Technischen Hochschule in Zürich haben herausgefunden, dass es sehr gesund ist, zwei- bis dreimal pro Woche Sex zu haben.[40] Der deutsche Durchschnittsmann lebt unter diesem Aspekt allerdings noch etwas ungesund, da er statistisch im Monat nur 6,3-mal Sex hat. Gesünder wären also acht bis zwölf Akte monatlich. Wer das auf Dauer schafft, ist damit sicherlich ganz zufrieden.

Von Wahrheit & Irrtum: Männer wollen immer ….

„Ein Verführer ist ein Mann, der Frauen wie Bücher liest: keine ganz zu Ende."

Henry Miller

Alle Menschen lieben Märchen. Märchen sind die vom Volk überlieferten Erzählungen, in der von wunderbaren Begebenheiten und übernatürlichen Mächten berichtet wird. Ein sehr berühmtes heißt *Rotkäppchen*, ein anderes, ebenso berühmtes heißt „Männer wollen immer".

Der Unterschied zwischen der Rotkäppchen- und der Männer-Geschichte besteht darin, dass die erste Story keiner wirklich glaubt – wohl aber die zweite. Zumal intelligente Menschen wie der Literaturkritiker Marcel Reich-Ranicki deren Glaubwürdigkeit noch fördern. Er protzte: „Man kann nicht mit allen Frauen auf der Welt schlafen, aber man muss danach streben."[41] Klare, wahre Worte spricht dagegen Mike Horn, der Mann, der immer wieder um die Welt marschiert und gerade von seiner zweieinhalbjährigen Arktis-Umrundung zurückgekehrt ist. Was er in der Arktis am meisten vermisst habe, fragte ihn die Journalistin von der Süddeutschen Zeitung. „Viele wollen natürlich wissen: Was ist mit dem Sex? Aber daran denkt man gar nicht, wenn man keine Frau sieht", erklärte Horn. „Vermisst habe ich andere Dinge: das warme Bett zu Hause, einmal komfortabel auf einer Toilette zu sitzen, fließend Wasser aus dem Hahn, einfach die Tür zu schließen, um geborgen zu sein."

Mann muss also nicht im ewigen Eis feststecken, um mal nicht an Sex zu denken. Es ist noch nicht einmal notwendig, gerade keine Frau vor Augen zu haben, als Ablenkung reichen beispielsweise Vertragsabschlüsse oder sogar Bundesligaspiele.

Dass der Mann ein sexuelles Perpetuum mobile sein könnte, dagegen spricht so manche wissenschaftliche Untersuchung. Bestenfalls steckt hinter der Behauptung des ewigen Wollens der Wunsch nach ewigem Können. Eine Umfrage der Zeitschrift *Men's Car*, in Sachen Männerfreuden ja wirklich Fachblatt, kommt dementsprechend auch zu einem ernüchternden Ergebnis.

Die PS-Illustrierte wollte wissen, wie oft die Fahrer welcher Automarken Sex haben und befragte über 2.200 Autofahrerinnen und Autofahrer im Alter zwischen 20 und 50 Jahren.[42] BMW-Fahrer sind danach mit 2,2 Geschlechtsakten pro Woche Spitzenreiter. An zweiter Stelle folgen die Audi- und Mini-Fahrer mit 2,1-mal pro Woche. Die Fahrer von koreanischen Autos kommen nur auf 1,5 Geschlechtsakte in der Woche und stehen damit an vorletzter Stelle. Schlusslicht bilden ausgerechnet jene Autofahrer, die im Bewusstsein der Bevölkerung die Spitzenposition verdient hätten: 1,4-mal haben Porschefahrer Sex in der Woche.

Bei einer so geringen Sex-Rate kann nun wirklich niemand mehr davon sprechen, dass Männer immer wollen. Müsste dies doch Folgen haben, die sich auch in der Statistik niederschlagen. Männer wollen eben doch nicht immer. Andere können erst gar nicht. Weil der Geist willig, das Fleisch aber schwach ist. Selten hat eine Redewendung so viel Berechtigung wie bei Männern und Sex. Denn kaum ein Mann kann so oft, wie er vielleicht können möchte – und scheint trotzdem weitgehend zufrieden damit zu sein. Wenigstens behauptet er das. Bei einer Umfrage der Zeitschrift *Lisa* erklärten 66 Prozent der Männer, dass im Ehebett alles prima laufe, nur jeder zehnte Mann gestand ein, dass es über die Häufigkeit des Vollzugs Differenzen gebe.[43]

Und wie oft wäre normal?

„Bei Kinderwunsch", so empfiehlt der Fruchtbarkeitsmediziner Eliyahu Levitas von der Soroka-Universitätsklinik in Israel, wäre es gut, „jeden zweiten Tag Sex zu haben."[44]

Das erste Mal hat der Mann mit 16 Jahren

Was im Umkehrschluss ja bedeutet, dass so ein Rhythmus für Paare nun absolut nicht normal ist. Zwischen Männern und Frauen lässt sich ein Unterschied des Coituswunsches mit dem Alter feststellen: Der männliche Sexualtrieb ist im Jahrzehnt nach der Pubertät am höchsten, der weibliche oft später im Übergang vom 3. ins 4. Lebensjahrzehnt. Im Alter nimmt mit sinkendem Sexualtrieb auch die Coitushäufigkeit ab.

„Im Durchschnitt haben die Bundesbürger ihr Erstes Mal mit 16,2 Jahren. Frauen (15,7 Jahre) kommen früher zur Sache als ihre männlichen Altersgenossen (16,6)", stellt eine Studie des Kondom-Herstellers Durex zu sexuellen Einstellungen und Verhaltensweisen in Deutschland fest, „die Deutschen fangen immer früher an: Verloren die heute 35- bis 44-Jährigen ihre Unschuld durchschnittlich mit 17,2 Jahren, erleben die jetzt 16- bis 20-Jährigen ihr Erstes Mal bereits mit 15,8 Jahren."[45]

Ingesamt hat ein Deutscher oder eine Deutsche im Jahr 98-mal Sex, heißt es in einer Studie, für die mehr als 18.000 Deutsche online befragt wurden. Das entspricht im Schnitt rund zwei Liebesspielen pro Woche. Fünf Prozent der Befragten gaben an, täglich Sex zu haben. Allerdings gibt es in Deutschland regionale Unterschiede. Die Berliner sind nach der Studie sexuell aktiver als der Rest des Landes: In der Bundeshauptstadt kommt man auf 120-mal Sex jährlich. Die Brandenburger und Thüringer stehen den Berlinern nicht nur geographisch nah: Hier quietschen die Bettfedern 115-mal im Jahr. Am seltensten kommen die Pfälzer zur Sache (76-mal). Auf 6,3 Sex-Partner kommen die Deutschen im Durchschnitt. Männer haben mehr Partner als Frauen (7,7 zu 4,8). Hamburger, Berliner und Bremer haben die meisten Partner. Im Saarland sind Partnerwechsel weniger an der Tagesordnung (4). Die vermeintlich feurigen Südländer bewegen sich knapp über dem Durchschnitt (Bayern: 7,3).

Männer können nicht immer. Gegenüber Frauen sind Männer sogar eindeutig im Nachteil. Das liegt daran, dass die Natur den Mann mit einer störanfälligen und zudem äußerst komplizierten Apparatur ausgestattet hat: dem Penis. Ist der Mann nicht erregt, ist die glatte Muskulatur seines Schwellkörpers angespannt. Packt ihn die Erregung, muss sich die Muskulatur erst einmal entspannen, damit sich die Gefäße weiten, mehr Blut hineinfließen und sich das Glied aufrichten kann. Kein Wunder also, dass etwa Stress oder Angst vor dem Versagen auf das Lustzentrum schlagen. Und das Alter zeigt auch Folgen. Mit den Jahren – aber auch bei Bluthochdruck oder Diabetes – verengen sich die Gefäße, was die Durchblutung, auch die des Schwellkörpers, behindert. Was dazu führt, dass der Mann erst recht nicht immer kann – auch nicht mit Viagra. Trotzdem wird an den Stammtischen über nichts häufiger gelogen wie über die Häufigkeit von Erektionen.

Neben den anatomischen Sex-Bremsen gibt es auch noch jene, die sich aus der Beziehung, dem Miteinander der Partner ergeben. Gegensätze, so heißt es zwar, ziehen sich an – aber mittelfristig nicht mehr aus. Denn je weniger sich Partner gleichen, deren Einstellungen, Interessen, Werte, Persönlichkeit, Temperament, desto unzufriedener sind sie mit ihrer Beziehung. Das fanden Manfred Hassebrauck und Beate Küpper, Sozialpsychologen an der Uni Wuppertal, heraus. Doch selbst, wenn es bei den Partnern stimmt, heißt das noch lange nichts für das Sexualleben. Wenn die Beziehung gut läuft, läuft es nicht automatisch gut im Bett. „Das ist der größte Liebesirrtum von allen“, meint Ulrike Brandenburg, Sexualwissenschaftlerin an der Universitätsklinik Aachen. Manche Paare harmonierten wunderbar, bloß nicht unter der Bettdecke. Oder umgekehrt. Beides mache unglücklich. Weil Sex heute einen höheren Stellenwert hat. Und weil der Einzelne heute mehr Erfahrungen und darum mehr Vergleichsmöglichkeiten hat.

Männer werden im Alter sexuell immer aktiver

Männer können immer – nur nicht im hohen Alter. Auch das ist falsch. Es stimmt nicht, dass die Menschen, je älter sie werden, umso weniger Verlangen nach Erotik und Sexualität haben. 50- bis 70-jährige Männer sind sogar zufriedener mit ihrem Sexualleben als die Gruppe der 35- bis 50-Jährigen. Eine schwedische Untersuchung beweist, dass die Menschen in den vergangenen Jahrzehnten bis ins hohe Alter sexuell immer aktiver geworden sind. Der Wissenschaftler Nils Beckmann von der Universität Göteborg veröffentlichte 2004 eine Studie über das Sexualverhalten von über 70-Jährigen. 40 Jahre lang hatte er rund 1.660 Männer und Frauen, die älter als 70 Jahre waren, zu ihren sexuellen Gepflogenheiten befragt.[46]

„In den Sechzigerjahren sind Frauen zum Psychiater gegangen, wenn sie nach den Wechseljahren noch sexuelle Lust verspürt haben", stellte Beckmann fest – heute leben sie nach ihren Bedürfnissen. 1971 waren nur 0,8 Prozent der befragten Frauen sexuell aktiv. In den vergangenen Jahren stieg diese Quote auf 13 Prozent. Bei den männlichen Senioren erhöhte sich die sexuelle Aktivität von 50 Prozent in den Siebzigerjahren auf heute 69 Prozent. Ein Grund für den sexuellen Appetit der Seniorinnen ist unter anderem der, dass heutzutage mehr 70-jährige Frauen noch einen Lebenspartner haben als etwa vor 30 Jahren. Ältere Männer haben dagegen schon immer häufiger Geschlechtsverkehr gehabt als ihre Altersgenossinnen – was laut Beckmann daran lag, dass sie oft jüngere Frauen hatten.

Erfahrungen des französischen Sängers und Schauspielers Maurice Chevalier bestätigen die Beobachtungen des Wissenschaftlers. Der Chansonnier besuchte im Alter von 73 Jahren die Künstlergarderobe eines Theaters. Mehrere junge Tänzerinnen hielten sich hier auf. Der berühmte Charmeur seufzte: „Ach, wenn ich doch bloß schon 20 Jahre älter wäre."

„Wieso älter?", fragte ihn ein Begleiter. „Sie meinen doch sicher, wenn Sie 20 Jahre jünger wären?"

„Nein“, antwortete Chevalier, „wäre ich 20 Jahre älter, könnten mich die jungen Dinger nicht mehr so irritieren wie eben jetzt.“

Da wir gerade einmal dabei sind, sollten wir auch mit diesem populären Liebesirrtum aufräumen: Kerle wie Maurice Chevalier und der Sänger Robbie Williams sind Herzensbrecher. Stimmt nicht. Das Herz ist ein Muskel und kann darum gar nicht brechen, höchstens zerreißen. Das passiert aber höchstens bei einem Unfall oder durch Myokardruptur. Sie tritt glücklicherweise nur sehr selten auf und ist Folge eines schweren Herzinfarktes. Dabei stirbt Herzmuskelgewebe ab, es bildet sich eine Narbe, die einreißen kann, was für den Patienten meist tödlich endet.

„Wenn Robbie Williams auch keine Herzen bricht, so hat er doch die Macht, sie höher schlagen zu lassen. Warum? Hirn und Herz sind direkt miteinander verbunden – durch das vegetative Nervensystem, das jene Körperfunktionen steuert, die der Wille nicht kontrollieren kann“, beschreibt die Wissenschaftsjournalistin Kathrin Lenzer die Vorgänge in der Frau, „wenn wir nun Robbie auf der Bühne sehen, funkt das Großhirn ‚Aufgepasst!‘. Der Organismus schüttet Adrenalin aus. Das Hormon erhöht unsere Reaktionsbereitschaft und lässt das Herz schneller schlagen. Und höher. Eben bis zum Hals.“[47]

Wäre Robbie nun auch noch bereit dazu, dann stände einem stürmischen One-Night-Stand nichts im Weg. Lange würde das ganze allerdings nicht dauern. Briten benötigen im Schnitt sieben Minuten und 26 Sekunden bis zum Schuss. Damit bilden sie – so eine Studie der Universität Utrecht[48] – das Schlusslicht unter den Sexschnelligkeitsweltrekordlern. Vielmehr besetzen sie den ersten Platz, wenn man es aus Frauensicht bewertet. Schneller als Prinz Charles Landsleute sind – mit sieben Minuten – die Amerikaner, gefolgt von den Spaniern (fünf Minuten 48 Sekunden) und den Holländern (fünf Minuten und acht Sekunden). Den schnellsten Sex haben – die deutschen Männer. Sie benötigen gerade einmal drei Minuten und 42 Sekunden bis zum Höhepunkt.

„Erster!" – schlau der Mann, der das Bett nicht mit der Formel 1 verwechselt und sich diesen Triumphschrei auf dem Laken verkneift.

Eine Frage, Herr Doktor

Wie beeinflussen die Hormone unser Liebesleben?

Das Liebesleben des Mannes hängt zu einem wichtigen Teil von den Hormonen ab. Dehydroepiandrosteron (DHEA), ein Multitalent, steuert beispielsweise unsere Partnerwahl und den Sexualtrieb, und beeinflusst sogar die Länge unseres Lebens und unsere Gesundheit. Das Hormon Oxytozin fördert in uns die Sehnsucht nach Berührung, sorgt dafür, dass wir uns schön und auf Partnersuche machen. Wie ein Superkleber bindet es den Mann an die Geliebte, was so mancher vielleicht ebenso als Nachteil empfindet wie die Eigenschaft des Hormons, die Vergesslichkeit zu fördern und die Fähigkeit zu verringern, vernünftig zu denken. Pheromone heißen die Lockstoffe, die wir zwar nicht wie Parfum riechen, aber über den Geruch wahrgenommen werden. Sie wirken wie sexuelle Signale. Sobald unser Gehirn dieses „Halt! Ich will!" wahrnimmt, reagiert auch unser Körper. Danach spielt Phenyläthylamin (PEA) eine Rolle. Wir finden es im Blut von verliebten Menschen ebenso wie beispielsweise in Schokolade, die uns ja auch gelegentlich glücklich macht. PEA sorgt für einen wahren Liebesrausch, lässt uns Hungergefühle vergessen und ist sogar verantwortlich für die Liebe auf den ersten Blick. Östrogen verstärkt schließlich die Anziehungskraft der Frauen auf die Männer, indem es die Frau mit Sexappeal ausstattet, und für eine gewisse seelische und körperliche Weichheit sorgt. Auch Männer verfügen –

wenngleich auch in kleiner Konzentration – über das weibliche Hormon Östrogen. Testosteron macht wiederum Männer erotisch, verführerisch, aber auch aggressiv und angriffslustig. Es will weniger Romantik, sondern strebt die rein sexuellen Kontakte an. Damit der Mann nicht durchdreht, gibt es Progesteron. Es wirkt wie eine automatische Bremse auf das sexuelle Verlangen. Je nach Konzentration im Blut macht Serotonin zurückhaltend oder aggressiv und wahllos in der Partnerwahl. Dopamin dagegen weckt die Lust auf Sex, lässt uns diese Lust erleben und nicht nur zur einfachen Körperfunktion werden. Es bewirkt emotionale Höhenflüge und ist sogar suchterzeugend. Die Sittenpolizei unter den Hormonen heißt Vasopressin und wird auch als „Monogamie-Molekül" betitelt. Es mäßigt extreme Gefühle, verbessert die Erkenntnisfähigkeit und kann so auch einem Seitensprung vorbeugen.[49]

Von Wahrheit & Irrtum: Frauen können immer …

„Das ist das Ungeheure in der Liebe, meine Teure: Dass der Wille unendlich ist und die Ausführung beschränkt."

Shakespeare

Sie ist Freundin, Feindin, Halbgöttin, Mutter, Geliebte und zuweilen alles in einer Person. Was aber will sie – die Frau? Und was kann sie?

Sicher ist: Frauen können heute länger. „Während die Libido bei Männern im Lauf des Lebens immer weiter abnimmt", sagt der Hamburger Sexualforscher Dr. Werner Habermehl, „steigt sie bei Frauen bis zum 30. und 40. Lebensjahr immer weiter an und bleibt dann lange auf diesem Niveau".[50] Das führt dazu, dass die Damen höhere Erwartungen an die Herren stellen. Denn diese Frauen wissen genau, was ihnen gefällt und äußern auch ihre Wünsche. „Deshalb", so Habermehl, „haben Frauen in diesem Alter den besten Sex ihres Lebens". Und 75 Prozent der über 60-Jährigen sind noch sexuell aktiv, vor allem, wenn sie in einer festen Beziehung leben.

Immer, das aber ist auch sicher, können Frauen auf keinen Fall. Davon träumen sie nur, die Männer.

Manche Frauen können und wollen beispielsweise nicht, weil sie zu gestresst sind. „Viele Frauen stecken in einer Perfektionsfalle", erläutert die Hamburger Paartherapeutin Angelika Faas, „sie möchten es allen recht machen und gleichzeitig Supermama, Superkollegin und Superfreundin sein und ihrem Mann die perfekte Geliebte".[51] Die Folge: Laut einer Umfrage des Instituts Gewis fühlen sich 83 Prozent von 1.164 befragten Frauen zu gestresst für Sex.[52]

Frauen können nicht immer, und wenn, dann ist es nicht das vollkommene Glück: Nur 42 Prozent von ihnen haben regelmäßig einen Orgasmus. Ein Mann, der das weiß, wird auch nicht misstrauisch werden, wenn die Liebste über Kopfschmerzen klagt – sondern ihr eine Aspirin anbieten. Denn Frauen tarnen ihre Unlust nicht länger mit Migräne. Das war einmal, sagt Ulrike Brandenburg, Sexualwissenschaftlerin an der Universitätsklinik Aachen. „Noch in den 50er Jahren glaubten Frauen, sie dürften ihre Partner nicht abweisen. Also schoben sie Krankheiten wie Migräne vor oder entwickelten psychosomatische Beschwerden." Studien und Brandenburgs Erfahrungen aus der Praxis zeigen aber, dass die Emanzipation in der Horizontalen angekommen ist. „Immer mehr Frauen stehen zu ihrer Unlust."

Und sie stehen zu ihren Gefühlen, ihren Bedürfnissen, ihrer Persönlichkeit. Wenn sie keine Romantikerinnen sind, so zeigen sie das auch. Das stellte die amerikanische Kommunikationswissenschaftlerin Leslie Baxter fest, die Paare nach dem Grund für ihre Trennung befragt hatte. Die Herren erklärten erheblich häufiger als die Damen, es habe ihnen in der Beziehung an Romantik gefehlt.

Die Frauen sind sich oft selbst der größte Feind

Was aber hofft die Frau beim Mann zu finden? „Danach sprechen und dann schlafen", bekannte die Schauspielerin Veronica Ferres augenzwinkernd dem Herrenmagazin *Playboy*, außerdem „Humor, Augen-Blicke und Hartnäckigkeit".[53] 29 Prozent aller Frauen genießen sinnliche Küsse auf den Mund, 36 Prozent macht es an, wenn ihre Ohren zärtlich liebkost werden. Bei manchen führt das sogar zum Höhepunkt, frohlockte das Frauenmagazin *Maxi*: „54 Prozent lieben Berührungen am Nacken und wählen sie auf Platz 1 der Scharfmacher. Diese Körperregion gehört zu den sensibelsten Zonen der Frau (...) 30 Prozent törnt es an, an der Innenseite der

Oberschenkel gestreichelt zu werden. Und 24 Prozent aller Frauen kommen in Fahrt, wenn seine Finger sanft ihre Achselhöhlen streifen."[54]

Das Anforderungsprofil der kalifornischen Schauspielerin und Oscar-Gewinnerin Angelina Jolie ist zwar anspruchsvoller – „jemand, von dem ich noch einiges lernen kann, jemand, der Sachen macht, an die ich noch nicht einmal gedacht habe" – dafür ist die 29-Jährige in punkto Zeit und Raum leichter zufrieden zu stellen: „Ich habe Liebhaber, mit denen ich mich für ein, zwei Stunden im Hotel treffe."[55]

Manche Frauen lassen es dabei nicht bewenden, sondern bewerten – nun wirklich ganz unromantisch – auch noch die Qualitäten ihrer Bettpartner. Das ist kein Vorwurf. Das ist Fakt. Männer tun es ja auch.

Um ein Beispiel zu bieten: Nach einer Studie der Nürnberger Gesellschaft für Konsumforschung (GfK)[56] glauben 34 Prozent der Europäer und 25 Prozent der US-Amerikaner, dass die besten LiebhaberInnen im eigenen Land zu finden sind. Der Statistik nach sind allerdings die Italiener auf der Bestsex-Liste die Spitzenreiter: In 13 Ländern belegen sie den zweiten Platz und ganze 69 Prozent der Italiener sind selbst davon überzeugt, ihre besten Sex-Partner im eigenen Land zu finden. Einen Grund dafür hat der Filmregisseur Frederico Fellini genannt: „Jahrhunderte katholische Erziehung haben im italienischen Mann eine enorme, nie zu stillende Gier nach dem Weib ausgelöst."

Italiener „werden nur noch von den Griechinnen und Griechen getoppt", resümiert die GFK, denn 77 Prozent der Helenen wähnt das eigene Land in der Sex-Upperclass. Die Griechen – und das sind wirklich gute Nachrichten – gelten seit dieser Umfrage als die sexuell aktivste Nation. Bei der Frage, wie häufig Partner sexuell miteinander verkehren sollten, um zufrieden zu sein, hielten 24 Prozent der Griechen fünfmal Sex pro Woche für angemessen. Dem größten Teil der Europäer (40 Prozent) genügt zwei- bis viermal Sex pro Woche.

Fast ebenso viele halten einmal pro Woche oder weniger für ausreichend, heißt es in der Untersuchung, mit der das *Wallstreet Journal Europe* die GfK beauftragt hatte. Dabei wurden über 19.000 Personen in 20 Ländern befragt.

Frauen brauchen für solcherart Erkenntnis kein Marktforschungsinstitut. Sie verlassen sich auf sich (und ihre speziellen Kenntnisse) und auf die beste Freundin. Mit ihr tauscht sie sich aus, mit deren Erfahrungen erweitert sie ihren eigenen Erfahrungsschatz. Doch nicht jede beste Freundin kann auch schweigen – vor allem dann nicht, wenn sich die anvertrauten Gehcimnisse in Geld oder Beachtung verwandeln lassen. Beides gelang beispielsweise mit den Geständnissen der verstorbenen Prinzessin Di. Deren Freundin Simone Simmons enthüllte in ihrem Buch „Diana – das letzte Wort“, dass die englische Blaublut-Ikone zu Lebzeiten die Bettfestigkeit ihrer Männer auf einer Sexskala zwischen 1 bis 10 bewertete. Der bei einem Flugzeugabsturz verstorbene John F. Kennedy jun. soll nach einer leidenschaftlichen Nacht mit der Bestnote ausgezeichnet worden sein. Rittmeister James Hewitt schaffte immerhin noch neun und der Kunsthändler Oliver Hoare sechs Punkte. Prinz Charles, der offizielle Mann an ihrer Seite, bekam die wenigsten Punkte: gerade mal einen.[57] Womit auch erklärt wäre, warum die schön-blonde englische Gesellschaftsdame außer Haus so umtriebig war.

Und folgendes könnte auch erklären, was die Lady – neben sexueller Befriedigung – damit bezweckte: Laut einer Umfrage der Frauenzeitschrift *Brigitte* betrachten 36 Prozent der Damen den Seitensprung als angemessenes Mittel der Erpressung, wenn der Mann nicht macht, was sie will. 31 Prozent würden sich für das Fremdgehen als Druckmittel entscheiden, wenn der Partner keinen Sex mehr will.[58] Diana hat es offensichtlich nicht bei Drohungen belassen, sondern ernst gemacht und die Initiative ergriffen.

Saftige Sex-Nachrichten aus der Welt der Prominenten sind für Männer sehr interessant. Legen sie doch eine Schwachstelle der Frauen offen: Die Achillesverse der Frau ist – eine andere Frau. Ihre beste Freundin nämlich. Die Frau ist oft der größte Feind der Frau.

Und doch machen Frauen immer wieder den gleichen Fehler und vertrauen sich ihrer besten Freundin an. Dass die nicht immer ihr Bestes will, haben Generationen von Frauen in vielerlei Hinsicht erlebt, und sei es, dass sie die beste Freundin mit dem eigenen Mann im Bett überraschten.

Nicht zuschnappen wie ein deutscher Schäferhund

Von Frau zu Frau hat sich über die Jahre also nicht viel verändert. Wohl aber von Mann zu Frau. Junge Männer kennen es nicht anders, die älteren müssen ihr in Jahrzehnten zurechtgebasteltes Frauenbild korrigieren. Zwar erledigt die Frau noch immer 70 Prozent der Hausarbeit, stellen Frauen nur 14 Prozent der ProfessorInnen, verdienen Frauen nur 70 Prozent des Gehalts ihrer männlichen Kollegen[59] – in diesen Punkten aber sind Frauen den Männern voraus: Offenheit in sexuellen Fragen, Abkehr von falscher Romantik, selbstbewusstes Sexualverhalten.

„Als Frau kann man einen Mann sexuell völlig in seinen Bann ziehen“, bekannte die Schauspielerin Charlotte Rampling offenherzig, „Sex ist die schärfste Waffe der Frau. Damit kann sie einen Mann vollkommen verrückt machen. (...) Männer sind uns Frauen beinah schutzlos ausgeliefert. Sie können sich der Verführung ein paar Mal erfolgreich zur Wehr setzen. Aber einem ständigen erotischen Angriff werden sie irgendwann erliegen. Sex ist ein wichtiges Instrument für mich. Schon früh war ich mir meiner erotischen Ausstrahlung bewusst. Sie habe ich immer benutzt, und das scheint bis heute zu wirken“.[60]

Was bedeutet das neue Ego der Frau von heute für den Mann, der nicht von gestern sein will? Wie kann er bestehen im Bett und in der Heide? Frauen wollen, dass sich der Mann mit ihnen befasst und nicht länger nur zuschnappt wie ein deutscher Schäferhund.

Dazu gehört, dass sich der Mann ein wenig bei der Frau auskennt. „Intimes und Anzügliches flüstert man Frauen besser in das linke Ohr als in das rechte. Es ist wie die linke Hand mit der rechten Gehirnhälfte verbunden, die eher für das Emotionale zuständig ist. Die linke Hälfte, die mit dem rechten Ohr verbunden ist, ist dagegen eher für logische Inhalte empfänglich", schreibt der *Playboy* dazu, ohne zu erklären, wie man in heißen Situationen den Überblick bewahrt und zielgenau seine Schmeicheleien in das richtige Gefühlsohr versenkt.[61] Ob der Autor diesen Hinweis unter der Schlagzeile *Was Sie schon immer über Frauen wissen wollten* ernst gemeint hat, konnte ebenfalls nicht ergründet, dafür aber noch ein sinnvollerer Gedanke gefunden werden: „Männer spielen bei der Liebe etwas vor, um Sex zu kriegen. Frauen spielen beim Sex etwas vor, um geliebt zu werden."[62]

Nicht weniger wichtig: Frauen wollen, dass der Mann auf ihre sexuellen Bedürfnisse eingeht und sie auch befriedigt. Nur jede zweite Frau hat mit ihren bisherigen Sexualpartnern einen Orgasmus erlebt, mit Masturbation schaffen es dagegen 80 Prozent der Frauen.[63] Ob Sexspielzeug oder härtere Techniken, nichts ist ihr mehr fremd, nur fehlt es ihr an Gelegenheit, das eine zu erwerben oder das andere einzufordern. Sexshops sind noch immer stark Männerorientiert und Männer wiederum noch zu wenig flexibel, um der Frau auch wirklich alles zu geben.

Doch wenn es dazu kommt, sind auch die Frauen im Gegenzug bereit, ihm alles zu schenken – und wenn es Bestätigung ist. 90 Prozent der Frauen haben ihrem Partner aus Liebe schon einen Orgasmus vorgetäuscht. 40 Prozent machen das nur, um sein Selbstwertgefühl zu steigern.[64] Auch wenn es negativ ausgelegt werden könnte: Immerhin erfüllen – so eine Studie der Universität Göttingen[65] – heute 35 Prozent aller Frauen die sexuellen Wünsche ihrer Partner. Einer der

Gründe dafür, dass nicht noch mehr Frauen ihren Männern das totale Sexerlebnis bereiten, ist fehlendes Wissen um die erotischen Phantasien der Partner.

Mann kann das sicher ändern, falls er sich dabei nicht selbst im Wege steht. „Die Phantasie der Männer reicht bei weitem nicht aus, um die Realität der Frau zu begreifen“, bedauert die Autorin Anna Magnani. „Dazu gehört auch, dass Frauen sowohl gerne verführt als auch angehimmelt werden wollen.“ In Milan Kunderas Roman *Die Identität* bedauert die nicht mehr ganz junge Chantal: „Die Männer drehen sich nicht mehr nach mir um.“ Davon könnte auch die Schauspielerin und Sängerin Hanna Schygulla ein Lied singen. Sie findet, dass sich die Männer überhaupt nicht mehr nach Frauen umdrehten, weil sie abgestumpft seien von allzu vielen offen gezeigten Reizen.[66]

Frauen dagegen wissen die Männer zu schätzen, wenn sie fröhlich sind (97 Prozent) oder ihre Natürlichkeit bewahrt haben (96 Prozent). Geld spielt nur bei jeder fünften Frau eine Rolle. 31 Prozent halten es für wichtig, dass der Mann sexy ist. Ein Partner, der absolut nicht sexy ist, kommt für fast keine in Frage.[67]

Gut für die Männer: Immer mehr Frauen warten nicht ab, bis er kommt, sondern werden selbst aktiv. Und wenn es dann passieren soll, sind Frauen die besseren Verführer, obwohl Männer weitaus häufiger als Verführer aktiv werden. Das jedenfalls ermittelte der internationale Cora-Romance-Report 2004[68], für den mehr als 4.000 Männer und Frauen in 18 Ländern befragt wurden.

Noch besser für Männer: Sie können in Zukunft unbeschwert genießen, was sich Frauen alles einfallen lassen – nicht um ihn zu erobern und ihm zu gefallen, sondern vor allem, um sich selbst den totalen Genuss zu bescheren.

Mann und Frau sind auf dem besten Weg, im Bett ein gutes Team zu werden.

Eine Frage, Herr Doktor

Welche Lügen sind in einer Beziehung erlaubt?

Was ist das überhaupt – eine Lüge? Eine Aussage, die nicht der Wahrheit entspricht. Sie enthält eine falsche Behauptung, die objektiv vom Wissensstand des Aussagenden abweicht. Es gibt bewusste Lügen durch Vortäuschen falscher Tatsachen, unbewusste Lügen durch Selbsttäuschung sowie Notlügen, um Personen nicht unnötig zu belasten. In der Lüge gleicht der Mensch den Raum seiner Fantasie mit seinen Interessen ab. Der durchschnittliche Mensch lügt täglich bis zu 250-mal. Männer lügen angeblich 25 Prozent mehr als Frauen.[69] Fragen wir also lieber, welche Lügen in einer Beziehung überflüssig sind. Wenn eine Frau zu ihrem Partner sagt „Bei dir kann ich so richtig ich selbst sein" oder „So tief und intensiv habe ich das noch nie erlebt", sollte das auch stimmen. Vorsicht mit Ausreden und Drumherumreden. Sie sorgen in der Partnerschaft für Verstimmung und Enttäuschung. Der Mann sollte mit Anmerkungen wie „Ich denke nie an Sex mit anderen Frauen" (die Statistik spricht gegen ihn) oder „Das ist mir noch nie passiert" oder „Ich liebe dich, wie ich noch keine Frau geliebt habe" zurückhaltend sein.

II. Leiden

Von Ärzten & Patienten: Wenn Männer sich schämen …

„Die Männer begehen mehr Irrtümer, weil sie zu gescheit, als weil sie zu gut sind."

George Bernhard Shaw

Männer gehen nicht gerne zum Arzt. Doch wer tut das schon.

Frauen sind es von Jugend an gewöhnt, regelmäßig einen Gynäkologen aufzusuchen. Der Urologe, der „Männerarzt", wäre das Pendant zum Frauenarzt, aber kein Mann käme ernsthaft auf die Idee, regelmäßig beim Urologen zum Genitalcheck vorbeizuschauen.

Nur jeder zehnte Betroffene, der Sexualprobleme hat, sucht einen Arzt auf, bemängelten die Experten im Vorfeld der Jahrestagung der Deutschen Gesellschaft für Sexualmedizin und Sexualtherapie (DGSMT) im Juni 2005. Eine entsprechende Studie, die auf dem Kongress vorgestellt wurde, ergab, dass fast 40 Prozent aller Männer und Frauen Sexualprobleme wie Erektions- oder Orgasmusstörungen haben. Zu den häufigsten Leiden, mit denen die Sexualwissenschaftler konfrontiert werden, gehören vorzeitiger Samenerguss, Lustlosigkeit, Erektions- und Orgasmusstörungen. „Wir haben heute sehr gute Medikamente, aber auch sexualtherapeutische Methoden zur Verfügung, um wirklich den meisten Menschen zu helfen", betont der Sexualwissenschaftler Professor Uwe Hartmann von der Medizinischen Hochschule Hannover. Gut erforscht sei heute auch, was bei der Sexualität im Gehirn ablaufe.

Selbst aufwändige Kampagnen der Berufsverbände und Krankenkassen zur Vorsorge etwa vor Krebserkrankungen bringen Männer nicht in größerer Zahl in die Wartezimmer. Lediglich 14 bis 20 Prozent der Männer nehmen die angebotene Vorsorge für Prostatakrebs in Anspruch, bei den Frauen dagegen sind es je nach Bildungsstand 60 bis 80 Prozent. Auch bei ernsthaften Störungen der Sexualfunktionen bitten in Deutschland nur wenige Männer den Arzt um Rat. Nach einer Kölner Studie leidet jeder dritte Mann gelegentlich und jeder fünfte Mann häufiger unter ernsthaften Erektionsproblemen. 90 Prozent dieser Männer begeben sich aber trotzdem nicht in Behandlung.

Bis zur Mitte des letzten Jahrhunderts wären sie auch auf Unverständnis gestoßen, hätten sich die betroffenen Herren einem Arzt anvertraut. In der Ausbildung der Ärzte spielte dieses Thema nicht nur eine untergeordnete, sondern gar keine Rolle. Noch bis Anfang der 80er Jahre herrschte auch unter den meisten Ärzten die Meinung, dass Erektionsschwäche in jüngeren Jahren zu 90 Prozent ein psychologisches Problem darstellt.

Eine wirksame Therapie gab es ohnehin nicht. Wer damals eine solche Schwäche zeigte, war auf fragwürdige Heilmittel aus den Shops der Beate Uhse angewiesen, deren heilende Kraft freilich nur auf dem Etikett behauptet wurde. Und längst nicht jedem Mann fiel der Gang in den Pornoshop leichter als der zum Arzt – was man durchaus verstehen kann, wenn man die Schilderung des Uhse-Sortiments etwa in Severo Sarduys Erzählung *Allein in Frankfurt* liest:

> Der Porno-Shop, der diesen Ort belebte, bot so vielfältige und wohlgeordnete Perversionen an, daß ihm die Wahl schwer fiel. Trotzdem machte ein Bild einen besonders starken Eindruck auf ihn, vielleicht weil es sich, wenigstens in seinen Augen, am weitesten von allem, was Sexualität hieß, entfernte: eine untersetzte, pausbäckige, geile Frau, die ihre Brüste in einen Teller Cornflakes ausdrückte. Er mußte sich abwenden, damit ihm nicht schlecht wurde. [70]

Erst mit der so genannten SKAT, der Schwellkörper-Autoinjektionstechnik, fiel Mitte der achtziger Jahre der Startschuss zur Therapie und auch zur Forschung auf diesem Gebiet. Heute sind eine ganze Reihe von Präparaten gegen Erektionsschwäche im Handel, und die Geheimnisse der Erektion und zunehmend auch der Libido sind weitgehend aufgeklärt. Was aber nicht unbedingt viel für das Wohl der Patienten bedeutet: Denn trotz aller wissenschaftlichen Erkenntnisse scheinen viele Ärzte nur über die physiologischen Vorgänge bei Erektion und Ejakulation Bescheid zu wissen, nicht aber über das, was Männer wirklich brauchen: Rat und Ansprache in den Arztpraxen.

Dort nämlich wird noch immer viel geschwiegen, wenn es um die Erektionsprobleme der Männer geht. Seit der so genannten Sinus-Studie 2004 weiß man allerdings, warum die Männer über ihre Probleme nicht sprechen. 28 Prozent glauben, dass es sich um eine natürliche Alterserscheinung handelt und fügen sich mit oder ohne Leidensdruck in ihr Schicksal. 26 Prozent fühlen sich trotz der Einschränkung einfach nicht krank, obwohl sie wissen, dass eine Therapie zur Verfügung steht, und weitere zwölf Prozent meinen, dass es sich um eine Begleiterscheinung anderer Erkrankungen handelt. Erstaunlich viele Männer, ebenfalls zwölf Prozent, haben sehr viel Gottvertrauen und setzen darauf, dass die Natur die vorübergehende Störung wieder behebt.

Nur 22 Prozent sind gut informiert und wissen, dass es sich um eine gesundheitliche Beeinträchtigung handelt, die auch therapierbar ist. Auch internationale Studien geben ein ähnliches Bild. In einer Studie von über 46.000 befragten Männern zeigen sich 45 Prozent überzeugt, dass es sich nicht um eine Krankheit handelt, 25 Prozent schweigen aus Scham. Immerhin 18 Prozent der Männer in Amerika und 23 Prozent in Deutschland lehnen eine medikamentöse Behandlung schlichtweg ab[71]. In den wenigsten Fällen hindert die Angst vor hohen

Kosten die Männer daran, mit ihrem Arzt zu sprechen. Nur für fünf Prozent sind die Finanzen ein Grund.

Sex wird unwichtig, wenn es ums Überleben geht

Wenngleich allenthalben aufgeklärt wurde, fällt es Männern weiterhin schwer, ihre Probleme einem Arzt zu überantworten. Dafür gibt es gleich mehrere Gründe: Viele Ärzte scheuen sich noch immer davor, mit ihren Patienten ein Gespräch über Sex zu beginnen. Weil sie beispielsweise Angst haben, ihr Gegenüber zu verletzen oder weil sie fürchten, dass sie die sich daraus ergebenden Fragen und Probleme überfordern könnten. Allerdings wären 93 Prozent der Ärzte Umfragen zufolge bereit, über Sexualität zu sprechen, wenn Patienten Probleme mit dem Liebesleben haben. Die meisten warten auf ein Signal – und das oft vergebens.

Eine neue Initiative des Pharmaunternehmens Pfizer – *Ich bin. Mit Leib & Seele Mann* – will die Kommunikation zwischen Ärzten und Männern mit Potenzschwäche fördern.[72] Die Initiative stellt Informationsmaterial für Ärzte, aber auch für Patienten und deren Partnerinnen zur Verfügung. „Eine positive, offene Ansprache soll es dem Arzt erleichtern, Fragen zur Sexualität in das Patientengespräch zu integrieren und Hemmschwellen abzubauen“, erläutert Dr. Stefan Albrecht von Pfizer in Wiesbaden. Dass ein Anstoß für ein Gespräch tatsächlich hilft, haben Experten in anonymen und vertraulichen Gesprächen beim Informationszentrum für Sexualität und Gesundheit in Freiburg erlebt: Mehr als 50.000 Beratungsgespräche haben die Mitarbeiter des Zentrums seit 1998 geführt. Nach dieser Telefonberatung sprachen 60 Prozent der männlichen Anrufer mit ihrem Arzt über das Problem und ebenso viele redeten mit ihren Partnerinnen darüber. Wiederum 60 Prozent davon urteilten, dass sich die Konsultation des Arztes gelohnt habe. Und drei von vier sagten, dass ihnen das Gespräch mit der Frau geholfen habe.

Aus Erfahrung wissen die Berater auch, dass sich Männer unbehaglich dabei fühlen, wenn sie ihren Partnerinnen den Gebrauch von erektionsfördernden Medikamenten erklären müssen. Angenehmer wäre es wohl, wenn die Partner gemeinsam den Arzt besuchten, doch geschieht das nur sehr selten. Und es gibt keine aussagekräftigen Studien, die untersuchen, was Frauen darüber denken, wenn ihr Partner wegen einer erektilen Dysfunktion zum Arzt geht.

Der Gang zum Arzt fällt auch deshalb schwer, weil Patienten und ihre Angehörigen sich oft falsche Vorstellungen über potenzfördernde Medikamente machen. Manche Frau reagiert verängstigt oder ablehnend, weil sie fürchtet, dass der Mann eine Pille nimmt und sie, die Gattin, dann noch sechs Stunden später mit seiner Erektion zu kämpfen hat. Selten sind es dann auch die Partnerinnen, die darauf drängen, dass der Mann zum Arzt geht, auf dass dieser das Problem behebt. Störungen der Sexualität sind ganz offensichtlich in der Vorstellung der meisten Menschen etwas anderes als Kopfschmerzen, bei denen man ja auch – gesellschaftlich akzeptiert – zur Aspirin greift, um das Leid zu lindern.

Ein Teil der Erektionsstörungen geht auch auf die Ärzte selbst zurück – freilich gezwungenermaßen. Bei Eingriffen im kleinen Becken, die vor allem bei Tumoren am Enddarm oder der Prostata nötig sind, entfernen Urologen oder Chirurgen absichtlich die für die Erektion notwendigen Nerven und Gefäße. Zwar klären die Mediziner ihre Patienten zuvor über die möglichen Folgen auf, doch ignorieren sie dabei die Bedeutung der Erektion für den Mann und seine Paarbeziehung oder spielen diese herunter. Dabei ist die richtige Aufklärung gerade in dieser Situation, da der Mann von der Diagnose „Krebs" geschockt ist, besonders wichtig. In diesem Moment zählt nichts anderes als die lebensbedrohliche Diagnose. Die Frauen, die den Patienten begleiten, sind meist auch damit überfordert, das Gespräch in die richtige Richtung zu lenken. Der Sex wird unwichtig, wenn es um Leben oder Tod geht.

Doch ist Sex wieder ein wichtiges Thema, wenn der Patient die Operation überstanden hat und genesen ist. Dann tröstet es ihn nicht dauerhaft, mit dem Leben davongekommen zu sein, musste er doch dafür mit dem Verlust seiner Erektion bezahlen. Viele Männer befürchten, dass damit auch ihre Partnerschaft oder Ehe bedroht ist. In dieser postoperativen Situation fällt es sowohl dem Arzt wie auch dem Patienten leichter darüber zu sprechen, obwohl die Folgen oft verniedlicht werden. Es gibt aber auch Patienten, die sich davor scheuen, den behandelnden Arzt nach einer überstandenen, potenziell lebensbedrohlichen Erkrankung mit einer Trivialität zu behelligen, deren Folgen allerdings gar nicht trivial sind. Hier sollte der Arzt das notwendige Einfühlungsvermögen besitzen und das Thema zur Sprache bringen. Er kennt schließlich das wahre Ausmaß des Problems, das sich immerhin in vielen Fällen durch Aufklärung sowie Medikamente und Hilfsmittel zumindest lindern lässt.

Bei Fragen zum Orgasmus ist guter Rat nicht teuer – aber selten. Für die meisten Männer ist ein Orgasmus untrennbar mit der Erektion verbunden. Tatsächlich lösen ganz andere Nervengeflechte den Orgasmus aus. Und die sind in der Regel nicht von einer Tumoroperation betroffen. Die meisten Männer können also, sofern sie bestimmte Techniken anwenden, auch ohne Erektion durchaus einen Orgasmus erleben, etwa dann, wenn sie einen Vibrator nutzen oder ihre Hände. Auch ohne Erektion lässt sich also durchaus Sexualität als erfüllend erleben.

Doch müssen Patienten und ihre Partnerinnen mehr als bislang aufgeklärt werden. Es gibt viele Gründe, sich mit seinem Arzt über Sex zu unterhalten. Ob Diabetes, Herzkrankheiten oder Stress – viele Krankheiten und Zivilisationserscheinungen beeinflussen das gesunde Sexualleben. Und es gibt Hoffnung: Offensichtlich wächst eine neue Generation heran, die nicht mehr eine so große Scheu vor dem Männerarzt hat. Das jahrzehntelange eiserne Schweigen haben wohl auch die neuen Potenzpillen gebrochen. „Durch diese Medikamente erwarten sich viele Männer eine Lösung des Problems. Und weil sie diese Pillen haben wollen, sind sie bereit, mit dem Arzt darüber zu sprechen", sagt Professor Dr. Heinz Pflüger, Vorstand der Urologie am Wiener Krankenhaus Lainz.[73] Die Ärzte-Woche berichtete von der Studie „Men's attitude towards love life", nach der es eine neue Generation von Männern gibt, die mit Sexualität und allen damit verbundenen Problemen wesentlich offener umgehen könne als die Generationen davor. Gute Nachrichten also, obwohl unglaubliche 93 Prozent der von erektiler Dysfunktion belasteten Männer den wichtigen Schritt zum Arzt zu lange hinausschieben und damit eine Lösung verhindern. Die Diabetes-Expertin Professor Dr. Monika Lechleitner von der Universitätsklinik Innsbruck kennt den Grund: „Potenzprobleme werden oft aus Scham verschwiegen. Gerade von Diabetikern, die in unserer Lifestyle-Gesellschaft vielfach ohnehin glauben, nicht mehr mithalten zu können."[74]

Eine Frage, Herr Doktor

An welchen Arzt wende ich mich mit einem sexuellen Problem?

Die Ursachen sexueller Störungen können vielfältig sein. Neben körperlichen gibt es psychische und gemischte Störungen. Der Urologe kann hier meist entweder selber helfen oder er vermittelt an einen Spezialisten weiter. Bei komplexen Hormonstörungen muss in manchen Fällen ein Endokrinologe eingeschaltet werden. Rein psychogene Formen bedürfen der Hilfe durch einen Sexualtherapeuten oder zumindest einen besonders geschulten Psychotherapeuten.

Höhepunkte & Lust: Das Geheimnis des O.

„Des echten Mannes wahre Feier ist die Tat.“

Johann Wolfgang von Goethe

Wer weiß schon wirklich, was bei einem Orgasmus passiert? Vor allem beim jeweils anderen Geschlecht?

Wer eine gute Freundin oder einen guten Freund zu beschreiben bittet, was dabei mit und in seinem Körper passiert, wird auf Unverständnis stoßen. Solche Fragen irritieren und verunsichern. Selbst Menschen, die mit ihrem Körper bewusst umgehen und viele seiner Funktionen und Möglichkeiten kennen, wissen wenig mit der Biologie des Orgasmus anzufangen. Wenn's funktioniert, ist alles gut. Wenn nicht, beginnt ein großes Rätselraten.

Die meisten Männer würden sich lieber die Hand abbeißen, als ihre Orgasmus-Fragen und Probleme offen und sachlich anzusprechen. Zumal man mit Wissenslücken nicht prahlen kann, wohl aber mit Potenz. Showmaster Rudi Carrell tönte: „Ich bin nach jeder Show in einer Stimmung, dass jede Frau, die sich mir auf zehn Meter nähert, automatisch schwanger wird.“[75] Hat er uns jemals von seinen Hängern, seiner vorzeitigen Ejakulation wissen lassen? Eben.

Wenn überhaupt, hat Mann einen guten, einen schnellen oder einen zu schnellen Orgasmus gehabt. Laut der Boulevard-Zeitung *Express*[76], die sich freilich auf die Angaben echter Experten stützt, ist der vorzeitige Samenerguss (Ejaculatio praecox nennen ihn Fachleute) die häufigste Sexualstörung beim Mann. Als voreilig gilt unter Medizinern, wer regelmäßig nach weniger als 3,7 Minuten zum Orgasmus kommt. Und das hat zumeist psychische Ursachen. Zu früh kommen vor allem Männer mit einem ausgeprägten Kontrollbedürfnis, die in allen Bereichen des Lebens unter großem Druck stehen. Zwar ist der Leidensdruck der Voreiligen nicht so hoch wie jener der Männer, die nicht bloß zur falschen Zeit, sondern überhaupt nicht kommen. Doch über die Jahre bleibt die Lust auf der Strecke, der Spaß am Sex stirbt. Bei ihr und bei ihm. Vor allem zwei Altersgruppen bereitet der vorzeitige Erguss Verdruss, berichtet der *Express*. Denen zwischen 14 und 18 Jahren, weil die Jungen noch nicht gelernt haben, ihren Höhepunkt hinauszuschieben. Und jenen zwischen 45 und 60 Jahren, weil das Stehvermögen verkümmert sein kann. Dann braucht es viel Stimulation, um die geforderte Steifigkeit zu erlangen. Und wenn's dann soweit ist, ist es auch schon fast wieder vorbei.

Die Fachwelt ist sich einig, dass gegen schlechtes Timing vor allem Dreierlei hilft: üben, üben, üben. Eine gute Trainingseinheit ist diese: den Penis in die Scheide einführen und nicht bewegen, bis die Erektion nachlässt. Das klingt nicht sehr spaßig. Ist es auch nicht. Doch was hilft es. Zwar soll schon bald eine Pille gegen den Blitz-Erguss auf den Markt kommen, doch darauf sollten die zu Schnellen nicht warten. Und sich gleich gar nicht auf die pharmazeutische Hilfe verlassen. Selbst ist der Mann. Also strenge er sich an. Es lohnt sich.

Die Bezeichnung als „Höhepunkt" stilisiert den Orgasmus zur größten möglichen sexuellen Lusterfahrung, die es zu erreichen gilt. Sicher ist: Jeder empfindet ihn anders. Manche denken beim Orgasmus an Elektrizität, die durch den Körper läuft. Andere führen ihn auf Muskelverspannungen zurück, sprechen von einem Gefühl der Wärme. Sie allesamt aber trügt ihr Zeitgefühl, die Männer noch mehr als die Frauen. Bis zum Orgasmus, meint der Mann, vergingen 20 bis 25 Minuten. Zehn bis 15 Minuten dauerte es, bis sie soweit waren, tippen die Frauen. Tatsache ist: der durchschnittliche Beischlaf dauert etwas über drei Minuten.

Für die Männer ist der Orgasmus direkt erfahrbar durch die damit verbundene Ejakulation. Das ist das sichtbare Zeichen für beide Partner, aber kaum jemand fragt sich, welchen evolutionären Wert der Orgasmus hat. Wozu hat ihn die Natur überhaupt entwickelt? Beim Mann ist die Erklärung schnell gefunden: Da er für die Fortpflanzung ejakulieren muss, hat ihm die Natur ein Belohnungssystem in den Ejakulationsprozess eingebaut. Dadurch hat er Spaß daran, sich möglichst oft fortzupflanzen oder es zumindest zu wollen.

Doch wozu dann der Orgasmus bei der Frau? Sie kann auch schwanger werden ohne einen Orgasmus, wozu also ein zusätzliches Belohnungssystem entwickeln? Die Evolutionsforscher stehen noch nicht am Ende ihrer Diskussion. Wahrscheinlich aber ist, dass sich auch Frauen lieber und häufiger paaren, wenn damit ein Lustgewinn verbunden ist. Für Befürworter der sexuellen Gleichberechtigung mögen solche Diskussionen als Ausdruck tiefsten Männlichkeitswahns gelten, im Sinne der Erklärung der Evolution sind sie interessant, da die Natur normalerweise nur solche Entwicklungen zulässt, die ihr nutzen.

Historisch betrachtet war der Orgasmus lange Zeit eine männliche Domäne. Für die Frau spielte er keine Rolle – zumindest aus Sicht der Männer und der Wissenschaft, die ja vor allem von Männern vorangetrieben wurde. Noch im 19. Jahrhundert war es die Frau, die auch in sexueller Hinsicht für das Wohlbefinden des Mannes zu sorgen hatte. Dass auch sie Vergnügen oder gar Spaß am Sex hatte, beobachtete die Gesellschaft mit Misstrauen. Lustvolle Weiber – das hatte gleich einen hurenhaften Beigeschmack.

Die Forschung über den weiblichen Orgasmus entwickelte erst in den letzten 50 Jahren Niveau und wurde gesellschaftsfähig. Die wohl bekannteste Irrmeinung manifestierte sich in der Massendiagnose Hysterie. Seit dem 16. Jahrhundert galten Frauen, die Symptome wie chronische Erregbarkeit, Nässe der Scheide und irrationales Verhalten zeigten, gleich als hysterisch. Wunderärzte therapierten diese angeblichen Krankheiten durch Massage der Genitalien. Dabei erreichten sie zwar nicht mehr und nicht weniger als einen Orgasmus bei der

Frau, bezeichneten das aber als Heilungen von der Hysterie. Heute würde man solche Masseure wohl nicht Wunderheiler, sondern simpel Callboys nennen.

Da Masturbation damals gesellschaftlich geächtet war, wich man auf diese merkwürdigen Praktiken aus, um Konflikte zu vermeiden. Männer hatten es in dieser Beziehung leichter, aber auch sie standen unter einem erheblichen gesellschaftlichen Druck. Von ihnen wurde selbstverständlich erwartet, dass sie die Führung beim Sex übernahmen. Ganz gleich, ob sie dazu in der Lage waren oder nicht, weil ihnen die Kenntnisse fehlten.

Der Samen kommt mit Höchstgeschwindigkeit

Physiologisch betrachtet verläuft der Orgasmus bei beiden Geschlechtern gleich. Am Anfang steht die sexuelle Stimulation, bei der individuelle Vorlieben eine Rolle spielen. Den einen erregt der kurze Rock, der zweite braucht die Domina und der dritte kann nicht ohne Licht. Selbst in Situationen und an Orten, in denen Männer nicht der Sinn nach Sex steht oder man dies zumindest meinen sollte, ergeben sich erregende Momente. Etwa in einem Krankenhaus, wie der Schriftsteller Michel Houellebecq in seinem Roman *Ausweitung der Kampfzone* beschreibt:

> Er machte ein paar anzügliche Witze über die Krankenschwestern, aber das war unvermeidlich, ganz natürlich, und ich war ihm nicht böse. Außerdem ist es ja wahr, daß die Krankenschwestern bei der Hitze, die in den Spitälern herrscht, unter ihren Kitteln fast nackt sind. Nur ein BH und ein Höschen, durchscheinend unter dem Stoff. So muß einfach eine erotische Spannung entstehen, nicht sehr stark, aber beständig, zumal einen die Schwestern berühren und man selbst beinahe nackt ist. Leider verspürt sogar der kranke Körper noch Lüste.[77]

Das Ergebnis solcher Anregungen ist immer das gleiche: Die visuellen Reize regen bestimmte Zentren im Gehirn an, dem größten und wichtigsten Sexorgan beider Geschlechter. Wer es genau wissen will: Diese Zentren sitzen im sensorischen Kortex und im limbischen System. Berührungen füttern sie über das Rückenmark mit sensorischen Reizen. Das empfinden wir als beglückend und haben nun den Wunsch fortzufahren. Gleichzeitig werden Becken und Genitalien stärker durchblutet. Der Penis erigiert, die Schamlippen der Frau schwellen, ihre Haut wird sensitiver.

Wissenschaftler unterscheiden vier Phasen: die Erregungsphase, die Plateauphase, die Orgasmusphase und schließlich die Entspannungs- und Lösungsphase. Die einzelnen Phasen lassen sich nicht scharf voneinander abgrenzen, sondern gehen fließend ineinander über. Jede geht mit eigenen psychischen und körperlichen Symptomen einher. Dabei verändern sich die Geschlechtsorgane von Mann und Frau, was hauptsächlich mit der starken Blutfülle zusammenhängt, die im Genitalbereich entsteht, wenn der Mensch sexuell erregt ist. Der Blutdruck steigt an, Herzschlag und Atemfrequenz nehmen zu.

Was genau passiert, können Ärzte und Wissenschaftler heute in allen Phasen exakt beschreiben: Jenes Hirnareal, das Fachleute Hypothalamus nennen, wird aktiviert. Damit steigern sich die Signale über das Rückenmark. Eine Aktivierungsschleife setzt sich in Gang, beginnt ihr rastloses Treiben. Die Herzfrequenz steigt, Atemvolumen und Atemfrequenz nehmen zu. Noch mehr Blut wird in Brust und Becken gepumpt. Zudem berauscht sich Kopf und Körper an einem natürlichen Lust-Cocktail von Botenstoffen. Oxytocin, Norpinephrin, Endorphine und Dopamin sind die wichtigsten Zutaten dieses Cocktails. Die Endorphine sind morphinähnliche Substanzen, die Schmerzen beseitigen und für ein wohliges Gefühl sorgen. Dopamin und Norpinephrin lassen uns selbstbewusst und sicher fühlen und stimulieren darüber hinaus Oxytocin, auch als Kuschelhormon bezeichnet. Es steigert Wohlbefinden, aber auch den Wunsch nach körperlicher Nähe und steuert bei der Frau auch die Milchproduktion und sexuelle Empfänglichkeit. Adrenalin übernimmt die Aufgabe, Durchblutung und Erregung zu steigern.

Das ganze System ist darauf angelegt, sich immer weiter zu steigern – bis die Spannung eskaliert. Wird ein bestimmter Punkt überschritten, entlädt sich die Spannung in rhythmischen Kontraktionen im Becken. Der Mann pumpt das Ejakulat aus den Samenblasen in den rückwärtigen Teil der Harnröhre. Der innere Schließmuskel an der blasenzugewandten Seite der Prostata macht seinem Namen Ehre und schließt sich, der äußere Schließmuskel öffnet sich dagegen schlagartig. Diesen rhythmischen Kontraktionen verdanken wir die ballistische Leistung der Ejakulation. Der Samen schießt mit einer Geschwindigkeit von bis zu 17 Stundenkilometern aus dem Penis heraus.

Bei der Frau kommt es zu rhythmischen Kontraktionen des Uterus. Dieses Zusammenziehen geschieht fast genau alle acht Sekunden. Holländische Wissenschaftler haben jetzt entdeckt, dass Frauen beim Orgasmus große Teile ihres Gehirns weitgehend ausschalten[78]. Das zeigte der Blick in die grauen Zellen von 13 Frauen, die sich mit und ohne Stimulation in einen Positronen-Emissions-Tomographen legten und ihr Gehirn scannen ließen. Beim gespielten Orgasmus kam es nicht zu diesem Ausfall. Vermutlich geschieht dasselbe auch im männlichen Hirn. Nachweisen konnten dies die Holländer aber nicht, obgleich sie auch Herren in den Scanner legten. Begründung der Forscher: Der männliche Höhepunkt entzog sich der Messung, weil er ganz einfach zu kurz war.

Bei ihm wie bei ihr dauert das ganze Spektakel jedenfalls nur wenige Sekunden. Dann entspannen sich alle beteiligten Muskelgruppen. Dies und das Oxytocin, das dabei freigesetzt wird, führt zu dem wohligen Nach-Orgasmus-Gefühl.

Es ist dieser, der willentlichen Kontrolle entzogene, uns vorübergehend entpersonalisierende, ab einem gewissen Punkt gesetzmäßige biologische Ablauf, der die Erfahrung des Orgasmus für uns Menschen so einmalig macht. Dieses Erlebnis, das für unsere Fortpflanzung so unerlässlich ist, wollen wir immer und immer wieder haben. Und es scheint uns, als wäre dies auch möglich. Doch irren wir uns hier, wie die nachfolgenden Zahlen beweisen.

Nur 2,5 Prozent der Männer hat keinen Orgasmus

Die größte Datensammlung zum Orgasmus findet sich in einer Umfrage, deren Ergebnisse unter *www.queendom.com* im Internet nachzulesen sind. 15.000 sexuell aktive Teilnehmer füllten die Fragebogen aus. Und lieferten damit das zurzeit beste verfügbare Zahlenmaterial. 89 Prozent der Männer, aber nur 42 Prozent der Frauen geben an, dass sie beim Geschlechtsverkehr meistens einen Orgasmus erreichen. Noch schlimmer ist, dass 26 Prozent der Frauen ihn nur selten auf diesem Wege erreichen. Im Gegensatz dazu haben nur 2,5 Prozent der Männer richtige Probleme damit, ihren Höhepunkt zu erreichen. Blamabel für das angeblich doch so starke Geschlecht: 77 Prozent der Frauen erleben einen Orgasmus durch Masturbation, also 35 Prozent mehr als beim Liebesspiel mit dem Partner. Masturbierend kommen aber auch 8 Prozent der Männer nicht zu einem Ergebnis. Immerhin nehmen es 35 Prozent der Frauen locker. Sie erklären, den Liebesakt trotz entgangener Höhepunkte zu genießen. Auch Männer scheinen zunächst nicht auf das Erreichen des Zieles fixiert zu sein: Nur 14 Prozent erklären, sich bei der entgangenen Freude unbefriedigt zu fühlen. Immerhin 26 Prozent der Männer und 27 Prozent der Frauen fühlen sich schlecht, wenn sie selbst zwar einen Orgasmus hatten, der Partner aber nicht. Aber man bemüht sich offensichtlich, denn 67 Prozent der Frauen und auch 52 Prozent der Männer setzen den Geschlechtsverkehr fort, um dem Partner noch zu Einem zu verhelfen, auch wenn sie selbst schon am Ziel waren.

Für 66 Prozent der Männer, aber nur für erstaunliche 40 Prozent der Frauen ist das Erreichen des Orgasmus sehr wichtig oder extrem wichtig. Gleichberechtigung herrscht bei dem Wunsch nach Befriedigung des Partners, denn für 41 Prozent der Frauen und 47 Prozent der Männer ist es extrem wichtig, dass auch der Partner seinen Höhepunkt erlebt.

Diese Zahlenkolonnen lassen sich unendlich fortführen. Und stets wird man dabei feststellen, dass es Männern offensichtlich leichter fällt, zum Orgasmus zu kommen. Allerdings sind sie nicht selten Ursache für die Probleme der Frauen. Wenn weniger als die Hälfte der Frauen einen Orgasmus beim Geschlechtsverkehr, aber zwei Drittel ihn durch Masturbation erreichen, spricht dies nicht unbedingt für die Liebeskunst der Männer. Männer brauchen ganz eindeutig Nachhilfe in diesem wichtigen Fach. Vorbedingung ist allerdings, dass die Partner offen über ihre sexuellen Vorlieben sprechen und beider Möglichkeiten kennen, die ihnen möglichst unkompliziert einen Orgasmus bescheren.

Das führt natürlich unweigerlich zu der beliebten Frage des vorgetäuschten Orgasmus, bei dem es Frauen unzweifelhaft leichter haben. 70 Prozent der Frauen und 25 Prozent der Männer geben an, in der letzten Zeit einen Orgasmus vorgetäuscht zu haben. Unglücklicherweise bemerken 73 Prozent der Frauen einen vorgetäuschten Orgasmus beim Partner. Nur 23 Prozent der Männer können dies nach Angaben der Frauen unterscheiden. Das aber bestreiten Männer vehement. Sie behaupten, einen vorgetäuschten weiblichen Orgasmus in 55 Prozent der Fälle aufzudecken. Man mag das alles nicht glauben, aber es sind Ergebnisse einer profunden Umfrage zu diesem Thema[79]. Einig sind sich beide Geschlechter in der Beurteilung dieses Theaters: 95 Prozent der Männer und Frauen lehnen den vorgetäuschten Orgasmus eigentlich ab.

Das größte Ziel der Paare ist, gemeinsam einen Orgasmus zu erreichen. Die Sekunden des Höhepunktes vereint zu erleben – das ist fast so selten wie ein Lottogewinn. Männer wie Frauen sind darum schon glücklich, wenn sie kurz hintereinander „kommen".

Eine Frage, Herr Doktor

Was soll ich tun, wenn ich den Eindruck habe, dass mein/e Partner/in Schwierigkeiten hat, zum Orgasmus zu kommen?

Alle Fachleute sind sich einig, dass es für manche Personen, insbesondere Frauen, schwierig sein kann, einen Orgasmus zu erleben. Das betrifft 10 Prozent der Männer und fast die Hälfte der Frauen von Zeit zu Zeit. Offen darüber zu reden und dabei auch nach Vorlieben zu fragen, ist nach Ansicht aller Sexualtherapeuten das einfachste und billigste Mittel, das zudem den größten Erfolg verspricht.

Von Schnellen & Langsamen: Zehn Minuten bis zum Erguss

„Verschieden lang erscheint ein Jahr
Dem Jüngling und dem Jubilar."

Eugen Roth

Mann und Frau sind genetisch verschiedene Wesen. Das muss man wissen, wenn über so genannte Ejakulationsstörungen gesprochen wird. Das Ideal eines gemeinsam erreichten Orgasmus als Höhepunkt der gemeinsamen körperlichen Liebe ist schon früh postuliert worden, zu einer Zeit, als man über die physiologischen Grundlagen der männlichen und weiblichen Sexualität noch nichts wusste.

Die Wunschvorstellung vom perfekten Timing beruhte auf dem christlichen Bild der Sexualität, wonach der Akt allein Mittel der Fortpflanzung war. Geschlechtsverkehr ohne ordnungsgemäße Ejakulation erfüllte diesen Anspruch freilich nicht, da Kindersegen ohne Samenerguss außerhalb des Reagenzglases ja schlecht möglich ist – von der einen biblisch verbürgten Ausnahme mal abgesehen. Ob Christ oder Agnostiker: Der gemeinsam erreichte Orgasmus hat sich als Idealvorstellung in den Köpfen von Männern und Frauen festgesetzt und sorgt seither für Unruhe. Da für ihn der Orgasmus mit der Ejakulation zumindest in der Vorstellung eng, wenn nicht sogar untrennbar verbunden ist, sind Ejakulationsstörungen für den betroffenen Mann ein ernstes Problem. Nicht selten bringt es den Mann dazu, dass er es aufgibt, nach einem sexuell kompatiblen Partner zu suchen.

Es ist auch sehr schwer, auf den Punkt zu kommen. Niemand weiß, wie lange ein Normalbürger benötigt, um zum Orgasmus zu kommen. Es gibt dazu hierzulande keine wissenschaftliche Studie, und auch Ärzte werden dies nicht wissen, es sei denn, sie sind sexualtherapeutisch geschult. Jeder Mann kann sich vorstellen, dass es hier große Unterschiede gibt, denn letztlich ist das Zusammenspiel der Körper auch sehr stark von den äußeren Umständen abhängig. Eine Begegnung im Fond eines Smart verläuft sicherlich weniger raumgreifend als das Stelldichein im Wohnmobil. Und Sex im Ehebett hat sicherlich noch eine ganz andere Qualität, wenngleich man berücksichtigen muss, dass manche Menschen Abenteuer-Faktoren schneller erregen.

Der Orgasmus ist ein recht störungsanfälliges Unternehmen. Erschwerend kommt hinzu, dass manches, was sie stört, ihn erregt und umgekehrt. Der vorzeitige Samenerguss (ejaculatio praecox) ist die häufigste Störung. Zehn bis 15 Prozent eines ansonsten gesunden Männerkollektivs leiden daran. In solchen Vergleichsstudien setzen Wissenschaftler für den normalen Mann einen Mittelwert von zehn bis zwölfeinhalb Minuten bis zum Samenerguss an. Männer, die unter dem vorzeitigen Samenerguss leiden, bringen es maximal auf 3,7 Minuten, im Durchschnitt bloß auf 2 Minuten. Hierbei gibt es große Schwankungsbreiten, denn es gibt Männer, die in weniger als 60 Sekunden kommen.

Nach dem Samenerguss nimmt die Erektion des Mannes in der Regel ab. Verständlich, dass bei einer solchen Geschwindigkeit eine Frau nur schwer befriedigt werden kann. Viele betroffene Männer beklagen, dass sie meist zu einem Erguss kommen, noch bevor sie in die Partnerin eindringen, ohne dass sie das verhindern können. Diese mangelnde Kontrollfähigkeit widerspricht natürlich den Ansprüchen der Männer. Es verunsichert sie, wenn sie die Kontrolle verlieren, und so stehen sie unter einem erheblichen Leidensdruck. Die Folge ist grausam für sie und ihn: Wer oft zu früh kommt, zieht sich enttäuscht zurück und vermeidet fortan den Geschlechtsakt.

Bei Problemen eincremen statt wegschneiden

Jeder weitere Versuch ist danach schon von Anfang an mit der Angst verbunden, auch diesmal wieder zu „versagen“. Ein Teufelskreis. Denn mit jedem Schnellschuss wächst die Angst und mit der Angst das Risiko, zu früh zu kommen. Der Mann erlebt sich zunächst als Teilzeit-, am Ende als Vollzeit-Versager. Dabei hatte es die Natur eigentlich gut gemeint. In der Evolution war und ist eine schnelle Ejakulation nämlich ein Überlebensvorteil, da während der Zeit der Kopulation die Aufmerksamkeit eingeschränkt ist, und somit „Feinde“ leichtes Spiel hätten. So sind im gesamten Tierreich die Zeiten bis zur Ejakulation und damit zur Fortpflanzung im Vergleich zum Menschen meist relativ kurz gehalten. Beim vorzeitigen Samenerguss könnte es sich also um ein solches evolutionäres Relikt handeln.

Diese Einsicht hilft den betroffenen Männern aber natürlich wenig, zumal wir heute zumeist nicht damit rechnen müssen, beim Liebesspiel von Feinden überrascht zu werden. Was unseren Vorfahren manches Mal das Leben gerettet haben mag, begreifen die Betroffenen der Neuzeit als eindeutige Verschlechterung ihrer Lebensqualität. Die meisten Betroffenen werten diese Störung im Wesentlichen als Ausdruck mangelnder sexueller Erfahrung. Es handelt sich auch nicht um eine typische „Paarstörung“, da die Zeit bis zur Ejakulation auch dann kurz bleibt, wenn gar keine Frau zugegen ist und sie sich selbst befriedigen.

Weil so viele Männer zu früh kommen, suchen Forscher schon lange nach Mitteln und Wegen, diese Störung zu behandeln. Eine Therapieform ist weit verbreitet: die Entfernung der Vorhaut und des Vorhautbändchens (Frenulum). Dahinter steckt die Vorstellung, dass eine freiliegende Eichel in ihrer Empfindlichkeit abstumpft, und damit die Zeit bis zur Ejakulation verlängert wird. Das bei diesem einfachen chirurgischen Eingriff mit entfernte Bändchen enthält viele sensible Nervenenden, was den Effekt verstärken soll.

Dieses Schneide-Verfahren hilft sicherlich manchen Männern, ist aber als goldener Weg zum Erfolg nicht anerkannt. Dazu kommt, dass manche Männer so sensibel gebaut sind, dass sie schon beim Austausch von Zärtlichkeiten, die den Penis gar nicht einbeziehen, ejakulieren. In diesen Fällen hilft der goldene Schnitt garantiert nicht. Es gibt allerdings eine Creme, die ein lokales Betäubungsmittel enthält. Sie macht die Eichel gefühllos. Manchen Männern hilft die Creme, und so ist zu empfehlen, dass man zunächst cremt und ausprobiert, bevor man das Messer an den Penis ansetzt.

Eine neue Behandlungsmethode ist das Einreiben der Eichel mit Hyaluronsäure, die in einer Studie bei immerhin 30 Prozent der Männer erfolgreich war.[80] Orgasmus und Ejakulation sind – auch biochemisch betrachtet – sehr komplexe Geschehen. Mediziner vermuten darum, dass es sich beim vorzeitigen Samenerguss nicht um eine lokale Störung oder Überempfindlichkeit am Penis handelt. Diesen Verdacht nährten auch die neu entwickelten Antidepressiva, die so genannten SSRI (Serotonin-Wiederaufnahme-Hemmer). Bei Männern, die sie einnahmen, zeigte sich als Nebenwirkung oft eine Verzögerung ihrer Ejakulation. Diese Medikamente sind seither oft darauf untersucht worden, ob sie sich als Medikament gegen vorzeitige Ejakulation eignen. Ergebnis: Sie wirken in der Tat und gelten heute als Mittel der ersten Wahl. Paroxetin und Sertalin sind die meist angewendeten Medikamente. Sie verlängern die Zeit bis zur Ejakulation um zwei bis drei Minuten. Das mag den meisten Männern als wenig erscheinen, für den Betroffenen eröffnet dies erstmals die Möglichkeit einer bedingten Kontrolle, und das ist durchaus positiv zu werten.

Sicher ist, dass die reine Psychotherapie bei vorzeitigem Samenerguss nur bedingt taugt. Auch hilft es nicht, die Ejakulation herauszuzögern, indem man etwa an besonders scheußliche oder bedrückende Momente im Leben denkt.

Auch ist Ablenkung nicht das richtige Mittel, um sich ein glückliches Erlebnis zu verschaffen.

Probat, oft und seit langem empfohlen ist die permanente Übung, die Fachleute „Stop und Go" nennen. Dabei wird das Hinauszögern geübt und mental eingeprägt. Bei einer weiteren, der so genannten „Squeeze-Technik" drückt man jedes Mal kurz vor dem Orgasmus mit dem Finger entweder auf die Stelle direkt hinter dem Hodensack oder an der Unterseite des Penis unterhalb der Eichel. Der Druck verzögert den Orgasmus. Da die Technik völlig unschädlich ist, kann man es auf jeden Fall einmal ausprobieren, wenn man schneller kommt, als man es wünscht.

Bei dem einen dauert es zu kurz, bei dem anderen viel zu lang. Die verzögerte Ejakulation oder ejaculatio tarda scheint jedoch seltener zu sein. Studien oder wissenschaftliche Daten dazu gibt es aber nicht. Medikamente oder Techniken, die das Problem beheben, sind ebenfalls nicht bekannt. Eine Psychotherapie arbeitet allenfalls der Depression entgegen, die sich aus der verzögerten Ejakulation ergeben kann. Das Problem selbst wird damit allerdings nicht aus der Welt geschafft.

Es gibt noch einen Extremfall: die Coitusphobie. Dabei handelt es sich um eine klassische Paarstörung, da sie ausschließlich bei sexueller Zweisamkeit mit Beischlaf-Absicht auftritt. Befriedigen sich die betroffenen Männer hingegen selbst, gelingt ihnen dies bis zum Orgasmus völlig ungestört.

Wer redet über seine Unfähigkeit, den allseits postulierten doppelten Lustgipfel zu erreichen? Kaum einer. Und so jagen Mann und Frau weiterhin einem Ideal hinterher, das sie, wenn überhaupt, dann nur selten erreichen können. Es wird Zeit, dass wir uns endlich davon befreien.

Eine Frage, Herr Doktor

Ich habe den Eindruck, dass ich zu schnell zum Höhepunkt komme. Was soll ich tun?

Zunächst einmal Ruhe bewahren. Möglicherweise ist es ja nur ein Eindruck. Wenn sie eine feste Partnerin haben, lohnt es sich, sie einmal zu fragen. Verneint sie das Problem, sind aufregende Therapieversuche unnötig. Wenn sie aber wirklich ein Problem damit haben, empfiehlt sich folgende bereits beschriebene Vorgehensweise: Benutzen sie zunächst eine ungefährliche Verzögerungstaktik (z.B. Squeeze-Technik). Wenn es damit nicht klappt und die Berührung des Gliedes der entscheidende Reiz ist, probieren sie eine vom Urologen empfohlene Betäubungscreme. Wenn das funktioniert, kann man sogar über eine Entfernung der Vorhaut nachdenken. Wenn lokale Maßnahmen nicht helfen, bleibt die Einnahme von modernen SSRI. Sie sind in dieser Hinsicht die heute bestuntersuchten Substanzen. Eine Psychotherapie oder Ähnliches hilft jedenfalls nicht.

Von Erregung & Erektion: Manchmal nur Männlichkeitswahn

„Ich möchte ins Grab steigen, den Körper noch heiß von Wollust."

André Gide

Die vollendete Erektion ist seit der frühesten Menschheit Zeichen starker Männlichkeit. Zahllose Bilder, Skulpturen, Schnitzwerke und sonstige Darstellungen künden von der besonderen Art der Männlichkeit: ein meist überdimensionierter Phallus an einem sonst zu kleinen Männchen.

Männer messen der Größe und Stärke der Erektion eine große Bedeutung bei. Gerade darum ist es wichtig, sich darüber zu informieren, was passieren muss, damit sich das ansonsten schlaffe Fleisch aufrichtet.

Betrachtet man es biologisch, handelt es sich lediglich um einen Trick der Natur, um das zur Fortpflanzung notwendige Material, also den Samen, möglichst nahe an den Uterus und damit an die weibliche Eizelle zu bringen. Warum also die ganze Aufregung? Für den Mann ist die Erektion äußeres und sichtbares Zeichen seiner sexuellen Erregung und damit – im evolutionären Sinne – Ausdruck seiner Manneskraft in der Herde. Entsprechend groß ist die Angst, die Fähigkeit zur Erektion zu verlieren – und damit Lebensqualität.

Da es sich um einen evolutionär frühen, einen zur Zeugung von Nachkommen wesentlichen Vorgang handelt, sind die Steuerungsvorgänge in alten Strukturen im Zentralhirn angesiedelt. Erreicht ein stimulierender Reiz das Erektionszentrum, kommt es zu einer Kaskade von Nervenimpulsen. Der Körper schüttet Botenstoffe aus. Sie sorgen dafür, dass sich der Schwellkörper mit Blut füllt – der Penis erhebt sich.

Ganz unterschiedliche Reize können das bewirken: ein kurzer Rock, eine zärtliche Berührung, ein bestimmter Duft, eine erotische Phantasie. All das kann den Ablauf in Gang setzen. Am Schwellkörper selbst häuft sich dabei cGMP an (cyclisches Guanosin-Monophosphat). Das lässt die dort befindlichen glatten Muskelzellen entspannen. So kann das Blut vermehrt einströmen. Gleichzeitig steigern sich auch die arteriellen Zuflüsse, dagegen werden die Abflüsse über die Venen gedrosselt. Der Schwellkörper füllt sich. Da sich die Außenhaut (tunica albuginea) kaum dehnt, führt das Mehr an Blut sodann zur gewünschten Steifheit des Penis.

Eltern wissen, dass schon ein Baby beim Auspacken aus der Windel einen erigierten Penis haben kann. Man versteht dies heute als frühe und unbewusste Übung der Natur für den erst in vielen Jahren eintretenden Ernstfall. Gleiches gilt für die oft mit vermeintlich schändlichen Träumen in Zusammenhang gebrachten nächtlichen Erektionen. Jeder gesunde Mann hat in der Nacht drei bis fünf Erektionen, die nichts mit seinen sexuellen Träumen, Absichten oder Gedanken zu tun haben. Diese nächtlichen Erektionen sind erforderlich, um die Schwellkörper mit ausreichenden Mengen sauerstoffhaltigen Blutes zu füllen. Mit den nächtlichen Trainingseinheiten beugt die Natur der vorzeitigen Alterung und Schrumpfung der Schwellkörpermuskulatur vor. Bis ins hohe Alter begleiten nächtliche Erektionen den Schlaf des Mannes. Vermutlich folgen sie einer anderen Stimulationslinie als jene Erektionen, die sexuelle Erregungen provozieren. Wird der Schlafrhythmus erheblich gestört, wie zum Beispiel bei der Schlafapnoe, bleiben die Erektionen allerdings mit der Zeit aus.

Manche, der sich um die Erektion rankenden Geschichten sind reine Phantasieprodukte, auch wenn sie sich über Generationen gehalten haben. Ein Beispiel für derart phantastischen Männlichkeitswahn ist die in Männerrunden gern diskutierte morgendliche Erektion. Sie ist nicht etwa Ausdruck eines besonderen Leistungsvermögens, kaum dass der Kerl die Augen aufschlägt, sondern entspringt der Testosteronkonzentration im Blut, die am Morgen relativ hoch ist. Hinzu kommt, dass parasymphatische Nervenimpulse in dieser Phase überwiegen. Das männliche Hormon Testosteron, welches in den Hoden und zu einem minimalen Teil in den Nebennieren gebildet wird, folgt einer so genannten circadianen Rhythmik und erreicht seine höchsten Konzentrationen ab etwa 4 Uhr morgens. Seine Wirkung auf die Erektion ist allerdings dürftig und eher indirekt. Testosteron entfaltet den Hauptteil seiner Wirkung, indem es die Libido fördert und die Weiterleitung der Nervenimpulse vom Zentralhirn zum Penis unterstützt. Seine Aufbauhilfe bei der Erektion wurde allerdings bis jetzt erheblich überschätzt.

Impotenz gilt als ein Zeichen männlicher Schwäche

Eine nachlassende Erektion oder gar Impotenz gelten seit frühester Menschheit als Makel. Schon auf 4.000 Jahre alten Papyrusrollen finden sie Erwähnung. Hippokrates (430-370 v. Chr.) und Aristoteles (384-322 v. Chr.) haben sich ebenfalls dieses Themas angenommen. Schon die Menschen im Altertum beobachteten, dass mit steigendem Alter die Erektionsfähigkeit nachlässt. Unsere Vorfahren werteten dies – ebenso wie Gelenkschwäche und nachlassende Sehkraft – als ein Zeichen dafür, dass die Jugend vergeht. Und leider auch als Zeichen der Schwäche. Also mühte man sich, dem Einhalt zu gebieten. Erektionsfördernde Mixturen und Tränke, mit Zaubersprüchen garniert, rituell serviert, gehörten zu den frühesten Therapieversuchen der Anti-Aging-Bewegung.

Die Liste der Männer mit dokumentierter sexueller Leistungsschwäche ist so lang wie erstaunlich: Bei Nero wurde sie öffentlich diskutiert, Mohammed hatte sie wahrscheinlich auch. Heinrich IV, König von Kastilien, gaben die Untertanen den wenig schmeichelhaften Beinamen „el Impotente“. Paracelsus, der Urvater der europäischen Medizin (1493-1541) litt unter ihr wie auch Jean-Jacques Rousseau (1712-1778) und Friederich II. (1712-1786), den man doch „der Große“ nannte.

Die Liste ließe sich ohne Probleme fortsetzen bis hin zu Heinrich von Kleist, Johannes Brahms, Marcel Proust und vielen anderen prominenten Männern. Wahrscheinlich hat auch Heinrich Heine darunter gelitten. Jedenfalls wusste er sich ziemlich gut in einen Mann mit der Erhebungsschwäche hineinzuversetzen, wie folgende Zeilen belegen:

> Der frühern Zeit gedenk` ich, / Da alle Glieder noch gelenkig. / Bis auf eins. /Diese Zeiten kehren niemals wieder, / Versteift sind alle Glieder. / Bis auf eins.[81]

Mit der Erektionsschwäche hat sich die seriöse Medizin bis hinein in die Neuzeit trotzdem nicht befasst – weder wissenschaftlich, noch therapeutisch. Noch in den 60er und 70er Jahren des vergangenen Jahrhunderts boten die Sexboutiquen von Beate Uhse die nahezu einzigen verfügbaren Mittelchen gegen die doch häufige Störung an. Diese Angebote waren freilich äußerst fragwürdig, was schon Namen wie „Spanische Fliege“ erahnen ließen. Doch was half's, wo doch nichts anderes half. Also schluckten die Beteiligten die Fliege. Und so manche Kröte.

Thriller-Autor Sidney Sheldon beschreibt in seinem Roman *Die letzte Verschwörung*, unter welchem Stress ein Mann steht, der nicht immer so kann, wie er will:

> „Pst!“ Ihr Körper drängte sich an seinen. Sie war nackt. „Ich habe mich so einsam gefühlt“, flüsterte sie und schmiegte sich noch enger an ihn.
> „Tut mir leid, Pier, ich ... kann nichts für dich tun.“
> „Nein?“, fragte Pier. „Dann laß mich was für dich tun.“ Ihre Stimme klang sanft.
> „Es hat keinen Zweck. Das kannst du nicht.“ Robert war zutiefst frustriert. Er wollte ihnen beiden ein peinliches Erlebnis ersparen.

> „Magst du mich etwa nicht, Robert? Findest du meinen Körper nicht schön?"
> „Doch ..."
> Piers Fingerspitzen strichen sanft über seine Brust. Dann glitt ihre Hand allmählich tiefer herab.
> Das mußte aufhören, bevor das demütigende Fiasko sich wiederholte. „Pier, ich kann dich nicht lieben. Ich ... ich habe schon lange mit keiner Frau mehr schlafen können."[82]

Nicht nur Romanhelden, jeder Mann ist zeit seines Lebens um seine Erektion besorgt, und die Angst vor dem Versagen begleitet ihn von Höhepunkt zu Höhepunkt. Den Einfluss einer normalen Erektion und eines erfüllten Sexuallebens auf die Lebensqualität dokumentieren zahlreiche Studien.[83] In einer Befragung von 1.500 Männern im Alter von 40 bis 80 Jahren befand die Mehrheit der Männer die ungestörte Sexualfunktion als wichtig und sehr wichtig. Selbst bis in das hohe Alter bleibt es für 80 Prozent der Männer sehr wichtig, erfolgreich Sex zu haben, wozu beim Mann selbstverständlich die Erektion gehört.

Im Zuge dieser Forschung förderte die immer wieder zitierte amerikanische Feldstudie *Massachusetts male aging study*[84] einen bedenklichen Missstand ans Tageslicht: Danach gaben 52 Prozent der befragten Männer zwischen 40 und 70 Jahren an, Potenzstörungen zu haben, die überwiegende Mehrheit bezeichnete diese allerdings nur als „leicht" oder „mittelschwer". Wohl aber stieg die Rate mit steigendem Alter an. 40 Prozent der 70-Jährigen fühlten sich subjektiv impotent. Ein ebenso erstaunliches Ergebnis dieser Befragung war, dass auch jüngere Männer mit ihrer Erektion häufig unzufrieden waren. Vermutlich handelt es sich hier nicht um den Ausdruck einer tatsächlich vorliegenden erektilen Dysfunktion, wie man das Gebrechen heute bezeichnet, sondern um eine latente Unzufriedenheit, weil die Medien Männer mit unrealistischen Vorstellungen füttern und diese sie schlucken.

Deutsche und Amerikaner scheinen sich entweder in der Beurteilung oder aber in der Häufigkeit des Vorkommens zu unterscheiden. In der größten deutschen Studie aus Köln[85] lag die Gesamtrate der erektilen Dysfunktion über alle Altersgruppen bei 20 Prozent, bei den 70 bis 80-Jährigen lag sie bei nur 53 Prozent.[86] Möglicherweise sind die Deutschen also im Hinblick auf die Erektionsstörung gesünder, denkbar ist allerdings auch, dass Kölner Männer dem Thema im Alter eine geringere Beachtung schenken und letztlich mit Wenigem zufrieden sind.

Insgesamt ist es schwierig, die Problematik nur anhand von Zahlen zu beurteilen. Vor allem dann, wenn man Männer und Frauen gleichermaßen einbezieht. Denn während der erfolgreiche Geschlechtsverkehr von 76 Prozent der Männer als wichtig oder außerordentlich wichtig erachtet wird, teilen diese Auffassung nur 27 Prozent der Frauen.[87] 30 Prozent der deutschen Männer sind mit ihrem Sexualleben unzufrieden[88]. Dies bezieht sich aber bei fast der Hälfte der Männer (45 Prozent) lediglich auf den Wunsch nach mehr spontanem Sex, und 37 Prozent der Männer wollen einfach nur mehr. Diese Zahlen sollte man berücksichtigen, wenn man über Zufriedenheit, Erektionsstärke und vor allem den Wunsch nach Veränderung des bestehenden Zustandes nachdenkt. Außerdem sind nur 30 Prozent der Männer in Deutschland, die an einer erektilen Dysfunktion leiden, überhaupt an einer Therapie interessiert. Auch das ist bemerkenswert.

Aus eine Panne wurde ein Wundermittel – Viagra

Die oben angeführten Zahlen verdeutlichen, dass die Erektionsschwäche nunmehr anders bewertet wird. Was Mann früher schicksalhaft hinnahm, wird heute als Krankheit anerkannt und dokumentiert. Die Weltgesundheitsorganisation (WHO) definiert die erektile Dysfunktion als „die Unfähigkeit eine Erektion zu erreichen oder aufrechtzuerhalten, die für ein befriedigendes Sexualleben ausreicht".[89] Die Befragungen zeigen aber, dass eine „ausreichende Erektion" von Mann zu Mann durchaus unterschiedlich bewertet wird.

Es gibt eine Reihe von Risikofaktoren, die eng mit der Erektionsschwäche verbunden sind. Insbesondere Herzkreislauferkrankungen, neurologische Störungen, Diabetes mellitus (Zuckerkrankheit) schlagen vielfach auf die Lenden. Daneben spielt die Einnahme von Medikamenten, aber auch der Genuss von Alkohol, fettreicher Nahrung oder Nikotin eine große Rolle.[90] Dem Alter des Einzelnen selbst kommt eine besondere Bedeutung zu, da man aber mit dem Alter häufiger an den oben genannten Krankheiten leidet und darum häufiger Medikamente einnehmen muss, sind diese beiden Faktoren zusammengenommen die häufigste Ursache.

Richtig in Schwung brachten die Diskussion um die Erektionsschwäche zwei bedeutende Ereignisse. Zum einen kam vor etwa 20 Jahren erstmals eine medikamentöse Behandlung der Erektionsschwäche auf den Markt: die Injektion gefäßerweiternder Substanzen in den Penis (SKAT-Therapie). Zum anderen erhöhte sich die Lebenserwartung der Menschen in den Industrienationen – was den verständlichen Wunsch weckte, auch die Erektion bis ins hohe Alter zu behalten. Bestärkt wurde dieses Verlangen durch einen Zufall: Der Pharmakonzern Pfizer testete eine Pille zur Behandlung der koronaren Herzkrankheit. Viele Patienten, die sie schluckten, erklärten, dass sich ihre Herzbeschwerden nicht besserten. Wohl aber ihre Erektionen. Diese vermeintliche Panne war die Geburtsstunde eines Wundermittels, das eine beispiellose Karriere in der Männerwelt machte: Viagra.

Eine umfangreiche Studie bestätigte den Verdacht: Der Wirkstoff Sildenafil (Viagra) verbesserte die Standhaftigkeit von Patienten mit Erektionsschwäche gegenüber einer wirkungslosen Testsubstanz zu 69 Prozent.[91] Die Studie schlug ein wie eine Bombe, da selbst namhafte Fachleute nicht ernsthaft mit einem derart potenten Medikament in Tablettenform gerechnet hatten. Die Medien berichteten weltweit, und die Aktienwerte der Firma Pfizer stiegen ebenso steil an wie die Glieder von Millionen Männern.

Die Entdeckung revolutionierte die Behandlung der erektilen Dysfunktion auch aus Sicht der Urologen. Die Schwellkörperinjektionstherapie war aufwändig und unbequem für den Patienten und erforderte umfangreiche Voruntersuchungen und Unterweisungen. Nun verschrieben sie eine Tablette. Die komplizierten Untersuchungen erübrigten sich. Und die Zahl der Hilfesuchenden in den Arztpraxen stieg rapide an. Doch noch lange nicht alle Männer sind gewillt, zum Arzt zu gehen.

Nach der Einführung von Viagra entwickelten auch andere Firmen ähnliche Präparate (Lilly brachte *Cialis*, Bayer *Levitra* auf den Markt), die alle zur gleichen chemischen Gruppe gehören, zu den so genannten Phosphodiesterase-Inhibitoren nämlich. Diese bremsen den Abbau jenes Stoffes (cGMP), der die glatte Muskulatur des Schwellkörpers entspannt. So kann mehr Blut in den Schwellkörper strömen und diesen prall füllen.

Auch für eine ganz normale Erektion braucht es diese Substanz. Alle genannten Medikamente setzen also voraus, dass der Pillen-Konsument zuvor ganz normal sexuell stimuliert wird. Anderenfalls führt die Erektionstablette nicht zum gewünschten Ergebnis. An der Lust, der Erregbarkeit oder der Tiefe der Empfindung beim Orgasmus verändern diese Medikamente indes nichts. Dafür haben sie – wie alle wirksamen Medikamente – Nebenwirkungen. Die häufigsten sind Kopfschmerzen (bei bis zu 15 Prozent), Gesichtsrötung (bei bis zu 10 Prozent) und Verdauungsbeschwerden (bei rund 6 Prozent). Die berühmteste Nebenwirkung, weil als lustig empfunden, ist die verstopfte Nase (4 Prozent). Die Schwellkörper in der Nasenschleimhaut sprechen nämlich ebenfalls auf Viagra und Co. an. Sehstörungen beklagen immerhin zwei Prozent der Konsumenten.

Dennoch: Das Medikament verblüfft selbst Urologen: Nach der Einnahme setzt die Wirkung nach frühestens 15 bis 30 Minuten ein. Bei Viagra und Levitra hält sie etwa sechs Stunden, bei Cialis sicher 24 Stunden bis zu drei Tagen an. Über die Sicherheit dieser Medikamente ist viel geforscht und noch mehr diskutiert worden. Wer sich an die Anweisungen des Arztes hält, befindet sich auf der sicheren Seite: Nach der Empfehlung der amerikanischen Herzärzte sollen vor allem Patienten mit einer instabilen Angina pectoris und bei Einnahme von Nitropräparaten auf keinen Fall zu diesen Medikamenten greifen. Wer gleichzeitig Magenpräparate (Cimetidin) schluckt, verlangsamt den Abbau von Viagra so sehr, dass es zu einer Überdosierung kommen kann. Ansonsten gilt: Fragen sie im Zweifel ihren Urologen oder behandelnden Herzarzt vor der Einnahme.

Geschlechtsverkehr – mühsam wie Treppensteigen

Viel wurde über den plötzlichen Herztod durch Viagra und ähnliche Mittel spekuliert. Tatsache ist, dass Geschlechtsverkehr genauso anstrengt wie Treppensteigen.[92] Wer also beim Treppensteigen Herzbeschwerden hat, sollte besser auch auf den Geschlechtsverkehr verzichten, ob nun mit oder ohne medikamentöse Hilfe. Das Risiko eines Herzinfarktes ist in der ersten Stunde nach der Einnahme der Pille am höchsten und sinkt innerhalb von drei Stunden wieder auf den Normalwert (bei Herzkranken).[93] Der so genannte coitale Tod wurde besonders in Japan untersucht, er ist insgesamt sehr selten (0,6 Prozent aller plötzlichen Todesfälle von 1959 bis 1963).[94] Er ist häufiger bei Männern als bei Frauen, häufiger bei außerehelichem Verkehr und jüngeren Partnerinnen und ungewohnter Umgebung. Jetzt weiß also jeder, wie er sich davor schützen kann. Mit den Präparaten selbst hat das nichts zu tun.

Viagra ist der Promi unter den Penishebern, doch lange nicht das einzige Mittel der Wahl. Eine Apomorphin-Tablette zum Beispiel, unter der Zunge aufgelöst, verstärkt die Nervenimpulse, indem der Wirkstoff das Erektionszentrum im Gehirn stimuliert. Auch dieses Mittel steigert nicht die Lust, wohl aber entspannt es die glatte Muskulatur der Schwellkörper (Urima, Ixense). Diese Substanzen sind auch für Patienten geeignet, die sich zusätzlich einer Nitrattherapie unterziehen müssen. Wechselwirkungen gibt es hier nämlich nicht. Doch wirken sie schwächer als die Phosphodiesterase-Inhibitoren, sodass sie als Mittel der zweiten Wahl gelten. Außerdem müssen viele Patienten erst „lernen" und benötigen bis zu acht Versuche, bis der gewünschte Effekt eintritt.

Die gute alte Spritze in das Glied (Prostaglandin E oder Papaverin, Phentolamin) bleibt heute den Männern vorbehalten, die mit den Tabletten nicht zur Erektion kommen. Auch diese Substanzen lassen die glatte Muskulatur der Schwellkörper entspannen, führen aber auch ohne jegliche sexuelle Erregung zu einer Erektion, die erst wieder abklingt, wenn der Wirkstoff aus dem Körper verschwunden ist.

Doch damit ist die Waffenkammer der erektionsfördernden Maßnahmen noch nicht leer. Die Vakuumpumpe ist zwar etwas sperrig und dem romantischen Gefühl abträglich, aber sie wirkt bei 77 bis 90 Prozent der Männer. Über den Unterdruck wird Blut in die Schwellkörper gesaugt und dann am Ansatz des Penis durch einen Gummiring darin gehindert, wieder auszutreten. Seit es die Tabletten gibt, ist diese Methode weit weniger beliebt, zumal der Gummiring die Ejakulation verhindert. Bei einer Umfrage in Köln spielten neben den Tabletten alle anderen Verfahren denn auch eine völlig untergeordnete Rolle.[95] Dies gilt auch für die Ultima Ratio: den Einbau von Penisprothesen. Es gibt mindestens 20 verschiedene Modelle auf dem Markt, deren technische Einzelheiten allesamt faszinierend sind. Allen Penisprothesen gemeinsam ist aber, dass der Arzt das Gewebe der Schwellkörper unwiderruflich zerstören muss, um sie einzubauen.

Schon heute gibt es also vielfältige Möglichkeiten, mit denen sich eine Erektionsschwäche wirksam behandeln lässt. Und weitere werden ersonnen werden, da die Menschheit immer älter wird und der Markt für die pharmazeutische Industrie immer interessanter wird. Schon denkt man an die Implantation von Wirkstoffdepots oder gar an eine Gentherapie, die die kranke glatte Muskulatur in den Schwellkörpern wiederherstellt. Viagra & Co. sind nicht das Ende der Entwicklung. Sie sind erst der Anfang.

Eine Frage, Herr Doktor

Ich habe noch Erektionen, aber sie lassen nach, und ich habe immer Angst, dass es beim nächsten Mal nicht mehr richtig funktioniert.

Angst steigert den Ausstoß von Adrenalin. Dieses körpereigene Hormon führt zu einer Verengung der Gefäße und wirkt damit einer Erektion entgegen, da die Schwellkörper eine Entspannung der Muskulatur für die Erektion brauchen. Wenn die Erektion also ohnehin schwach ist, kann zusätzliche Angst zu einer Zunahme der erektilen Dysfunktion führen. In einem solchen Fall ist die Einnahme von Posphodiesterase-Inhibitoren (Viagra, Levitra, Cialis) sehr erfolgreich einzusetzen. Fragen sie also ihren Arzt, ob es bei ihnen Bedenken gegen die Einnahme gibt. Wenn ihre Erektionsschwäche aber auf mangelnde Lust zurückzuführen ist, nutzen diese Medikamente nichts.

Von Großen & Kleinen: Frauen bevorzugen 17 Zentimeter

„Der ist kein Mann,
Der, wo das Größere zu gewinnen ist,
Am Kleinern sich genügen lässt.“

Schiller

Alles wird heute ausgemessen, gewogen und für gut oder schlecht befunden. Die Höhe des Kontostands, die Quadratmeterzahl des Eigenheims oder die Länge der ersten selbstverdienten Motoryacht – die Statussymbole, mit denen der Mann sich schmückt, sind immer groß, größer, am größten. Und auch, wenn es um ihre Körper geht, sehen Männer Vorteile, wenn etwas größer oder stärker ausgebildet ist als bei anderen Geschlechtsgenossen. Dieses Verhalten ist wohl ein Erbe der Evolution, denn auch in der Natur haben äußerliche Merkmale durchaus ihren Platz im zur Paarbildung und Fortpflanzung notwendigen Balzverhalten. Besonders der Penis und der erigierte Penis spielen in der Selbstwahrnehmung des männlichen Geschlechts eine große Rolle, und es ist nur normal, wenn der Mann die Größe seines Geschlechtsorgans mit besonderer Hingabe betrachtet – und manchmal mit Sorge.

So berichtete der Schriftsteller Ernest Hemingway in einem seiner Briefe[96] vom Kummer seines Freundes, des Schriftstellers F. Scott Fitzgerald, mit der Länge seines Penis. Der Autor des „Großen Gatsby“ hatte sein Selbstvertrauen verloren, weil ihm seine Ehefrau Zelda vorgeworfen hatte, sein Penis sei kleiner als bei einem normalen Mann, und er habe sie nie befriedigt. Zur Ehrenrettung des Freundes verschwand Hemingway daraufhin mit Scott auf der Toilette eines Restaurants, „wo ich mir genau betrachtete, wie er gebaut war. Er war völlig normal gebaut. Ich erklärte ihm, dass er sich seinen

Schwanz immer von oben ansieht, wodurch er kürzer erscheint".

Während sich pubertierende Knaben noch nicht davor scheuen, ihre Penisse nach dem Sportunterricht unter der Dusche im direkten Vergleich zu messen und der soziale Rang in der Gruppe auch hin und wieder durch die Weite des Harnstrahles ausgemacht wird, haben Erwachsene diese Themen – ganz im Gegensatz zu Hemingway im August 1954 – heute weitgehend tabuisiert. Mit dem Ergebnis, dass der Penis, seine Ausstattung und sein Leistungsvermögen viel Stoff für Irrtümer und (dumme) Sprüche bietet.

Viele Stammtischgespräche leben von Witzen über vermeintlich zu kleine, aber in Wahrheit nie vermessene Geschlechtsorgane. Und auch die Medien kolportieren gerne, was in der Welt der Normalos wie auch der Sternchen und Stars an Längen und Unterlängen so alles zu begutachten ist. So hat die *Sex and the city*-Schauspielerin Kim Cattrall unter dem Titel *Sexual Intelligence* ein Buch geschrieben, in dem sie eigene Erfahrungen zum Besten gibt, etwa über das Zusammenspiel der Geschlechtsorgane von Mann und Frau: „Die ersten Zentimeter am Scheideneingang sind am empfindlichsten."[97] Immerhin räumt die 48-Jährige, die drei Mal verheiratet war, mit dem „Unfug" auf, dass sich die Qualitäten der Männer im Bett in Zentimetern messen lassen: „Für die meisten Frauen zählen die sexuellen Fähigkeiten mehr als ein großer Penis."

Wer immer mit Größe oder Länge seines Penis hadert, wird daran leider nichts ändern können. Denn im Gegensatz zu Arm-, Bein- oder Bauchmuskeln, die mit viel Training gewaltig in Form gebracht werden können, ist beim besten Stück des Mannes alles genetisch festgelegt. Es gibt wohl durchaus Unterschiede von Kontinent zu Kontinent. So haben etwa Japaner im Durchschnitt etwas zierlichere Glieder als Männer aus dem Kaukasus oder Mitteleuropa, deren Penisse im Schnitt wiederum etwas kleiner sind als die afrostämmiger Männer.

Penislängen wissenschaftlich zu vermessen, ist durchaus keine triviale Aufgabe, die sich einfach mit einem Lineal bewerkstelligen ließe. Zunächst muss der Forscher eindeutig definieren, was und von wo bis wo er misst – und in welchem Zustand. Jeder Mann weiß, dass der Penis im nicht erigierten Zustand sehr elastisch ist, weniger bekannt ist, dass der Penis ja nicht nur das ist, was man sieht. Große Teile liegen versteckt unter der Haut und treten zum Teil erst bei der Erektion zu Tage. Auch eine lange Vorhaut kann im nicht erigierten Zustand eine Länge vortäuschen, die letztlich für den eigentlichen Zweck, nämlich das Eindringen in die Frau und den Geschlechtsverkehr, nicht von Bedeutung ist.

Die wissenschaftliche Betrachtung des Themas und die entsprechende Datenlage beruhigen die meisten Männer vermutlich sehr. In einer von der Urologischen Klinik der Universität Essen unter Mitwirkung von Profamilia und dem Kondom-Hersteller Condomi durchgeführten Studie wurde der Penis bei 111 gesunden Männern im Alter von 18 und 19 Jahren vermessen. Im Durchschnitt zeigte sich eine Länge von 14,5 Zentimetern bei einem Durchmesser von 39,5 Millimeter. Gemessen wurde von der Basis bis zur Spitze der Eichel. Die meisten deutschen Männer dürften ähnliche Messdaten vorweisen und müssen sich darum keine Sorgen machen.

In einer Umfrage der Zeitschrift *Cosmopolitan* wurden Frauen über ihre Einstellung zu Größe und Umfang des Penis befragt. Die theoretisch bevorzugte Penislänge der Leserinnen lag bei 17 Zentimetern. Zwölf Zentimeter empfanden die Frauen als zu kurz, dagegen flößten ihnen Längen von 18,5 Zentimetern und mehr Angst ein. Zur Beruhigung für alle, die jetzt mit dem Maßband sorgenvoll ihre Werte betrachten, sei aber notiert, dass nur 2,4 Prozent der Frauen die Penislänge überhaupt für wichtig hielten, und nur knapp 30 Prozent auf die Dicke des Geschlechtsteils achten. Einem Drittel aller Frauen war jedes Maß willkommen, was für den Mann das Angenehmste ist. Bei der Wahl eines Partners spielen für

Frauen Zentimetermaße ohnehin eine sehr untergeordnete Rolle. Das zeigen alle Untersuchungen, und letztlich ist das Maß aller Dinge nicht die Größe und auch nicht die Dicke.

Die Natur hat sich eigene Regeln gegeben. Dabei setzte sie sich nicht über mathematische Werte hinweg. Im Gegenteil. In Dan Browns Bestseller *Sakrileg* erläutert der Protagonist Robert Langdon seinen Studenten Leonardo da Vincis berühmtesten männlichen Akt, die Proportionsstudie nach Vitruv – benannt nach dem bedeutenden römischen Architekten Marcus Vitruvius, der den goldenen Schnitt gepriesen hatte:

> „Niemand hat besser als Leonardo da Vinci die göttliche Struktur des menschlichen Körpers begriffen. Er hat sogar Leichen ausgegraben, um an den Körpern die Proportionen des Menschen zu studieren. Er hat als Erster gezeigt, dass der Körper des Menschen aus Elementen aufgebaut ist, deren Maßverhältnisse immer den Wert von Phi ergeben. (...) Messen Sie den Abstand von Ihrem Scheitel zum Fußboden und teilen Sie den Wert durch den Abstand vom Nabel zum Boden. Sie werden sich wundern, welche Zahl dabei herauskommt."
> „Phi?", rief jemand.
> „Gut geraten", gab Langdon zurück. „Eins Komma sechs eins acht. Noch ein Beispiel gefällig? Nehmen Sie den Abstand von Ihrer Schulter zu den Fingerspitzen und teilen Sie ihn durch den Wert der Länge des Armes vom Ellbogen zu den Fingerspitzen: wieder Phi. Noch ein Beispiel gefällig? Hüfte zum Boden dividiert durch Knie zum Boden. Noch einmal Phi. Fingerglieder, Zehen, die Abschnitte des Rückgrats: Phi, Phi und Phi. Jede und jeder von Ihnen ist eine wandelnde Huldigung an den goldenen Schnitt."[98]

Man könnte es, etwas pathetischer noch als Dan Brown, auch so formulieren: Jeder Körper mit allen seinen Teilen ist – wunderbar maßvoll.

Laienprediger versprechen die Penisverlängerung

Trotzdem gibt es unzählige Frauen, die sich sehr viel kritischer betrachten, als nötig wäre. Und es gibt etliche Männer, die mit ihrem besten Stück nicht zufrieden sind. Teils vielleicht zu Recht. Denn es gibt beispielsweise den eindeutig zu kleinen Penis. Der Mikropenis ist zwar selten, doch wem das Schicksal einen solchen beschert hat, dem hilft diese Erkenntnis nicht.

Menschen mit diesem, den Missbildungen zugeordneten Krankheitsbild leiden darunter häufig in ihrer Kindheit und Jugend, aber nur noch relativ selten im Erwachsenenleben. Die Untersuchung einer englischen Kinderklinik, die das Schicksal der Kinder mit Mikropenis bis in das Erwachsenenleben hinein dokumentierte, wies nach, dass die Mehrzahl der Männer erfolgreiche Partnerschaften führten und Kinder zeugten.

Man muss auch wissen, dass es keine therapeutischen Möglichkeiten zur Korrektur gibt. Zwar wird die Vergrößerung des Penis durch die Chirurgie immer wieder diskutiert, doch die Möglichkeiten sind auch im Operationssaal sehr begrenzt. Die am meisten verbreitete Technik, bei der das fibröse Haltebändchen des Penis am Schambein durchtrennt wird, verschafft, wenn überhaupt, nur einen visuellen Effekt im nicht erigierten Zustand und führt obendrein dazu, dass das normalerweise bei der Erektion nach oben gerichtete Glied absinkt. In der Werbung, im Internet und in weniger seriösen Zeitschriften werden immer wieder archaisch anmutende Techniken und Apparate angepriesen, die dem Anwender gegen Zahlung unangemessener Honorare große Erfolge vorgaukeln.

„Die allermeisten Angebote aus dem Internet sind schlichte Scharlatanerie“, kommentiert Professor Dr. Bob Djavan, stellvertretender Leiter der Universitätsklinik für Urologie am AKH Wien die Entwicklung.[99] „Das beginnt schon bei der Suggerierung, ein kleiner Penis sei krankhaft und behandlungsbedürftig. (…) Wirkliche Mikropenisse sind ein sehr seltenes Krankheitsbild.“

Für den Urologen kommt es darauf an, ob mit dem Penis ein befriedigendes Sexualleben möglich ist oder nicht. Aus der Perspektive des Mannes – von oben herab, wie schon Hemingway feststellte, – wirkt der eigene Penis zudem viel kleiner, als wenn ihn andere von vorne betrachten. Auch sollte man sich nicht mit Pornodarstellern vergleichen, die ja auch oder gerade wegen der Dimensionen ihres Geschlechtsorgans für diesen Beruf ausgewählt werden. „Erst wenn die Partnerin sagt, mit diesem kleinen Penis habe ich keinen Spaß, dann hat der Mann wirklich ein Problem“, sagt Djavan.

Seriöse wissenschaftliche Untersuchungen über Penisvergrößerungen sind rar, und die wenigen, die es gibt, zeigen, dass die praktizierten Methoden nur wenig Erfolg haben. Ein seriöser Urologe wird sich deshalb sehr zurückhalten, solche Methoden zu empfehlen. Die Schwellkörper sind von einer Membran umgeben, die zum unelastischsten Material zählt, das der Körper zu bieten hat. Das hat seinen Grund, denn nur diese fehlende Elastizität garantiert eine Erektion, weil sie bei Füllung der Schwellkörper mit Blut nicht nachgibt. Dieser Schlauch, der die Größe des Penis bei der Erektion vorgibt, lässt sich nicht mit einer wie auch immer gearteten Streckvorrichtung oder gar durch das Anhängen von Gewichten verlängern.

Tele-Sex fördert die Leichtgläubigkeit der Menschen

So bleibt letztlich nur die Erkenntnis, dass sich der Mann, der sich nicht auf windige Methoden einlässt, Zeit, Geld und

Schmerzen ersparen kann. Alle, die das nicht glauben wollen, sollten einmal über dieses sehr logische und letzte Argument nachdenken: Gäbe es eine wirklich funktionierende Therapie, so würden Urologen diese sicher schon bei Kindern mit einem Mikropenis anwenden. Dass sie dies nicht tun, beweist, dass die Penisvergrößerung letztlich nur von Laienpredigern propagiert wird.

In einer Welt, in der die Medien heute Sexualität mit allen Mitteln und Möglichkeiten vermarkten, in der *Big Brother* mit dem wahren Leben verwechselt wird, in der Schicksalsgeschichten um den Penis eines Nachbarn auf der Mattscheibe präsentiert werden und dies nicht Ablehnung, sondern Anteilnahme provoziert, haben auch die Sexpropheten ihre öffentlichkeitswirksamen Bühnen. Medien, die ungeprüft medizinische Wunderheilungen versprechen, fördern nicht nur die Leichtgläubigkeit der Menschen. Sie wecken auch Begehrlichkeiten, schlimmer noch: Ansprüche, die die Natur nur mühsam oder oft gar nicht erfüllen kann. Und hier liegt das eigentliche Problem.

Regelmäßig sitzen Mütter kleiner Jungen in der Sprechstunde der Ärzte. Sie machen sich Sorgen, weil das Fortpflanzungsorgan ihres Sprösslings vermeintlich zu klein ist. In den meisten Fällen gelingt es dem Arzt, die besorgten Eltern zu beruhigen. Denn nichts ist schlimmer für einen Jungen, als in dem Glauben erwachsen zu werden, dass sein äußeres Genital Merkwürdigkeiten aufweist. Ein solcher – vermeintlicher – Makel wird ihm sein Leben lang eine Last bleiben. Er wird leiden und fürchten, eine lächerliche Figur abzugeben. Wie soll es ihm so gelingen, normal auf Frauen zuzugehen? Eben. Eindringlich beschreibt der französische Schriftsteller Michel Houellebecq in seinem Roman *Ausweitung der Kampfzone* den Werdegang eines solchen Mannes:

> Der sexuelle Mißerfolg, Raphaël, den du seit der Pubertät erfahren hast, die Frustration, die dich verfolgt, seit du

> dreizehn bist, werden in dir eine unauslöschliche Spur hinterlassen. Selbst wenn du irgendwann einmal Frauen haben solltest, was ich ehrlich gesagt nicht glaube, wird das nicht genügen; nichts wird jemals genügen. Du wirst immer ein Waisenkind dieser Jugendlieben bleiben, die du nicht erfahren hast. Die Wunde in dir schmerzt; sie wird immer schmerzhafter werden. Eine schreckliche, unbarmherzige Bitterkeit wird am Ende dein Herz erfüllen. Für dich gibt es weder Erlösung noch Linderung. So ist das. [100]

Den kindlichen Penis zur Problemzone zu erklären, kann die (sexuelle) Lebenszufriedenheit des Sprösslings dauerhaft gefährden. Eltern sollten sich beruhigt zurücklehnen und abwarten: Vor dem Abschluss der Pubertät lässt sich die endgültige Gestalt des Penis nur sehr schwer beurteilen. Und danach entzieht sich der junge Mann in der Regel – Gott sei Dank – der Beurteilung durch seine Eltern. Einzige Möglichkeit zu handeln bleibt nur bei Fettleibigkeit des Kindes. Je mehr Pfunde der Junge auf die Waage legt, desto fetter wird auch sein Schamhügel sein, der einen Teil des Penis einfach schluckt. Hier ist die Therapie einfach und möglich: Diät.

Die Gestalt des Penis ist kein Dauerzustand. Die äußere Form wie auch die Länge des Geschlechtsorgans verändern sich mit dem Alter ganz natürlich, so wie sich alle anderen Organe ebenfalls mit den Jahren verändern. Ragt der Penis in der Jugend im erigierten Zustand steil nach oben, sinkt er im Laufe der Jahre zunehmend ab. Der Grund: Der Schwellkörper füllt sich bei der Erektion nicht mehr so prall, zudem verliert das erwähnte Band, welches den Penis am Schambein festhält, an Spannkraft.

Das hier ist sicher nicht fair, aber Tatsache: Ein Penis lässt sich nicht verlängern, doch kann er mit zunehmendem Alter schrumpfen. Das passiert etwa nach Operationen, die mit einem Verlust der Erektion einhergehen, oder bei lang andauernder organischer Erektionslosigkeit und besonders unter dem Einfluss von Medikamenten, die die Wirkung oder Produktion des Testosterons beeinflussen. Der schrumpfende Penis – eine Entwicklung, die sich in der Regel nicht umkehren lässt.

Wie die nachlassende Kraft des Herzens oder die Unbeweglichkeit der Gelenke ist dies betrüblich, aber das Schicksal des Menschen. Nur wer das akzeptiert, lebt unbeschwert und wird nicht an der Größe seines Gliedes verzweifeln.

„Ein Mann ist eben ein Mensch", sagte der Schriftsteller Hans Hermann Kersten, „dem Gott einen Knüppel zwischen die Beine geworfen hat." Was Mann daraus lesen kann: Freu dich über diese göttliche Zugabe!

Eine Frage, Herr Doktor

Ich habe das Gefühl, meine Freundin empfindet meinen Penis als zu klein. Auch nach dem Sport unter der Dusche bemerke ich, dass Freunde deutlich größere Glieder haben. Über das Internet habe ich die Adresse eines Arztes bekommen, der eine problemlose Vergrößerung anbietet.

Menschen sind alle unterschiedlich. Große und kleine Hände lassen sich auch nicht einfach chirurgisch korrigieren. Gleiches gilt für das männliche Glied. Sparen sie also ihr Geld. Die Zufriedenheit eines weiblichen Partners steht fast nie in einem Zusammenhang mit der Größe des Penis. Sollte ihr Glied schief gewachsen sein (von Geburt) oder eine Biegung aufweisen, die zunimmt, suchen sie einen Urologen auf. Solche Deviationen lassen sich durchaus mit verlässlichen Operationen korrigieren.

Von Leidenschaft & Unfall: Achtung PET-Flasche an Penis

„Jeder Zuwachs an Technik bedingt, wenn damit ein Zuwachs und nicht eine Schmälerung des menschlichen Glücks verbunden sein soll, einen entsprechenden Zuwachs an Weisheit.“

Bertrand Russell

Seit Urzeiten beflügelt die Sexualität die Phantasie des Menschen. Das findet seinen Ausdruck in Kunst, Literatur und Musik – und im Bett. Auch auf diesem letztgenannten Felde verbinden sich Kreativität und Erfindungsreichtum selten mit Gefahren für Leib oder Leben. Manchmal aber doch.

Auf der Suche nach immer neuen Formen der (Selbst-) Befriedigung unterschätzt so mancher Mann Belastbarkeit und Sensibilität seines Köpers. In den Notfallambulanzen sehen sich die Ärzte dann mit den entsetzlichen Folgen konfrontiert. Sie sind es, die Hüllen aus Plastik oder Metall vom Penis lösen, Gegenstände aus dem Körperinnern entfernen oder die Glieder von Männern wieder zusammennähen und in einen für alle Gelegenheiten funktionsfähigen Zustand bringen müssen.

Es gibt wohl kaum einen Hohlkörper, bei dem der Mann nicht den Versuch unternommen hat, sein Genital hindurch oder hinein zu stecken. In jeder Urologischen Ambulanz liegt darum in der Regel ein Seitenschneider oder ein ähnliches Instrument bereit, um Betroffene von Ringen oder Ähnlichem zu befreien. Schwierig wird es immer dann, wenn einfache Werkzeuge nicht ausreichen, um das den Penis strangulierende Gerät zu entfernen. Der masturbatorische Gebrauch von Traktormuttern in ländlichen Gebieten oder Hammerköpfen ohne Stiel stellt die Ärzte vor ernsthafte Probleme.

Besonders schwierig wird es, wenn Männer Flaschen verwenden, um sich zu befriedigen. Bleibt ein Penis in einer Glasflasche stecken, kann das Problem noch durch ein vorsichtiges Zerschlagen des Gefäßes behoben werden. Extrem schwierig wird es jedoch bei Flaschen aus PET-Kunststoff, die einst ein Sprudel-Abfüller als „unkaputtbar“ bewarb. Und wirklich lassen sich PET-Flaschen nur mit speziellen Bohrern bezwingen.

Ein Blick in die Literatur zeigt, dass es sich hierbei um ein internationales Problem handelt. Die meisten Fälle sind in der englischen Literatur publiziert worden, was aber eher für die spezifisch englische Art des Humors als für eine Häufung in diesem Land spricht. Die Lösungsvorschläge sind äußerst phantasievoll und reichen von der genauen Beschreibung eines Drillbohrers bis zu der Empfehlung, die Feuerwehr zu rufen: „Ring the fire brigade.“ Erstaunlicherweise gibt es keine Untersuchung über das „Männerprofil“ derer, die solche, den Penis strangulierenden, Instrumente nutzen. Auch die Zugehörigkeit zu bestimmten sozialen Schichten entzieht sich wissenschaftlicher Kenntnis. Die Betroffenen sind verständlicherweise nicht besonders auskunftsfreudig und verlassen das Krankenhaus auf schnellstem Weg, und so gibt es kaum Hinweise auf Langzeitfolgen und irreparable Schäden am malträtierten Glied.

Manche Männer erleben es als lustvoll, wenn sie sich Gegenstände in Harnröhre oder Blase einführen. Auch hier setzen Erfindungs- und Einfallsreichtum dem Mann keine Grenzen. Q-Tipps und Bleistifte gehören noch zu den sehr häufig verwendeten, aber harmlosen Hilfsmitteln. Dünne Wachskerzen, Gewehrreinigungsketten oder Ähnliches stellen für den Arzt hingegen eine besondere Herausforderung dar. Meist kann das Problem nur operativ gelöst werden, derweil der Patient narkotisiert ist.

Oftmals erzählen die Männer in der Ambulanz aus Scham nicht die wahre Geschichte, sondern versuchen es mit einer

Ausrede, die das Unglaubliche erklären soll. Das ist verständlich, aber erstens ungesund, weil es die Arbeit des Arztes erschwert, und zweitens sinnlos, weil die Wahrheit schließlich doch ans Licht kommt. Und so erkennt der behandelnde Mediziner oft erst am Ende einer aufwändigen Diagnostik die wirkliche Ursache für beispielsweise das Brennen beim Wasserlassen: vergessene Lustkugeln in der aufgerissenen Harnröhre, an der sich bereits ein Abszess gebildet hat. Da die Harnröhre ein sehr empfindliches Organ ist, bleiben Verletzungen auf Dauer meist nicht ohne gesundheitliche Folgen.

Bei der Behandlung solcher Missgeschicke bekommen Ärzte nicht selten den Eindruck, dass mancher Mann bei der Planung und Durchführung seiner Penis-trifft-Technik-Experimente den Verstand ausschaltet. Nur so ist es zu erklären, dass offensichtlich für die Harnröhre zu große oder für den Penisdurchmesser zu kleine Spielzeuge gewählt werden. Dies gilt besonders für mit schweren und schwersten Amputationsverletzungen einhergehende, meist autoerotische Manipulationen. Hier werden sämtliche Grenzen der üblichen Vorstellungskraft überschritten. Und so manches Unterfangen ist tatsächlich ein klarer Hinweis auf eine Persönlichkeitsstörung.

Wenngleich es doch jedem einleuchten sollte, dass er mit seinem Körper pfleglich umzugehen hat, ist eine Form der Selbstverletzung inzwischen sogar gesellschaftlich akzeptiert, ja mehr noch: chic. Genitalpiercings nämlich. Dieser Trend und der freizügige Umgang mit jeder Art von „Erotik-Spielzeug", wie er im Internet zu beobachten ist, lässt Ärzte fürchten, dass sie in ihren Notfallambulanzen demnächst noch häufiger mit autoerotischen Unfällen zu tun haben werden.

Unangenehm für den Mann, aber ein echter Unfall und keine willentliche Selbstverletzung, sind Penisfraktur und Penisbruch. Das sind keine Phantasiebegriffe, sondern genau definierte Verletzungen. Durch abruptes Abwinkeln des erigierten Penis reißt die den Schwellkörper überziehende, völlig unelastische Faszie. Betroffene berichten, beim Liebesspiel einen peitschenartigen Knall gehört zu haben, sogleich folgten Schmerzen, die den Akt abrupt beendeten. Wer das erlebt, muss sofort ins nächste Krankenhaus. Die gerissene Faszie muss sogleich genäht werden, um eine spätere Fehlfunktion und Fehlstellung des Gliedes zu verhindern.

Gefährliche Leidenschaft für die Technik

Besondere Aufmerksamkeit erzielt seit Jahren die missbräuchliche Verwendung eines Staubsaugers der Firma Vorwerk. Immer wieder sahen sich Männer dazu veranlasst, ihren Penis in die Röhre dieses Gerätes namens *Kobold* einzuführen. Die in der Koboldröhre rotierende Bürste verursachte in Urologenkreisen geradezu gefürchtete Verletzungen des äußeren Genitals, das sodann aufwändig rekonstruiert werden muss. Staubsauger-Verletzungen sind deshalb heute ein feststehender Begriff in der urologischen Traumatologie.

Die meisten Männer, die in die Notfallambulanz kommen, begründen ihre Verletzungen mit abenteuerlichen Schauermärchen, da werden etwa hanebüchene Geschichten um unglückliche Stürze im nackt staubgesaugten Pkw gesponnen. *Kobolds* gesammelte Erzählungen.[101] Oder ein Mann berichtet dem Arzt, dass seine Frau für zwei Wochen verreist war und am nächsten Tag zurückkommen sollte. Beim Saubermachen der Wohnung habe er zwischendurch in Illustrierten geblättert und sei dadurch erregt worden. In seiner Phantasie befasste er sich mit Fellatio und assoziierte dabei „Saugen" und „Staubsauger". Daraufhin habe er seinen halb erigierten Penis mit zurückgezogener Vorhaut in das laufende Ansaugrohr eines *Kobold*-Staubsaugers eingeführt. Im selben Augenblick habe es fürchterlich geknallt und der Penis geblutet.

Eine anderes, ebenso blutiges *Kobold*-Märchen liest sich so: Ein Mechaniker berichtet, seine Freundin habe am Unfalltag die Wohnung saubergemacht. Er habe auf dem Bett gelegen. Die Freundin habe ihn necken wollen und sei mit dem

Staubsauger über seinen Unterleib gefahren. Er hätte ein erregendes Kitzeln im Penis gespürt. Um das noch zu intensivieren, hätte sie den Bürstenaufsatz vom Staubsauger der Marke *Kobold* genommen. Als seine Freundin dann seinen nicht erigierten Penis mit dem Staubsaugerstutzen berührt hätte, sei er in den Staubsauger gesogen worden. Der Mann verspürte einen fürchterlichen Schmerz. Weil er sich genierte, habe er erst versucht, seine Peniswunden selbst zu versorgen. Als aber nach zehn Stunden die Blutungen immer noch nicht zum Stillstand gekommen waren, sei er zum Arzt gefahren.

1978 schrieb ein Urologe eine Dissertation zu dem Thema „Penisverletzung durch Masturbation mit Staubsaugern". Der wissenschaftlich ernst zu nehmende und eigentlich ja gar nicht so komische Text, der einem Mediziner die Doktor-Würde bescherte, erhielt 2004 Bühnenreife: Die Viva-Moderatorin Charlotte Roche und ihr Kollege Christoph Maria Herbst pilgern seitdem mit Auszügen aus der Dissertation über Deutschlands Kleinkunstbühnen. Das Duo macht sich nicht einmal große Mühe, den sachlich gehaltenen Report etwas aufzupeppen. Ist auch nicht nötig. Beide lesen einfach Passagen der Dissertation vor, und die Zuschauer sind begeistert.

„Laut Statistik, so lernen wir, näherten sich die Männer dem Modell *Kobold* aus dem Hause Vorwerk in spannungslösender Absicht. Bei der folgenschweren Begegnung kommt es dabei zu einem unfairen Wettkampf zwischen einem mit 18.000 Umdrehungen pro Minute rotierenden Propeller und der Reaktionszeit des triebhaft bewegten Geräteeigners. In den Ausführungen über die Anatomie von erektilem Gewebe und elektrischem Partikelknecht wird besonders die gefährlich kurze Distanz von nur elf Zentimetern deutlich, gemessen von der Öffnung des Saugstutzens bis zu den Rotorblättern. Die daraus resultierenden Szenarien sind durchsetzt von so schauderhaften Worten wie 'zerfetzt', 'abgetrennt', 'Riss/Quetsch-Wunde' bis hin zum 'mehrstrahligen Wasserlassen'", schreibt verwundert und fasziniert der Autor Finn Jakobson[102] in einem Feuilleton für den Kulturteil der *Westdeutschen Zeitung*, „auf groß projizierten Schautafeln werden die grotesken Schlamassel in eindeutigen Bildern dokumentiert. ‘Wir wollen uns auf keinen Fall über jemanden lustig machen’, versichert Herbst. ‘Aber diesen Fällen haftet eine unglaubliche Tragikomik an, die wir mitteilen und so auch über Gefahren aufklären wollen.’“ Die Gefahr haben mittlerweile auch die Kobold-Konstrukteure erkannt – und den gefährlichen Freund des Mannes umkonstruiert. Staubsauger-Massaker wurden damit unmöglich gemacht.

Die meisten Unfälle geschehen im Haushalt – dieser statistische Befund klingt nach allem, was in diesem Kapitel zu lesen war, noch glaubhafter.

Eine Frage, Herr Doktor

Wie leiste ich bei Verletzungen am Glied erste Hilfe?

Genauso, wie bei anderen Verletzungen auch. Wenn es stark blutet, drücken sie mit einem sauberen Tuch die Wunde ab. Riss- oder Schnittwunden werden in der Regel innerhalb der ersten 4 bis 6 Stunden beim Arzt mit Nähten versorgt. Bei Bisswunden ist Vorsicht geboten, da hier schwere Infektionen beschrieben sind. Auch bei Verletzungen im Genitalbereich muss der Tetanusschutz überprüft und gegebenenfalls aufgefrischt werden. Zu langes Warten bringt nur Unheil und gefährdet eine ordnungsgemäße kosmetische Versorgung. Sind Teile abgetrennt, sollte man diese ebenfalls in einem Tuch aufbewahren und in die Ambulanz mitnehmen – so wie man es beispielsweise auch bei einem abgetrennten Finger macht. Selbst abgetrennte Glieder kann man oft wieder mit recht guten Erfolgen annähen. Die beste Möglichkeit, gleich ob Finger oder Glied: Füllen sie eine Thermoskanne mit etwas Eiswasser und bewahren sie darin den Körperteil auf.

Von Tripper, Aids & Co: Die Urangst vor der Sünde

„Kein Mann der Erde, wahrlich, ist ein freier Mann."

Euripides

Sexualität ist schön, jedenfalls empfinden das die meisten Menschen so. Sexualität ist aber auch gefährlich. Zuweilen lebensgefährlich.

Wer miteinander schläft, tauscht Körpersekrete aus. Darüber können Krankheiten übertragen werden. Diese sexuell übertragbaren Erkrankungen werden auch als Geschlechtskrankheiten oder mittels wissenschaftlicher Anglizismen als STD's, „sexually transmitted diseases" bezeichnet. Mehr als 20 Erkrankungen gibt es davon. Sie heißen unter anderem Syphilis und Gonorrhoe, die Erreger sind Chlamydien, Mykoplasmen oder Trichmonaden. Die wohl bekannteste heißt Aids. Die Verbreitung der STD's legt man sehr gern den Matrosen, den Drogensüchtigen oder Taugenichtsen zur Last, doch ist das nicht mehr als ein Selbstschutz.

Diesen speist vermutlich noch immer die vorherrschende, heimliche Angst vor der Ursünde, wenn das Fleisch schwach und unkontrollierbar wird und sich der Mensch dem Menschen hingibt. Geschlechtskrankheiten sind darum für manche noch immer die Folgen einer Lüsternheit, die sich Normalbürger verbieten, solange sie nach strengen Moralvorstellungen leben und denken. „Diese Lüsternheit ist im Grunde ein Laster, das gegen die guten Sitten verstößt", schreibt schon Jaucourt in Diderots *Encyclopédie.*

> Träge hingestreckt in einer Wiege aus Blumen zieht sie die Blicke kindischer Männer auf sich, stellt ihnen Fallen & legt gefährliche Köder für sie aus. (...) Fliehe ihre

> Reize, verschließe dein Ohr vor ihrer bezaubernden Stimme. Wenn deine Augen ihrem schmachtenden Blick begegnen, wenn sie mit süßen Worten dein Herz umgarnt, wenn sie dir in diesem Augenblick um den Hals fällt, bist du schon ihr Sklave, sie legt dich für immer in Ketten. Schande, Krankheit, Elend & Reue folgen ihr nach. Von der Ausschweifung entkräftet, vor Schwäche eingeschlafen, von der Untätigkeit zermürbt, wirst du schmachten, die Zahl deiner Tage wird kleiner, die deiner Qualen größer. Erstere werden ruhmlos sein, letztere niemanden zu Tränen oder Mitleid rühren. [103]

Früher war es der Tripper, auch kleiner Schanker genannt, vor dem der junge Mann sich fürchtete. Nach der ersten Nacht mit einer neuen Liebe oder einem One-Night-Stand schaute er tagelang jeden Morgen ängstlich an sich herunter, ob eine leicht klebrige, gelbliche Flüssigkeit zu sehen war. Auch achtete man auf jedes leichte Kribbeln in der Eros-Zone, es könnte ja ein verdächtiges Jucken sein. Innen ausgelöst durch den Tripper, äußerlich verursacht durch die berühmt-berüchtigte Sacklaus.

Heute ist die Gefahr größer, ist tödlich. Aids. Mit dem Fortschreiten der Medizin haben Geschlechtskrankheiten über ein Jahrhundert ihre Schrecken verloren. Jetzt ist die Zeugung von Leben wieder so eng mit dem Tod verbunden wie im Mittelalter, als die Syphilis erst den Geist verwirrte und dann den Kranken unweigerlich tötete.

Für den Mann ist die Angst vor Geschlechtskrankheiten eine Art verwurzelte Urangst. Auch wenn die Eltern den Jungen mit dem Bewusstsein erziehen, dass Geschlechtsverkehr nur Spaß bereitet, so spürt er doch instinktiv, dass hinter dem schnellen Sex eine Gefahr für ihn lauert. Für alles Schöne wird man bestraft – das war früher so und ist heute auch wieder so.

Die Lust-Krankheiten, wie sie früher genannt und somit auch sprachlich in der Wortfamilie der Lüsternheit angesiedelt wurden, kamen schon gestern in den besten Familien vor und sind auch heute in allen sozialen Schichten zu finden. Für Deutschland gibt es keine genauen Zahlen über die Verbreitung dieser Krankheiten, weil seit 2001 nur noch die Syphilis und HIV meldepflichtig sind. Das amerikanische Department for Health and Human Services geht für die Vereinigten Staaten von 13 Millionen Neuinfektionen pro Jahr und 65 Millionen Infizierten bei einer Gesamteinwohnerzahl von 270 Millionen aus. Insgesamt ist in Nordamerika die Zahl der Infizierten rückläufig. Weltweit schätzt man die Zahl der Infizierten auf 400 Millionen.

Von den etwa 20 bekannten sexuell übertragbaren Krankheiten sind die meisten für den Träger eher harmlos. Und genau darin besteht ihre Gefahr. Denn dem Infizierten fällt oft gar nicht auf, dass er sich angesteckt hat, und deshalb sieht er keinen Anlass, zum Arzt zu gehen. Er trägt den Erreger, gilt damit im medizinischen Sinne als Überträger, ahnt dies nicht und wird damit zur Gefahr für den meist noch ahnungsloseren Partner.

Die Folgen sind Harnröhrenentzündungen, Infektionen des Beckens, Entzündung der Prostata und die Beeinträchtigung der Sexualorgane beider Geschlechter. Insbesondere die Infektion der Gebärmutter und Scheide birgt im Falle einer Schwangerschaft und Geburt ein beträchtliches Infektionsrisiko für das Kind. Infektionen, die durch Bakterien und Parasiten verursacht werden (Syphillis, Urethritis durch Chlamydien und Mykoplasmen, Trichmonaden, Gonorrhoe), lassen sich in der Regel durch Medikamente heilen. Infektionen durch Viren (Herpes genitalis, Humane Papilloma Viren, HIV/AIDS, Hepatitis) sind bisher nicht heilbar, das heißt: Ärzten gelingt es nicht, den Verursacher im Wirt zu eliminieren.

Die meisten Männer wissen nicht, dass sie krank sind

Die mit Abstand häufigsten Erreger in den Industrienationen sind Chlamydien und Mykoplasmen, und sie verbreiten sich immer mehr. Es handelt sich um Bakterien, die zum Überleben eine Wirtszelle benötigen. Man geht in den USA von drei Millionen Neuinfektionen pro Jahr aus, aber nur 500.000 Fälle werden gemeldet. Das Fatale dieser Erkrankung ist: 75 Prozent der Frauen und 50 Prozent der Männer zeigen keine Symptome. Üblicherweise setzen diese zwei bis drei Wochen nach der Infektion ein und bestehen in Ausfluss aus der Harnröhre, Brennen beim Urinieren und Halsentzündungen nach oralem Verkehr. Auch ohne Behandlung klingen bei etwa der Hälfte der Betroffenen die Beschwerden von alleine ab. Die Behandlung ist einfach: Antibiotika für 10 Tage. Das war's.

Der Mann hat eine ganz besondere Verantwortung, wenn er feststellt, dass er an einer Geschlechtskrankheit leidet. Enthaltsamkeit ist angesagt – und er muss zum Arzt gehen. Denn insbesondere für Frauen sind Chlamydien gefährlich. Bei 40 Prozent der unbehandelten Frauen entzünden sich die Beckenorgane, was mit einem hohen Risiko verbunden ist, unfruchtbar zu werden. Insbesondere unter Jugendlichen sind Chlamydien auf dem Vormarsch. In Schweden hat die Infektionsrate zwischen 1994 und 2001 um 60 Prozent zugenommen und in den Niederlanden seit 2000 um 62 Prozent. Jugendlichkeit ist für diese Infektionskrankheit ohnehin ein Risikofaktor, da die Erreger die durch den Östrogenschub angeregte oberflächliche Schicht des Uterus sehr mögen. Wohlgemerkt sind das Zahlen für junge Mädchen, aber die Infektion selbst stammt ja von den Jungen.

„Sexuell übertragbare Erkrankungen wie Syphilis, Gonorrhö oder HIV-Infektionen erfahren in den Industrienationen eine neue Dynamik", warnen denn auch die Experten. Das Kompetenznetz HIV/AIDS, ein Zusammenschluss von mehr als 100 Wissenschaftlern und 40 Kliniken, meldete in seinem Newsletter, dass nur noch wenige Bundesbürger auch nur die Namen der Geschlechtskrankheiten kennen: „In der Gesamtbevölkerung sind namentlich bekannt Syphilis und Gonorrhoe zu je 49 Prozent, Hepatitis (17 Prozent), Candidose (13 Prozent) und Herpes (zehn Prozent)."[104] Allerdings haben sich 15 Prozent der Bevölkerung über 16 Jahre bereits einmal Gedanken über eine mögliche Infektion gemacht. Von diesen Gefährdeten gingen jedoch nur 57 Prozent deswegen zum Arzt.

Wer sagt, er habe sich die Krankheit im Schwimmbad, durch den geliehenen Badeanzug oder auf der nicht appetitlichen Bahnhofstoilette zugezogen, erzählt Märchen. Sexuell übertragbare Erkrankungen werden – wie es der Name schon sagt – nur durch Geschlechtsverkehr übertragen.

Die Risikofaktoren für eine Infektion sind für alle Erkrankungen gleich: häufig wechselnde Partner, Verletzungen im Bereich, die das Eindringen der Erreger erleichtern, gleichzeitige andere Infektionen am After, der Scheide oder am Penis. Besonders hoch ist das Risiko, wenn noch nicht abgeheilte Bläschen eines Herpes genitalis oder sichtbare Genitalwarzen vorliegen. Der Anstieg der Chlamydien-Infektionen bei Jugendlichen beweist, dass alle Kampagnen zum Schutz vor Aids durch den Gebrauch von Kondomen zumindest in dieser Altersgruppe offensichtlich nicht gegriffen haben. Denn nur Kondome bieten die Möglichkeit, sich beim Geschlechtsakt vor diesen Infektionen zu schützen. „Vorbeugung" heißt also die Zauberformel für alle sexuell übertragbaren Erkrankungen. Darüber hinaus hilft Ehrlichkeit gegenüber dem Partner, dem man von seiner Erkrankung erzählen und durch Enthaltsamkeit für eine Zeit schützen sollte.

Doch bei ungeplanten One-Night-Stands werden solche Vorsätze gerne vergessen. Die Folgen zeigten sich Anfang der 80er Jahre: Im Jahr 1981 beobachtete man in New York und Kalifornien eine Häufung von sonst seltenen Erkrankungen besonders bei jungen homosexuellen Männern. Noch im selben Jahr stellte man fest, dass alle Betroffenen unter einer Immunschwäche litten, die dann zu der Identifikation des HI-Virus führten. Seit Beginn der Aids-Epidemie wurden weltweit rund 42 Millionen Menschen mit HIV infiziert, bei elf Millionen Menschen brachen Krankheiten aus, die mit Aids verbunden sind. Man rechnet heute mit etwa 16.000 neuen Infektionen pro Jahr. 8,2 Millionen Kinder, meist in den so genannten Entwicklungsländern, hat die Seuche zu Vollwaisen gemacht.

Diese Zahlen verdeutlichen das Ausmaß dieser bis heute nicht heilbaren sexuell übertragbaren Erkrankung.[105] Wenigstens wissen 75 Prozent der Betroffenen in den westlichen Ländern um ihre Infektion; 90 Prozent der Infizierten in den Entwicklungsländern wissen nicht, dass sie infiziert sind. In Deutschland gab es 1998 rund 50.000 bis 60.000 Infizierte, davon 89 Prozent Männer. 52 Prozent stammten aus den Großstädten Frankfurt, München, Berlin, Düsseldorf, Köln und Hamburg.[106]

Doch weil es mittlerweile Medikamente gibt, die das Leben infizierter Europäer erleichtern und verlängern, weil Aids die Schlagzeilen der bunten und weniger bunten Blätter nicht mehr beherrscht, weil Prominente wie einst Rock Hudson und Queen-Sänger Freddy Mercury nicht mehr binnen kürzester Zeit von der Krankheit öffentlichkeitswirksam dahingerafft werden, hat das Virus für viele seinen Schrecken verloren. Aids, so scheint es, gilt nunmehr als chronische Krankheit, die mit den richtigen Medikamenten ebenso gut in den Griff zu bekommen ist wie etwa Asthma oder, harmloser noch, Heuschnupfen. Und waren es nicht ohnehin die Homos und Drogis, die es damals traf und heute trifft? Ein Irrglauben, der einer gefährlichen Entwicklung Vorschub leistet. Ende 2004 appellierten darum die mehr als 100 im Kompetenznetz HIV/AIDS organisierten deutschen Wissenschaftler an die Regierungen in Europa, mehr zur Bekämpfung vor allem auch in Osteuropa zu tun. Sie äußerten sich besorgt über die Entwicklung der Epidemie in Europa und schlossen sich damit der Meinung der EU-Gesundheitsexperten an. Der Appell: „Die Zahl der neu gemeldeten HIV-Fälle hat sich in Westeuropa seit 1995 verdoppelt. Vor allem in den östlichen Nachbarländern der Europäischen Union gehört die Rate der Neuinfektionen zu den höchsten weltweit. In Westeuropa stieg die Zahl der

HIV-Infizierten von 540.000 (2001) auf 580.000 (2003), in Russland sogar innerhalb von zwei Jahren von 530.000 auf 860.000 (2003).«[107]

Syphilis und Aids bilden für die moderne Statistik ein ganz besonderes Pärchen. Steigt die Rate der Syphilis-Erkrankungen, wird es – zeitversetzt – auch wieder mehr Aidserkrankungen geben. Das kommentierte der Feuilletonchef der *Rheinischen Post,* Dr. Torsten Casimir, in einer Bilanz des Kompetenznetzes HIV/AIDS so:

> Jack Nicholson, der mutmaßliche Frauenheld, weiß, wie Aids die Welt verändert hat. Auf einer Werbetour für seinen lustigen Herzfilm mit Diane Keaton sagte er es in einem Interview so: „Aids hat alles verändert. Sie können Barbesitzer überall auf der Welt fragen, die werden Ihnen bestätigen: Die Party ist vorbei."

Nicht überall, Mr. Nicholson! Deutschland zum Beispiel ist ansteckend vergesslich. Hier wird mittlerweile gern wieder ungeschützter Sex praktiziert. Die HIV-Infektionsrate, die lange auf einem niedrigen Niveau gehalten werden konnte, steigt abermals. Die Toten von damals – dem Gedächtnis entfallen. Oder nie drin gewesen. Als Freddy Mercury starb, waren die, die heute ihre ersten sexuellen Erfahrungen suchen, noch nicht in der Schule.

Außerdem kommt Aids aus dem Osten nach Mitteleuropa zurück. Wir haben Globalisierung. Auch Viren strömen schnell und grenzenlos. Wie alle Informationen. Anderswo braucht die Katastrophe das Vergessen und die Globalisierung nicht. In Bangladesh hat überhaupt erst jede fünfte Frau davon gehört, dass es eine Infektionskrankheit wie Aids gibt.

In China wissen es mehr. Denn in China hat Aids die Welt sehr verändert. China ermuntert seine gute Milliarde Menschen mittlerweile in TV-Spots zum Kondomgebrauch. Das gestrenge China! Trotzdem breitet sich die Immunschwäche dort weiter aus.

Für Asien und das südliche Afrika ist Aids zur Apokalypse geworden. Millionen starben, Millionen werden noch sterben. Eine Generation von Kindern wächst elternlos auf, viele von ihnen selbst HIV-infiziert geboren. Die Lebenserwartung geht rapide zurück; in Botsuana beträgt sie derzeit gerade mal 40 Jahre. Alle paar Sekunden infiziert HIV einen Menschen. Das Maß des Elends ist von mittelalterlichem Format, wie bei der Pest, die Länder und Dörfer einst leer und still zurückließ. Sogar Wirtschaftspublizisten schreiben über Aids. Die Bruttosozialprodukte schrumpfen. Die Seuche löscht den arbeitsfähigen Teil von Bevölkerungen aus.

Ja, Aids hat die Welt verändert. Und auch wieder nicht. Manches blieb, wie es immer war: Die Langzeitüberlebenden mit HIV wohnen auf der Nordhalbkugel, dort, wo auch die Pharmaindustrie zu Hause ist. Geld ist Leben. Aids ist die Seuche der Armen. Also machen sich immer mehr Arme auf den Weg zum Geld. Zu uns.[108]

AIDS erinnert die Welt an Geschlechtskrankheiten

Der einzige wirksame Schutz ist das Kondom oder der völlige Verzicht auf körperliche Liebe. Allein die Ejakulation zu vermeiden, schützt jedenfalls vor nichts, da die Reibung der Geschlechtsteile aneinander schon ausreicht, um sich zu infizieren. Besonders hoch ist die Infektionsrate bei ungeschütztem analem Verkehr. Ein trauriges Beispiel dafür ist die 26-jährige Jessica Dee, die tatsächlich ganz anders heißt. Die in der Szene unter diesem Pseudonym berühmt gewordene Pornodarstellerin infizierte sich bei einer doppelten Analpenetration mit zwei Männern – vor laufender Kamera[109]. Beide Männer hatten ihr zuvor die Ergebnisse ihrer Aids-Tests gezeigt. Beide waren negativ ausgefallen.

Kein schneller Sex ohne Kondome. Auch wenn der One-Night-Partner einen negativen HIV-Test vorweist. Mit Infizierten zu leben und zu arbeiten, sie zu umarmen, ihnen die Hände zu schütteln oder ähnliches ist dagegen völlig harmlos, lediglich das gemeinsame Benutzen von Zahnbürsten sollte vermieden werden.

Sex ist Spaß – und Verpflichtung zugleich. Sich selbst und andere zu schützen propagiert auch die sexuell als sehr offenherzig geltende Sängerin Madonna. In ihrem Bildband *Sex* richtet sie einen deutlichen Appell an ihre Leser:

> Dies ist ein Buch über Sex. Sex ist nicht Liebe. Liebe ist nicht Sex. Aber es ist wie im siebten Himmel, wenn eines zum anderen kommt. [...] Meine Phantasien finden in einer heilen Welt statt, einer Welt ohne Aids. Unsere Welt ist aber leider nicht heil, und ich weiß, dass Präservative nicht nur nötig sind, sondern dass es unerlässlich ist, sie zu benutzen. Alles, was ihr hier seht und lest, ist Phantasie, erdacht, vorgespielt. Aber wenn ich meine Träume verwirklichen wollte, würde ich mit Sicherheit Präservative benutzen. Safer Sex ist lebensrettend. Gebt das weiter…[110]

Eine Frage Herr Doktor

Wie kann ich erkennen, ob mein Partner eine sexuell übertragbare Erkrankung hat?

In den allermeisten Fällen kann man das nicht erkennen. Selten sieht man vorher genau hin und entdeckt etwa eine Genitalwarze, Kondylom genannt, am Penis. Bei Frauen kann man naturgemäß noch weniger sehen. Wenn man sich unsicher ist, sollte man immer ein Kondom verwenden, diese schützen bei ordnungsgemäßem Gebrauch sicher. Sollten Sie selbst Veränderungen sehen oder Symptome wie Ausfluss oder ähnliches bemerken, suchen sie früh den Spezialisten auf. Viele sexuell übertragbaren Erkrankungen sind relativ einfach zu behandeln. Bei einer Hepatitis B oder Aids muss der Schutz ein Leben lang beibehalten werden, um andere nicht zu gefährden.

Alkohol & Liebesdrogen:
Die spanische Fliege brennt in der Blase

„Wer niemals einen Rausch g`habt,
der ist ein schlechter Mann …“

Wenzel Müller

Sie raubt uns unsere Zurechnungsfähigkeit, mariniert unseren Verstand, bindet uns Wolken unter die Füße und Flügel ans Herz, und auf die Nase setzt sie uns eine Brille, durch die die Welt viel bunter und schöner scheint. All das vermag die Liebe.

Für die meisten Menschen ist die Liebe schon so eine starke Droge, dass sie nicht noch echte Rauschmittel benötigen, um ganz taumelig zu werden. Wissenschaftlich betrachtet gleicht denn auch der biochemische Cocktail, den die Verliebtheit freisetzt, dem Wirkungsprofil bekannter synthetischer Drogen. Beide, die natürlichen und die künstlichen Happy-Macher, können das Glücksgefühl bis zum vollständigen Wirklichkeitsverlust steigern. Die Betroffenen sind unempfindlicher gegenüber Schmerzen, sehen Farben mit anderen Augen – was auch erklärt, warum man die Geliebte in ihrem lila Kleid hinreißend findet, obgleich man die Farbe Lila zuvor nicht ausstehen konnte. Sogar Stimmen klingen anders, angenehmer, reizvoller, wenn man zuvor Drogen genommen hat oder, ungleich besser und gesünder, in den Inhaber der Stimme verliebt ist. Auch an diesen akustischen Halluzinationen lässt sich ablesen, wie verliebt der Mann ist.

Sogar der Entzug von Liebe, im Volksmund Liebeskummer genannt, folgt allen Gesetzen eines Drogenentzugs und ist biochemisch damit zu erklären, dass dem Leidenden die Endorphine, die Glückshormone, fehlen.

Trotzdem haben andere Drogen als die Liebe bei der Liebe immer wieder eine Rolle gespielt. Schon die Märchen sind von Hexen und Zauberern bevölkert, die geheimnisvolle Liebestränke mixen. Und sogar der bekannteste Zauberlehrling der Welt, Harry Potter, lernt in der Zauberschule Hogwarts, einen solchen zu brauen: Amortentia, den mächtigsten Liebeszaubertrank der Erde[111]. Wie gut, dass dieses Gebräu nur in der Phantasie der Potter-Mutter J.K. Rowling existiert, die es zudem versäumt hat, das Rezept für Armortentia zu verraten.

Menschen glauben so manchen Zauber und setzen darum bis heute auf Liebestränke, deren Zutaten sich tief in das kollektive Gedächtnis der Völker aller Kulturen eingebrannt haben. Der wissenschaftliche Oberbegriff Aphrodisiaka für derartige Wirksubstanzen geht auf die griechische Göttin Aphrodite zurück, die zuständig war für Schönheit und Liebe. Diese Aphrodisiaka passen den Überlieferungen nach zu einem guten Essen, das ja gern dazu genutzt wird, die nachfolgende Verführung und den Liebesakt geschmackvoll einzuleiten. Die Einladung zum Essen ist eine weit verbreitete Strategie der Männer, auch wenn da oft nicht die eigene Kochlöffel-Könnerschaft, sondern die von Sterne-Köchen den Weg ebnet.

Wissenschaftlich betrachtet hat die Beigabe von Aphrodisiaka zum Liebesmahl keinen oder nur zweifelhaften Nutzen: So soll etwa der Genuss von Austern insbesondere wegen des hohen Gehaltes an Zink und Eiweiß zu mannhafter Stärke führen. Richtig aber ist, dass in der Spermaflüssigkeit ohnehin hohe Zinkkonzentrationen und auch Eiweiß messbar sind. Bei mitteleuropäischen Männern ist mit einem messbaren Verlust beider Substanzen in der Samenflüssigkeit erst kurz vor dem Hungertod zu rechnen, auf das Verlangen an sich haben Austern also keinen Einfluss.

Warum Chili zu einer verstärkten Libido führen soll, ist noch schwerer zu erklären. Es schmeckt sicherlich scharf, aber warum sollte es scharf machen? Chili enthält Capsaicin, ein in der experimentellen Physiologie oft verwendetes Stimulans besonderer Rezeptoren. Mit sehr viel Phantasie gelingt es vielleicht, damit eine erhöhte Durchblutung im Beckenbereich zu erklären. An der Libido verändert sich dadurch allerdings auch nichts, denn die entsteht im Gehirn. Gleiches gilt für Pfeffer. Der im Granatapfel enthaltene Stoff Piperidin könnte anregend wirken, doch ist die Wirkung niemals getestet worden.[112]

In der Muskatnuss sind ätherische Öle. Isst man ungewöhnlich viel davon, kann das wegen der darin enthaltenen chemischen Verbindungen einen Rausch auslösen, der jenem durch Ecstasy ähnelt – und ebenso wenig zu empfehlen ist. Der Muskatnuss-Rausch ist nämlich mit den gleichen Nebenwirkungen verbunden wie der Ecstasy-Taumel.

Zunächst harmlos sind auch andere Lebensmittel, solange man sie in normalen Dosen verzehrt. Die Petersilie beispielsweise enthält ätherische Öle, die, wenn man das Kraut kiloweise vertilgte, eine pharmakologische Wirkung entfalten können. Wer damit nur seinen Salat verziert oder würzt, wird sich und seine Partnerin nicht in einen Rausch versetzen – wenigstens aber der Dame beweisen, dass er eine feine Zunge hat. Das kann ja auch zum Erfolg führen. Unbedingt mal ausprobieren.

Aphrodisiaka sind wirkungs- und harmlos

Traurig, aber wahr: Tatsächlich sind Aphrodisiaka wirkungs- und meist harmlos. Selbst die „spanische Fliege“, die etlichen Männern durch den Kopf schwirrt, verschafft keinem einen lustvollen Höhenflug.

Das Extrakt der spanischen Fliege, das bei vielen Erotica-Shops im Regal steht, wird aus dem Ölkäfer (Cantharis vesicatoria) gewonnen. Er enthält das Nervengift Cantharidin, das in höheren Dosen genossen letztlich nur die Blasenschleimhaut reizt und in Blase und Harnröhre brennt. So bereitet die spanische Fliege höchstens Masochisten echten Genuss, aber den Urologen Arbeit, weil sie die Folgen der fiesen Fliege bekämpfen müssen.

Großes Pech für Nashörner: Hartnäckig hält sich das Märchen von der Macht des Nashornpulvers, obgleich Mediziner aufklärten und Wildhüter auf die schwindenden Bestände dieser majestätischen Tiere insbesondere in Südostasien hinwiesen. Grund für die Annahme, dass das Horn stimuliert, liefert der Koloss selbst: Er nimmt sich vier Stunden für eine Begattung. Viele Menschen in anderen Kulturkreisen vermuten darum, dass sich das Durchhaltevermögen des Nashorns mit dem Verzehr des Pulvers auf sie übertrüge. Doch kein Lebewesen gewinnt durch den Verzehr von Körperteilen eines anderen zusätzliche Fähigkeiten, sonst würde sich ja auch – für manche Menschen sicher von Vorteil – der Verzehr von Hirn positiv für den Speisenden auswirken.

Die Liste von letztlich unwirksamen Mitteln ist unendlich lang. Oft werden die Menschen dadurch getäuscht, dass man zwar auf die Wirkung geheimnisvoller Kräfte bei Naturvölkern hinweist, die Wirkung aber nicht wissenschaftlich nachweist. Ob Muira Puama oder exotische Baumrinden aus dem Amazonas-Delta, für alle diese Stoffe und Substanzen gilt nahezu das gleiche vernichtende pharmakologische Urteil: wirkungslos bei sexueller Lustlosigkeit.

Zu den schwarzen Schafen aus Aphrodites Herde zählen auch dubiose Mixturen aus Vitaminen, Mineralstoffen und Koffein, die nach dem Motto „irgendetwas wird schon helfen" zusammengemischt werden. Zu den Aphrodisiaka gehören aber auch sehr gefährliche Substanzen, etwa das Harz der Cannabispflanze oder die Alkaloide von Tollkirsche oder Stechapfel. Sie können im Exzess sogar tödlich sein. Hände weg – das gilt auch für dieses „Potenzmittel": Yohimbin, ein Alkaloid, das in bestimmten brasilianischen Bäumen enthalten ist. Es kann extreme Nebenwirkungen zeigen, etwa das Herz rasend machen und den Blutdruck senken.[113]

Die Erwähnung von Alkohol steigert die Lust

Die bekannteste und bei uns am häufigsten verwendete Droge zur Anbahnung und Förderung sexueller Kontakte ist: der

Alkohol. Seine Wirkung und seinen gesundheitsschädlichen Einfluss vor allem bei regelmäßigem Genuss und in großen Mengen haben Wissenschaftler intensiv erforscht. Die messbaren Parameter des Sexuallebens wie Erektionsstärke und Orgasmus beeinflusst Alkohol allerdings eher negativ. Im Tierversuch führte Alkohol im Übermaß dazu, dass die Tiere ihre Erektion komplett einbüßten. Heißt: Wer zu viel trinkt, lässt seine Lust ersaufen.

Ihre besondere Wirkung entfalten Bier, Wein und andere Drinks, wenn es darum geht, Kontakte anzubahnen und Hemmungen abzubauen. Alkohol wirkt auf den frontalen Cortex im Gehirn. Das erklärt die Enthemmung. Jeder hat das schon einmal erlebt. Und fast jeder Romancier hat es auch niedergeschrieben. So auch der Schriftsteller Uwe Timm in seinem Roman *ROT*:

> So wie sie manchmal zu mir kommt, sichtlich mit dem Vorsatz, nicht mit mir zu schlafen. Ich merke schon an der Wohnungstür, sie hat es sich wieder einmal vorgenommen. Sie geht in meinem leeren Zimmer herum. Wir setzen uns an den Küchentisch. Wir trinken Wein. Sie knabbert ein paar Nüsse. Wir küssen uns, und ich merke, wie sie weich wird, sich entspannt, während ich ihr die Bluse aufknöpfe, sie trägt fast immer Seidenblusen, und ich ihr, bevor ich mit dem pubertären Gefummel am BH-Verschluß – allein das Wort – anfange, sage, komm, wir gehen ins Bett. [114]

Tipp für alle Männer, die nach der „Simplify your Life"-Methode leben: Wenn man die Wirkung von Alkohol am eigenen Leib erfahren hat, ist es gar nicht mehr nötig, ihn auch noch zu trinken. Im wissenschaftlichen Versuch steigerte allein schon die Erwähnung von Alkohol die Libido der Versuchspersonen. Wohlgemerkt: Die Probanden tranken ihn nicht, sie hörten nur davon. „Unsere Untersuchung hat gezeigt, dass komplett nüchterne Männer Frauen attraktiver bewerteten, wenn sie Hinweisen ausgesetzt waren, die einen Bezug zu Alkohol aufweisen", berichtet der amerikanische Psychologe Ronald Friedman.[115] Allerdings gelte das nur für solche Männer, die ohnehin glaubten, Alkoholgenuss steigere ihre Lust. Friedman und sein Kollege Denis McCarthy von der University of Missouri-Columbia untersuchten 82 Männer im Alter zwischen 18 und 27 Jahren. „Das Überraschende an den Ergebnissen war, dass allein das Betrachten von Wörtern, die im Zusammenhang mit Alkohol stehen, Einfluss auf die männliche Wahrnehmung von Frauen hat." Als Besorgnis erregend bewertet Friedman die Ergebnisse seiner Forschung, „weil die Erwartungen, die wir mit Alkohol verbinden, aktiviert werden können, obwohl es uns nicht oder kaum bewusst wird". Mancher Mann bekommt möglicherweise ja schon Lust, wenn sein Blick nur eine Bierwerbung streift.

Für die im Volksmund bekannte „postalkoholische Geilheit", die mancher Mann als positive Nebenwirkung des Katers begreift, gibt es wissenschaftlich keine Erklärung. Möglicherweise lässt sie sich auf den Schlafentzug zurückführen, da die Schlafphasen Betrunkener gestört sind. In einem Tierversuch an schlafgestörten Ratten zeigte sich ein erhöhter Prolactinspiegel. Da Prolactin für die Lust bedeutsam ist, könnte dies vielleicht die Kater-Lust beim Menschen erklären.

Harte Drogen wie Ecstasy und Heroin verändern im Wesentlichen die Hemmschwelle. Sie steigern die Empfindsamkeit bei Berührungen und damit auch die Erregbarkeit. Ihre Nebenwirkungen sind indes so erheblich und so gefährlich, dass jeder Mensch, dem etwas an seiner körperlichen und geistigen Gesundheit liegt, unbedingt die Finger davon lassen sollte. Gleiches gilt für Kokain. Männer, die diese Droge benutzen, berichten, dass sie sehr stark auf das sexuelle Empfinden wirkt, die Sensibilität steigert. Der Orgasmus schien ihnen darum besonders intensiv. Und doch gilt auch hier: Abhängigkeit von einer derart schädlichen Geliebten ist ein viel zu hoher Preis für die gewonnenen Freuden. Zumal sie nur kurz Vergnügen bereiten. Alle Drogen zerstören nämlich auf Dauer die Potenz und rauben den sexuellen Appetit.

Das gilt selbst für die ausgewiesenen Liebesdrogen. Als Poppers werden Substanzen bezeichnet, die das sexuelle Empfinden insbesondere beim Orgasmus steigern. Es handelt sich um die beiden pharmakologisch sehr genau definierten Substanzen Amylnitrit und Butylnitrit. Das sind flüchtige Verbindungen, die kurz vor dem Orgasmus aus der Ampulle eingeatmet oder als Spray verwendet werden. Beide Substanzen sind aus der Therapie des akuten Herzanfalles als Nitro-Präparate bekannt. Sie erweitern kurzfristig die Gefäße und senken die Spannung (Fachleute sprechen von Tonus) der glatten Muskulatur. Weil die Poppers auch die glatte Muskulatur des Enddarmes entspannen, sind sie insbesondere bei Homosexuellen sehr beliebt. Für die USA rechnet man mit 250 Millionen Dosen, die im Jahr verbraucht werden. Doch kein synthetischer Genuss ohne Reue. Poppers wirken nachhaltig: Sie reizen die Schleimhäute und verursachen starke Kopfschmerzen. Noch ist nichts davon bekannt, dass sie auch einen Menschen getötet hätten. Doch wer sie zusammen mit Viagra oder anderen Medikamenten dieser Stoffklasse (Cialis, Levitra) konsumiert, bringt sich in Lebensgefahr. Herzversagen droht. Wohlgemerkt: Diese Substanzen steigern nicht etwa das sexuelle Verlangen, sondern lassen den Orgasmus länger und intensiver empfinden. Zu einem viel zu hohen Preis.

Prolactin und Dopamin sind die bekannten körpereigenen Botenstoffe des sexuellen Verlangens. Manipuliert man deren Konzentrationen, manipuliert man auch den sexuellen Appetit. Im Tierversuch gelingt dies mit einem Prolactin-Spray.[116] Auch Melanocortine scheinen diese Wirkung zu haben.[117] Bislang werden sie bei der Behandlung von Depressionen eingesetzt, wobei die Antidepressiva *Moclobemid, Doxepin* und *Viloxatin* offenbar die Libido steigern. Unklar ist, ob die Medikamente dies auch bei Gesunden, also nicht depressiv veranlagten Menschen vermögen. Glücklicherweise wurde dies noch nicht untersucht. Denn wohin würden uns solche Versuche am Ende führen? Doch nur zu einem frei verfügbaren Mittel, welches die Libido anheizt. Wollen wir ein solches Mittel wirklich? Und wer übernimmt die Verantwortung für die Folgen?

Die Vorstellung, dass Hunderte künstlich aufgeputschter Männer (und Frauen) morgens gemeinsam zur Arbeit gehen oder abends am Tresen übereinander herfallen, hat etwas Beklemmendes. Umso mehr, wenn man weiterdenkt. Bei Sexualstraftaten wäre es nämlich fortan äußerst schwierig, wirkliches Wollen und triebhaft-unkontrollierbares Verlangen auseinander zu halten. Man stelle sich nur vor, wie viele Täter ihrer gerechten Strafe entgehen mit dem Hinweis, sie hätten zuvor einige Libido-Pillen zu viel eingeworfen. „Habe mich bei der Dosierung vertan. Sorry, Herr Richter, kommt nicht wieder vor." Eine fürchterliche Vorstellung. Vergessen wir also nicht: Der Sexualtrieb ist eben ursprünglich das, was der Name schon sagt: ein Trieb. Die Libido-Pille sollten wir uns darum nicht wünschen.

Eine Frage, Herr Doktor

Ich bin nun 69 Jahre alt, und ich habe nicht mehr die sexuelle Lust wie früher. Gibt es Medikamente, mit denen man das Gefühl wiedererlangen kann?

Nein, ein reines Präparat zur Bekämpfung sexueller Lustlosigkeit gibt es nicht. Der Verlust der Libido mit steigendem Alter ist ein bekanntes Phänomen, ein Medikament dagegen ist bis heute nicht gefunden. Sie sollten sich ehrlich fragen, ob die nachlassende Lust als Symptom alleine für sich steht oder ob sie eingebunden ist in ein allgemeines Gefühl der Lust- und Antriebslosigkeit. Manchmal ist die nachlassende Libido erstes Zeichen einer Depression oder Ausdruck anderer Probleme. Sollte dies der Fall sein, sprechen sie mit ihrem Hausarzt darüber. Er kann entscheiden, ob sie einer gezielten antidepressiven Behandlung bedürfen.

Von Verhütung & Sterilisation: Lieber spontan beim Sex

„Es ist die Wollust der Männer,
Nicht zu leiden und alles zu dürfen."

Bertolt Brecht

Noch zuverlässiger als Kondome, meint TV-Entertainer Harald Schmidt, seien die Verhütungsmittel „Knoblauch, Lockenwickler und Leggins". Schmidt outet sich damit als typischer Mann – überlässt er doch die Verhütung den Frauen. Oder haben Sie etwa geglaubt, er würde die Leggins selbst anziehen? Na eben.

Männer verhüten nicht gerne! Das ist eine vielfach auch in der Literatur besprochene Tatsache. Verhütung ist lästig, sie macht, kurz bevor es zur Sache geht, unnötig Arbeit. Die Vasektomie – eine Sterilisation also, bei der die beiden Samenleiter durchtrennt werden – bereitet Schmerzen, zudem fürchten die Männer um ihre Männlichkeit.

Ein weiterer Grund für das mangelnde Engagement liegt in der Biologie des Mannes: Er muss das Kind ja nicht austragen, sondern kann sich im Notfall sogar bei einer Schwangerschaft aus dem Staub machen. Noch dazu ist das männliche Geschlecht von Natur aus nur daran interessiert, für eine möglichst weite Verbreitung seiner Gene – und somit seines Samens – zu sorgen, was ihn naturgemäß nicht eben zum geborenen Verhüter macht.

Der Mann will Sex ohne Gummi. Das aber entspricht nicht den Vorstellungen unserer westlichen Kultur zur Gleichberechtigung. Selbstverständlich sind Mann und Frau auch in Fragen der Verhütung gleichberechtigt und gleichermaßen gefordert. Statistiken beweisen aber genau das Gegenteil. Undenkbar, dass ein Mann jahrelang ein Medikament, noch dazu ein Hormon, einnähme, nur um seiner Sexualität folgenfrei zu frönen. Die Frau aber macht genau das. Sie nimmt regelmäßig die Pille. Die Entwicklung der Pille für den Mann schreitet zwar ständig voran, doch darf man bezweifeln, dass es dieses Präparat jemals zur Großproduktion und zum Verkaufsschlager bringen wird.

Während man es in westlichen Industrienationen eher unter dem Gesichtspunkt der intergeschlechtlichen Fairness betrachtet, dass sich der Mann an der Verhütung beteiligt, ist dies weltpolitisch für überbevölkerte Länder enorm bedeutsam. In China zum Beispiel läuft darum gerade eine große Versuchsreihe. Die Chinesen testen eine Spritze, mittels derer die Herren ein synthetisches Testosteronderivat (Testosteronundecanoat) injiziert bekommen, welches die Bildung von Spermien hemmt. Bei europäischen Männern funktioniert diese Spermien-Blockade nicht – vermutlich wegen genetischer Unterschiede.[118]

Europäer brauchen eine mehrfache Hormonblockade, damit ihre Spermien nicht reifen. Damit sich das nicht auch in unerwünschter Weise auf ihre Männlichkeit niederschlägt, muss man ihnen zudem Testosteron verabreichen. So funktioniert die Pille für den Mann, die also gar keine Pille, sondern eine Spritze plus Hormonpflaster ist. Und welcher Mann will sich diese Kombi-Packung Hormone schon antun. Veränderungen der Libido, Akne, Gewichtszunahme und Stimmungsschwankungen rangieren ganz oben auf der Liste möglicher Nebenwirkungen. Auch Frauen hatten und haben mit eben diesen Nebenwirkungen der Pille zu kämpfen. Der Unterschied: Männer nehmen sie nicht in Kauf, greifen dann doch lieber zum Kondom. Aber oft zum falschen.

Nach einer Studie des Kondom-Herstellers Vinico liegen 82,4 Prozent der Männer bei der Wahl des Präservativs mit ihren Größenvorstellungen daneben, nehmen ein zu großes oder ein viel zu kleines Verhüterli[119]. Der Vergleich der Penisgrößen von 2.539 Kondomnutzern legte offen, dass es zwar keinen Standardpenis gibt, dass aber häufig ein Standardkondom verwendet wird. Laut Vinico kommt ein solches Standardgummi aber für nur 19,7 Prozent aller Männer in Frage. Die Untersuchung der Penisgröße ergab ein Längenspektrum von neun bis 22 Zentimeter. Im Mittel brachten es Vinico-Kunden auf 14,67 Zentimeter. Ein Standardkondom hat demgegenüber eine Länge von 18 Zentimetern. 13,5 Prozent aller Männer hätten aber eine Penislänge von weniger als 11,5 Zentimetern, sollten also zu kleineren Gummis greifen.

Es gibt aber noch eine Alternative, die recht vielversprechend scheint: die so genannte RISUG-Methode. Dabei wird ein so genanntes Styrol-Maleinsäure-Anhydrid in den Samenleiter gespritzt. Die chemisch erzeugten Spannungen sind so hoch, dass den Spermien der Kopf platzt. Klingt grausam, aber auch ziemlich wirkungsvoll.

Theoretisch können sich 69 Prozent der zwischen 18- und 50-jährigen Männer vorstellen, aktiv zu verhüten. Es gibt aber eine Menge von guten männlichen Gründen gegen jede Art von Verhütung: Medikamente sollte man nur im Ernstfall nehmen, Kondome stören die Spontaneität beim Sex und sind auch dem Gefühl am Glied abträglich, außerdem können sie reißen. Die operative Unterbindung der Samenleiter (Vasektomie) ist ein sehr sicheres Verhütungsmittel, aber natürlich mit einem Eingriff unter normalerweise lokaler Betäubung und mit Schmerzen verbunden.

Dennoch steigt die Zahl der Männer, die sich für eine Vasektomie entscheiden. Das Bundesministerium für Gesundheit und Familie gibt für 1992 nur 0,5 Prozent vasektomierte Männer an, zählt 2000 aber schon drei Prozent. Es ist in der Mehrzahl nicht der Wunsch nach ungetrübtem Sex mit häufig wechselnden Partnern, sondern die abgeschlossene Familienplanung, die den Mann zum Urologen treibt. Nach der Operation darf er aber nicht sogleich ungeschützt loslegen. Nach etwa zwei bis drei Monaten hat er zunächst zwei negative Spermiogramme nachzuweisen, bevor der Arzt ihm eine Unbedenklichkeitsbescheinigung für den Sex ausstellt.

Das Sicherheitsbedürfnis der Operateure ist verständlich. Ein deutsches Gericht hat einen Urologen zu lebenslangem Unterhalt für ein nach einer Vasektomie zur Welt gekommenes Kind verurteilt, obwohl der Arzt am Zeugungsakt körperlich nun wirklich gar nicht beteiligt war [120].

Dennoch gilt die Vasektomie als sehr sichere Methode. Der so genannte Pearl Index liegt bei 0,25. Mit dem Index lässt sich der Erfolg einer Verhütungsmethode in Zahlen fassen. Er beschreibt die Anzahl ungewollter Schwangerschaften, wenn 100 Frauen die Methode ein Jahr lang anwenden. Für die Vasektomie heißt dies, dass nur einer von 400 Männern hinterher trotzdem noch einmal Vater wird.

Über die Vasektomie gibt es Myriaden falscher Vorstellungen, die von dem vollständigen Verlust der Ejakulation bis hin zur dadurch provozierten Erektionsschwäche reichen. Beides ist unmöglich. Erstens stammen 99 Prozent des Samenergusses aus der Prostata und den Samenbläschen und nicht etwa aus den Hoden. Zweitens hat der Samenleiter mit der Erektion und dem Empfinden nichts zu tun. Auch die Behauptung, dass Männer danach vermehrt an Prostatakrebs erkranken, hat sich nicht beweisen lassen.[121] Im Gegenteil. Anfang des 20. Jahrhunderts schrieb man der Vasektomie sogar zu, einer Verkalkung der Koronararterien entgegenzuwirken. In der Folge ließen sich hunderte von Männern, insbesondere Mediziner und andere Hochschullehrer, vasektomieren, um einem frühen Herztod vorzubeugen. Einer von ihnen war der Psychoanalytiker Sigmund Freud. Die Theorie erwies sich zwar als falsch, war aber damals eine von anerkannten Wissenschaftlern an Universitäten vertretene Auffassung. Im Gegensatz zum Kondom schützt die Vasektomie natürlich nicht vor der Übertragung von Geschlechtskrankheiten.

In der heute so scheidungsfrohen Gesellschaft sollte der Eingriff gleichwohl gut überlegt sein. Der operierende Urologe tut nämlich sein Bestes, um ein Durchkommen der Samenfäden zu verhindern. Er durchtrennt den Samenleiter, unterbindet ihn, schlägt ihn um, um ihn nochmals zu unterbinden und verkocht die Enden der durchtrennten Samenleiter. Dann versenkt er sie in zwei unterschiedlichen Schichten, um den Spermien den Durchtritt so schwer wie möglich zu machen.

Sollte der Mann nun später, zum Beispiel nach einer Scheidung, den Wunsch nach Kindern mit einer neuen Partnerin verspüren, wird es schwierig. Die Wiederherstellung des Samenflusses ist technisch aufwändig und wird von den Krankenkassen auch nicht bezahlt. Seriöse Untersuchungen beziffern die Schwangerschafts-Rate nach Wiederherstellung des Samenflusses auf 25 bis 50 Prozent.[122] Alternativ kommt heutzutage natürlich auch eine künstliche Befruchtung in Frage. Hierbei müssen die Spermien aber entweder vor der Vasektomie tiefstgefroren werden, oder man muss sie dann aus dem Hoden operativ herausholen. Die Schwangerschaftsrate danach beträgt zwischen 20 bis 30 Prozent.

Nur die Jungen lieben Kondome

Die bevorzugte Methode der Verhütung ist altersabhängig: Kondome sind in der Altersgruppe der 14- bis 29-Jährigen mit 29,2 Prozent sehr beliebt, danach sinkt die Quote auf 18,1 Prozent bei den 30- bis 39-Jährigen. Und nur noch 4,5 Prozent der Männer zwischen 60 und 92 benutzen sie noch. Die Sterilisation des Mannes ist hier vergleichsweise schwach vertreten mit 5,7 Prozent der Männer zwischen 30 und 39 Jahren und stolzen 10,8 Prozent der 50- bis 59-Jährigen.

Der wirklich nicht zu empfehlende Coitus interruptus ist verständlicherweise bei den Jugendlichen im Alter zwischen 14 und 29 mit 3,2 Prozent am beliebtesten, aber auch 1,1 Prozent der 60- bis 92-Jährigen praktizieren ihn.[123] Spirale, Diaphragma und Portiokappen spielen mengenmäßig in allen Altersklassen eine eher untergeordnete Rolle. 50 Prozent der über

60-Jährigen brauchen nach eigenen Angaben keine Verhütung mehr, da sie keinen Geschlechtsverkehr mehr ausüben.

Mädchen haben heute im Schnitt mit 14,9 Jahren und Jungen mit 15,1 Jahren ihren ersten Geschlechtsverkehr.[124] Dies ist das Alter, in dem Verhütung sicher greifen muss. Die Folgen einer ungewollten Schwangerschaft in diesem Alter ist für alle Beteiligten einschließlich der Erzeuger schwer zu tragen. Ausgerechnet bei den Jugendlichen ist der Coitus interruptus aber die meist gewählte Form der Verhütung, und dies trotz aller Warnungen und Bemühungen, sie angemessen aufzuklären. Bezogen auf den Pearl Index hat die Sterilisation einen Wert von 0,25, der Coitus interruptus hat einen Index von 38. Auch das Kondom ist unsicher mit Werten zwischen 3 und 14.

Bleibt die Frage: Soll man doch besser die Verantwortung den Frauen überlassen? Die gute alte Pille hat einen Wert von 1 und gilt heute als sicher. Immerhin sind auch heute noch ein Drittel der Mädchen und die Hälfte der Jungs mit 18 Jahren noch Jungfrau. Erstaunlich ist auch, dass 2 bis 3,7 Prozent aller Altersklassen angeben, „natürliche" Methoden zur Empfängnisverhütung zu benutzen, was auch immer darunter zu verstehen ist. Was den Pearl Index angeht, kann man die Wirksamkeit getrost oberhalb des Coitus interruptus ansiedeln.

Eine unter Männern immer wieder gern diskutierte Methode betrifft den Einfluss der Temperatur auf die Spermiogenese, die Reifung der Samenfäden. Man kolportiert in regelmäßigen Abständen in Bild und Funk, dass ständige Saunabesuche oder das regelmäßige Überwärmen der Hoden in heißen Bädern eine gesunde und gute Methode der männlichen Verhütung darstellt. Richtig ist, dass der Hoden im Hodensack aus dem Körper ausgelagert ist, um mit einer Temperaturdifferenz von etwa 1,7 Grad die besten Voraussetzungen für die Spermatogenese zu gewährleisten.

Jeder Mann weiß aus eigener Anschauung, dass der Hodensack sich bei Kälte zusammenzieht und die Muskeln um den

Samenstrang den Abstand zwischen Körper und Hoden temperaturabhängig verändern, um eine möglichst gleich bleibende Temperatur für die Reifung der Spermien zu schaffen. Die Körperkerntemperatur bleibt allerdings auch in der Sauna sehr stabil bei nahezu 37 °C und das gilt auch für den Hoden. Ein völlig fertiler Mann mit 10 bis 20 Millionen Spermien pro Milliliter wird es daher mit dieser Methode schwerlich schaffen, Werte zu erreichen, die auch nur in die Nähe eines zweistelligen Pearl Index kommen.

Die absolut sicherste, unschädlichste und natürlichste Verhütungsmethode ist natürlich absolute Enthaltsamkeit (Pearl Index 0). Die Nebenwirkungen dieser Methode sind allerdings erheblich. Fragen sie nicht ihren Arzt oder Apotheker.

Eine Frage, Herr Doktor

Meine Tochter ist jetzt 16 und hat einen Freund. Ich vermute, dass sie auch Sex hat, obwohl sie nicht darüber spricht. Ich möchte in jedem Fall verhindern, dass ihr etwas passiert.

Ihre Tochter spricht sicher darüber, nur tun es die wenigsten mit ihren Eltern. Ihre Sorge ist angesichts der aktuellen Zahlen durchaus berechtigt. Wichtigster Faktor ist die Schaffung eines Bewusstseins für das Problem, das geht nur über das vertrauensvolle Gespräch. Die beste Methode zur Verhütung nützt nichts, wenn sie nicht angewandt wird. Die Zahlen über die steigende Zahl von geschlechtlich übertragbaren Erkrankungen insbesondere bei jungen Mädchen zeigen, dass Kondome durch die Anti-Aids Kampagnen zwar inzwischen als cool angesehen werden, aber nicht im notwendigen Maß in Gebrauch sind. Grundsätzliche Verbote bewirken auch nach Ansicht erfahrener Sexualtherapeuten nur das Gegenteil. Geben Sie ihrer Tochter den Auszug zu dem Thema aus diesem Buch, vielleicht erfüllt es seinen Zweck und führt zu den notwendigen Fragen und damit zur Kommunikation. Wenn andere etwas dazu sagen, wird es eher akzeptiert. Die Angst vor AIDS verblasst immer wieder und erscheint den meisten weit weg. Die unbemerkte und über Jahre symptomlose Infektion mit Chlamydien mit der Gefahr späterer Kinderlosigkeit wird vermutlich als direktere Bedrohung empfunden.

Fremde Völker & fremde Sitten: Wenn der Penis in den Körper schrumpft

„Wenn Männer alles wüssten, was Frauen denken, wären sie tausendmal kühner."

Pablo Picasso

Die Sexualität einer Gesellschaft ist untrennbar verbunden mit ihrer Kultur, ihren historischen und religiösen Wurzeln. Überdies bestimmt der Zeitgeist, was sexuell erlaubt ist und was nicht. Und der ist ein unruhiger Geselle, dem ständigen Wandel unterworfen.

Manches von dem, was in anderen Ländern als normal und gesellschaftlich anerkannt gilt, ist uns nicht nur fremd, sondern es widerspricht unseren oft christlich geprägten Lebensnormen. So sehen wir in der so genannten Vielweiberei vor allem die Vorteile für den Mann, mehr noch die Nachteile für die Frau. Dass es auch für die Frau von Vorteil sein kann, mit mehreren Männern verbunden zu sein, will uns nicht so recht einleuchten. Kein Wunder. In Deutschland könnte sich ja auch kein Mann darauf berufen, die Vielweiberei nur deshalb einzugehen, um das Leben möglichst vieler Frauen zu sichern.

Die Internationalisierung der Weltgemeinschaft, die Urlaubsreisen in andere Länder und Kulturen sowie das uneingeschränkte Informationsangebot der elektronischen Medien, die selbst über abgelegene Winkel der Erde berichten, schaffen langsam ein Verständnis für die (sexuellen) Lebensformen anderer Völker. Und sie globalisieren Vorlieben. So räkelt sich heute in japanischen Sex-Comics die amerikanische Sängerin Britney Spears als bevorzugtes weibliches Objekt der Begierde. Im Gegenzug debütieren japanische Comic-Helden in eindeutigen Posen im deutschen Fernsehen.

Einst beinharte kulturelle Grenzen werden durchlässig. Diese Entwicklung setzte ein, lange bevor wir im Internet surften. Schon in den sechziger Jahren gehörte beispielsweise das Kamasutra in den Bücherschrank des Bildungsbürgers, ohne dass man den Besitzer für einen Sexisten gehalten hätte.

Im Zuge der sexuellen Revolution interessierten sich die Menschen auch für die Sexualpraktiken anderer Nationen. Und keiner nahm Anstoß daran. Das war nicht immer so. Heimkehrende Seefahrer berichteten auch früher schon von der Andersartigkeit körperlicher Liebe in den Ländern, die sie besucht hatten. Doch meist wurden ihre Erzählungen mit echtem oder gespieltem Entsetzen quittiert, fügten sich diese Sexualpraktiken doch so gar nicht in die christliche Ordnung der alten Welt. Kolumbus` Schilderungen von unbekleideten Wilden lösten etwa am konservativen spanischen Hof Entsetzen aus. Ganz sicher aber träumte damals so mancher von einer Lustreise in dieses sexuell exotisch anmutende Traumland. Derartige Schilderungen bieten aber auch heute noch Anlass für meist übertriebene und wilde Spekulationen.

Die Vorstellung von einem Harem, in dem einem Mann unendlich viele, selbstverständlich ausnehmend hübsche Gespielinnen zur Verfügung stehen, hat nicht nur Künstler des 17. und 18. Jahrhunderts zu phantasievollen Gemälden angeregt. Irgendjemand musste diese Kunstwerke ja auch kaufen, die Nachfrage war da. Dabei sind laut der Scharia nur vier Frauen erlaubt, lediglich Mohammed selbst durfte diese Zahl überschreiten. Noch ist es gar nicht so lange her, dass die Polygamie auch in Mitteleuropa heimisch war. Zu Zeiten Karls des Großen, um 814 also, war die Vielweiberei beim Klerus weit verbreitet. Kaum jemand käme im Angesicht des Kaiserdoms auf diesen unchristlichen Gedanken.

Die Ächtung der Polygamie und die Einführung des Zölibates gehen erst auf Papst Gregor VII. (1020-1085) zurück. In Deutschland ist die Polygamie nach Paragraph 1.306 verboten. Das Strafgesetzbuch ahndet sie (Paragraph 172) mit einer Strafe von bis zu drei Jahren Gefängnis oder wahlweise einer saftigen Geldbuße. Volkskundlich unterscheidet man die Polygynie (gemeinhin als Polygamie bezeichnet) und die seltenere Polyandrie (eine Frau mit mehreren Männern). Beide Formen werden heute noch in zahlreichen Ländern und Kulturen gepflegt.

Der Grund für diese uns fremden Formen des geschlechtlichen Zusammenlebens waren oder sind nicht primär sexuelle Gesichtspunkte, sondern vielmehr wirtschaftliche Gegebenheiten. In einer polygamen Gesellschaftsform kann ein einzelner Mann mehr Nachkommen zeugen als in einer westlich traditionellen Monogamie, der Einehe. In einer Gesellschaft mit Polyandrie hat eine Frau mehrere Männer. Am häufigsten ist die so genannte adelphische oder fraternde Polyandrie, bei der die Frau mit mehreren Brüdern verheiratet ist. Diese Form schränkt die Zahl der Nachkommen drastisch ein. Und so wundert es nicht, dass sie in ländlichen Gesellschaften, in denen es an vielem mangelt, beheimatet ist, etwa im Himalaya, in Indien, Zaire und im nördlichen Nigeria.

Der Mangel an Land, der an die Nachkommen weiter vererbt werden kann, führt zu einem wirtschaftlichen Mangel, der auf diese Art gelöst wird. Und noch einem Mangel begegnet diese Familienform: dem an Frauen. In Indien beispielsweise werden weibliche Babys immer wieder ausgetötet (obgleich dies in der größten Demokratie der Welt natürlich verboten ist). So fehlt es an heiratsfähigen Frauen. In der adelphischen Form der Polyandrie gehören die von der einen Frau geborenen Kinder gleichberechtigt allen Brüdern. In der kooperativen Polyandrie, wie sie auf Ivara bei Madras ausgeübt wird, werden auch die ehelichen Pflichten anstandslos durch alle Männer geteilt. In Kulturen mit erlaubter Polygamie ist die Frau in der Regel dem Mann deutlich untergeordnet. Im Harem selbst gibt es fast immer eine festgelegte Rangordnung mit entsprechenden Machtbefugnissen. Die älteste, meist die zuerst gewählte Frau nimmt eine herausgehobene Stellung ein, wenn auch auf Dauer nicht in sexueller Hinsicht.

Auch gibt es Kulturen, in denen je nach Anzahl der beiden Geschlechter beide Formen vorkommen. Bei den Eskimos oder Inuit der Antarktis sind die Lebensbedingungen so feindlich, dass beide Formen – Polyandrie und Polygamie – nebeneinander vorkommen oder zumindest vorkamen.[125] Die immer wieder gern erzählte Geschichte, nach der Eskimos ihren Gästen die Frau als Gastgeschenk ins Bett legen, wird selten bis zum Ende erzählt. So stimmt es zwar, dass als besondere Geste der Gastfreundschaft dem Besucher die sozial ranghöchste Frau zum Geschlechtsverkehr angeboten wurde. Die Frau aber konnte, ohne Repressalien fürchten zu müssen, den Fremden ablehnen, wenn er ihr nicht passte. Der Abgewiesene erhielt in diesem Fall ein eher praktisches Geschenk, zum Beispiel ein Fell oder eine Harpune.

Wer die ganze Geschichte erzählen will, muss freilich auch berichten, warum die Eskimos so großzügig waren. Das lag nicht etwa an der ausufernden Libido der Eskimofrauen, sondern an der herausragenden Bedeutung der Gastfreundschaft in diesem lebensfeindlichen Land. Ein Grund mag auch gewesen sein, dass die Eskimos in kleinen, weit voneinander entfernten familiären Gruppen lebten und so gezwungen waren, bei sich bietenden Gelegenheiten den Genpool aufzufrischen, um Inzucht zu vermeiden. Unterstützt wurde diese lebenserhaltende Haltung durch einen unverkrampften Umgang der Inuit mit ihrer Sexualität. Bedingt durch die Enge des Iglus und das lebensnotwendige, weil wärmende Zusammenliegen aller Familienmitglieder unter einem Fell, wurden die Kinder sehr früh mit den sexuellen Ritualen der Erwachsenen konfrontiert. So ahmten auch die Kleinen schon sehr früh den Geschlechtsverkehr spielerisch nach und wurden dabei von ihren Eltern unterstützt und angeleitet. Wohl auch weil Eskimos Ehen schon im jugendlichen Alter von 13 bis 15 Jahren schlossen, blieben vorehelich geborene Kinder, die einer Geschwisterliebe entstammten, die Ausnahme.

Mütter fördern sexuelle Aktivitäten ihrer Töchter

Auf Mangaia, einer Insel im Südpazifik, fordern die Mütter ihre Töchter schon früh auf, sich sexuell zu betätigen. Die Mütter sind stolz auf die Anzahl der Geschlechtspartner, mit denen sich ihre Töchter abgeben. Je mehr, je besser. Auch die Jungen werden in dieser Kultur ausgiebig in sexuellen Praktiken unterwiesen. Dazu gehören Lektionen bis hin zum Oralverkehr. Auch lernen sie, wie man Frauen zum Orgasmus bringt. Nach diesem Training erproben und vervollkommnen sie ihre Liebeskunst zusammen mit älteren, erfahrenen Frauen. Erst dann tun sie sich mit gleichaltrigen Mädchen zusammen.

Auf den Marschall Inseln gehen ältere Frauen sechs Monate mit den Mädchen in den Wald, wo sie diese sexuell unterweisen. Drei Monate haben die Mädchen anschließend Kontakt zu wechselnden Partnern, bevor sie dann nach weiteren drei bis sechs Monaten einen Mann heiraten.[126]

Ganz anders die Maori, die eine der westlichen Vorstellung ähnliche Form der romantischen Liebe praktizieren. Sie werben umeinander mit Gesängen. Der Unterschied zu unseren Sitten und Gebräuchen ist, dass schon lange vor der Diskussion um die sexuelle Befreiung der Frau bei den Maori die Frau den aktiven Teil übernahm und auch die Initiative zur geschlechtlichen Liebe ergriff. Auf Ponape, einer Insel im Süd-Pazifik, gehört es zum typischen Vorspiel, einen Fisch in die Vulva der Auserwählten zu legen.

Auch der Kuss hat nicht überall auf der Welt die gleiche Bedeutung. Die Thonga in Afrika finden Küssen peinlich, und der beim Küssen unvermeidliche Austausch von Speichel bereitet ihnen keine wohligen Gefühle, sondern Ekel. Küssen sich Ausländer vor deren Augen, werden sie verständlicherweise verspottet.

Doch auch im (k)alten Europa lassen sich ungewöhnliche Sitten und Gebräuche bestaunen. Die Bewohner auf Inis Beag, einer kleinen Insel vor Irland, sind an Prüderie kaum zu übertreffen. Petting, vorehelicher Geschlechtsverkehr, gar Fellatio oder Cunnilingus sind den Einwohnern fremd. Die Insulaner praktizieren ausschließlich die Missionarsstellung und das möglichst nur zum Kinderkriegen. Sexualwissenschaftler vermuten, dass der weibliche Orgasmus dort eine unbekannte Größe ist. Beweisen lässt sich das aber nicht. Wie auch? Angesichts des verschämten Umgangs mit Sexualität verweigern sich die Inselbewohner einer Befragung.[127]

Achtung, jetzt wird es erst richtig komisch: In Warrenville, im US-Staat Connecticut, verbietet es ein Gesetz, Schnupftabak während des Liebesakts zu konsumieren.[128] In Estlands Hauptstadt Tallinn ist der Beischlaf während des Schachspielens untersagt. In Texas ist es verboten, per Blickkontakt oder Handsignal zu flirten oder auf Flirtsignale zu reagieren. In Michigan darf man der Freundin kein Ständchen bringen. In Georgia dürfen Männer kein Lasso benutzen, um ihre Geliebte zu bändigen, und in Riverside dürfen sich Liebespaare nur dann küssen, wenn sie sich vorher mit karbolsaurem Rosenwasser die Lippen abgewischt haben. Verheiratete Brasilianerinnen müssen von Gesetz wegen treu sein, ihre Ehemänner dürfen hingegen so viele Geliebte haben, wie sie sich leisten können. In Ungarn ist Bigamie streng verboten. Wer trotzdem mehr als eine Ehefrau hat, muss zur Strafe mit beiden Frauen im selben Haus leben und alle Ehepflichten strengstens einhalten. Licht aus! Sex im Dunkeln ist im russischen Wolgograd und in Budapest vorgeschrieben. Und in England ist der Beischlaf auf einem abgestellten Motorrad ebenso verboten wie unter einem Auto oder nach Sonnenuntergang auf den Stufen einer Kirche in Birmingham.

Die ausgewählten Beispiele zeigen die große Bandbreite sexuellen Benimms. Zudem beweisen sie, dass auch wir – bei aller vermeintlichen Freizügigkeit, die wir uns mittlerweile gestatten – gekettet sind an unsere Erziehung und an den Kulturkreis, in dem wir aufwachsen. Die Sitten anderer Völker halten dem eigenen Kodex immer einen Spiegel vor und bieten deshalb interessante Ansätze, das eigene Verhalten kritisch in Frage zu stellen. Letztlich bleibt es aber angesichts der geschilderten Riten eine theoretische Überlegung, da selbst Utopisten nicht annehmen würden, dass aufgeklärte Mütter demnächst in Mitteleuropa mit ihren Töchtern in den Wald gehen, um diesen dort Sex zu lehren. Auch werden sich Polygamie und Polyandrie als akzeptierte Formen des Zusammenlebens bei uns nicht etablieren. Manch einer mag das bedauern. Manch anderer hält es hingegen mit Charles Baudelaire: „Die Männer, die mit Frauen am besten auskommen“, sagte er, „sind meist diejenigen, die auch wissen, wie man ohne sie auskommt.“

Und wer trotzdem davon träumt, mit vielen Frauen zu leben, der macht es einfach. Das ist der Vorzug unserer freien und recht toleranten Gesellschaft. Sind sich die Partner einig, sind alle Spielarten der Sexualität möglich.

Koro-Syndrom – Störungen in einer fremden Welt

Nicht nur unterscheiden sich sexuelle Praktiken und Vorlieben von Kulturkreis zu Kulturkreis. Auch gibt es absonderliche sexuelle Verhaltensweisen, die als Erkrankungen geführt werden und nur in bestimmten Kulturkreisen auftreten. Fachleute nennen sie kulturgebundene Syndrome (culture-bound-syndromes). Oftmals liegen diesen Störungen ethnische, vom Volksmund überlieferte Vorstellungen zugrunde.

Eine der merkwürdigsten Störungen ist Koro, wissenschaftlich „genital retraction syndrome“ genannt. Man unterscheidet eine chinesische und eine malaysische Form. Bei dieser Störung glaubt der betroffene Mann, dass sich sein Genital in den Körper zurückzieht, was den Betroffenen natürlich in Panik versetzt. Die Horrorvision geht auf den überlieferten Glauben zurück, wonach das „Sich-Zurückziehen“ der Genitalien fatal enden muss. Typischerweise bemerkt der Mann beim Urinieren oder beim Hervorholen seines Glieds in kalter Umgebung, dass dieses schrumpft. Und das passiert ja auch tatsächlich, nur jagt es einem deutschen Mann keinen solchen Schrecken ein.

Weil sich die Chinesen aber seit Jahrhunderten schon erzählen, dass ein schrumpfendes Glied immer weiter schrumpfen wird, verschreckt es den Mann zutiefst, wenn er seinen Penis etwa in kaltem Wasser kleiner werden sieht. Sodann versucht er mit aller Gewalt, das Genital zunächst mit seinen Händen aus seinem Körper herauszuhalten und ruft um Hilfe. Wird ihm diese nicht zuteil verwendet er Hilfswerkzeuge wie Essstäbchen, Zangen, Seile oder Gewichte, um das gute Stück daran zu hindern, im Inneren des Körpers zu verschwinden. Wohlgemerkt: Der Betroffene bildet sich den Penis-Rückzug nur ein. Doch auch diese bloße Einbildung vermag den bedauernswerten Phantasten fürchterlich zu ängstigen.

Bei der südchinesischen Form tritt die Störung vorwiegend auf, wenn der Mann masturbiert oder eine Prostituierte besucht hat. Dann fühlt er sich nämlich schuldig. Doch schon ein simpler Ehestreit kann die Angst vor dem Schrumpf-Penis auslösen.[129] Die meisten Fälle sind in China und Indonesien beschrieben worden, Einzelfälle jedoch auch in Afrika und hier mit ernsten Folgen. In Nigeria wäre eine Marktfrau beinahe gelyncht worden, weil ein Händler die Frau beschuldigte, ihm seinen vermeintlich verschwundenen Penis gestohlen zu haben.

Erstaunlich und erschreckend zugleich: Der Schrumpfpenis-Wahn tritt sogar epidemisch auf. 1996 wurden Epidemien in China, auf Leizuh Peninsula und in der Guadong Provinz beschrieben. Eine Epidemie mit über tausend betroffenen Männern ereignete sich 1967 in Singapur: Hunderte Männer, allesamt panisch, stürmten, sich die Genitalien festhaltend, die Kliniken der Stadt. Beruhigend für alle, die fürchten, ihr Penis ginge in die innere Emigration: Fast immer werden sie von ihrer Angst geheilt, wenn ihnen der Arzt versichert, es passiere schon nichts und alles werde gut.

Armes China. Dort scheinen sexuelle Missverständnisse mit pathologischen Folgen vergleichsweise weit verbreitet zu sein. So wird aus diesem Land eine zweite Störung berichtet: Shenkui. So nennen Mediziner eine von Paniksymptomen überlagerte somatische Missstimmung, die mit Müdigkeit, allgemeiner Schwäche und Rückenschmerzen einhergeht. In diesem Fall ist der Patient fest davon überzeugt, dass die Krankheit hausgemacht ist – weil er exzessiv masturbiert hat oder häufigen Sex erlebte und darum extrem viel Samen verlor. Da der Samen in der chinesischen Mythologie als lebenswichtige Flüssigkeit erachtet wird, ist das Samenverlustsyndrom mit als lebensbedrohlich empfundenen Ängsten verbunden. In anderen Kulturen ist diese Störung nie beobachtet worden. Auch in diesem Fall fühlt sich der Betroffene gleich schon geheilt, wenn ihn der Arzt beruhigt.

Wie beruhigend, kein Chinese zu sein.

Eine Frage, Herr Doktor

Ich möchte so gern einmal die in Russland praktizierte Stellung der Schlittenfahrt praktizieren, weiß aber nicht, wie es geht. Wissen sie Rat?

Ich kenne nur die normalen Schlittenfahrten. Die sind zwar lustig, haben mit Sex aber nichts zu tun. Ich empfehle ihnen, die in unseren Kulturkreisen üblichen sexuellen Praktiken zu pflegen. Machen Sie einfach das, was Ihnen und vor allem Ihrer Partnerin Spaß macht.

III. Lieben

Von Glück, Karrieren, Lebensqualität: Wahre Liebe entsteht beim ersten Blick

„Auch der Olymp ist öde ohne Liebe."

Heinrich von Kleist

Sex ist nicht alles, doch für den Mann ist alles nichts ohne Sex. Er beeinflusst sein Privat-, Familien- und Berufsleben, bestimmt seinen Lebensrhythmus. Auch wenn sich heute jeder fünfte Deutsche vorstellen könnte, ohne Geschlechtsverkehr zu leben – für die restlichen 65 Millionen geht es nicht ohne.[130]

In dieser Frage sind sich nicht nur Mann und Frau, sondern alle Experten wie auch Arbeitgeber, Gewerkschaftler und Politiker von Rechts und Links und Mitte einig: Viele Männer können nicht ohne Familie, viele auch nicht ohne Weihnachten, noch mehr vermutlich nicht ohne Auto, aber die allermeisten können nicht ohne Sex.

Zwar können sich – na so was – 40 Prozent vorstellen, mindestens einen Monat oder länger auf Beischlaf zu verzichten, ohne etwas zu vermissen. Aber was bedeutet das schon angesichts eines ganzen Lebens mit zigtausenden für den Einzelnen möglichen Geschlechtsakten.

„Menschen, die sich selbstbewusst und offen zu ihrer dauerhaften Lustlosigkeit bekennen, bilden keine Ausnahme mehr", stellt zwar der Chefredakteur des Magazins *Zeit Wissen*, fest. Aber mehr noch als ein Versagen in Schule, Studium, Sport oder Beruf erschüttert es den Mann, wenn sein Sexualleben aus dem Gleichgewicht gerät. Und so ist es zwar für manchen Mann fürchterlich, keine Karte mehr für ein Fußballspiel seiner Lieblingsmannschaft zu bekommen. Wohl bricht auch für den anderen eine Welt zusammen, wenn ein Vertrag mit einem wichtigen Kunden platzt. Doch eine echte, eine totale

Katastrophe ist es für fast alle, wenn sie im Bett versagen. Rund 85 Prozent der Bundesbürger, so das Ergebnis einer Umfrage[131], denken zwar, dass es das Beste sei, darüber zu lachen, und mehr als drei Viertel aller Deutschen glauben, dass im Bett eigentlich gar nichts peinlich sein kann, wenn das Paar sehr vertraut miteinander ist. Doch jeder zweite Mann fürchtet sich schon davor, vom Partner beim Onanieren erwischt zu werden – vor allem aber vor dem vermeintlichen Versagen. Perfektion ist im Bett gewünscht. Das beginnt mit der ausgewählten Unterwäsche beim One-Night-Stand und geht bis zum Stellungsspiel, das nur knapp 40 Prozent der Männer ablehnen.

Guter Sex ohne Komplikationen bedeutet Lebensqualität für den Mann. Mehr noch als eine komplette Wohnzimmereinrichtung oder eine Luxusurlaubsreise hebt guter Sex seine Stimmung. Dabei kommt es nicht unbedingt auf die Häufigkeit an. Normal sind in Deutschland 6,5 Vereinigungen mit dem Partner im Monat. Im Europa-Vergleich ist der Deutsche damit (zusammen mit dem Spanier) Spitzenreiter. Der Durchschnittseuropäer macht es 6-mal, der Franzose 6,3, der Italiener 5,3, der Niederländer 5,6 und der Engländer beispielsweise 5, 8-mal pro Monat.[132]

Wenn ein frisch verliebtes Paar jeden Tag zwei Mal Sex hat, ist das ebenso normal wie in späteren Liebesjahren, wenn es nur noch einmal im Monat dazu kommt. Die Kopulationsfrequenz sinkt eben mit den Jahren einer Beziehung. Zudem schlägt es dem Mann auf die Lenden, wenn er im Job unter großem Druck steht oder ihn der Alltag ungewöhnlich fordert. Für die Partnerin sollte es also ein Anlass sein nachzufragen, wenn die Liebeslust ihres Mannes immer mehr oder gar auffallend nachlässt. Der Grund müssen nicht Seitensprünge oder Potenzschwierigkeiten sein, ebenso gut kann es an beruflichen oder privaten Sorgen liegen. Der Münchner Paartherapeut Dr. Paul Kochenstein nennt eine Faustformel: „Bei weniger als zwei oder drei Intimkontakten im Monat sollte man sich die Mühe machen, diesen Zustand zu hinterfragen."[133]

Für die Aachener Sexualtherapeutin Dr. Ulrike Brandenburg bedeutet es allerdings ein Stück Emanzipation des Mannes, wenn er sich den Luxus gönnt, nicht allzeit bereit zu sein: „Es gibt eine zunehmende Anzahl von Männern, die über Lustlosigkeit klagt und sich erlaubt, lustlos zu sein".[134] Auf diesem Feld emanzipieren sich Männer leider lautlos – obgleich es sinnvoll wäre, mit der Partnerin darüber zu sprechen. „Die eigene Lustlosigkeit ist für viele Männer ein Tabu", sagt der Sexualforscher Gunter Schmidt aus Hamburg. „Die Anforderungen an den Akt sind so hoch, dass es manche einfacher finden, ihn nicht so oft zu praktizieren. Oder es gleich ganz lassen."

Es mag überraschend klingen, ist aber Tatsache: Sex ist als Gesprächsthema zwischen Eheleuten zumeist noch ein Tabu. Über Sex wird wenig geredet, aber viel gestritten. Nach einer Emnid-Umfrage, die von der Frauenzeitschrift *Lisa* in Auftrag gegeben wurde, streiten sich „über 71 Prozent der Frauen, die sich mit ihrem Partner in Sachen Sex uneinig sind, immer wieder über das Thema. Und auch 21 Prozent der Männer nehmen ihre sexuelle Unzufriedenheit zum Anlass für eine Auseinandersetzung."

Da ist es nur gut, dass 66 Prozent der Befragten keinen Grund zum Klagen haben und sich immer einig sind. Wobei jeder Zehnte zugibt: „Ja, wir sind uns bisweilen uneinig darüber, wie oft es zur Sache geht". Und was tun, wenn im Bett nur einer will? „23 Prozent sind der Meinung, das Thema ruhen zu lassen sei das beste Mittel, damit die Lust zurückkehrt."[135]

Die Liebe ist das beste Gleitmittel für den Sex

Doch Gespräche kitten nicht alles. Und auch körperliche Attraktivität nicht. Auf Dauer gehört einfach eine ordentliche Portion Liebe dazu, um immer und immer wieder den Sex mit derselben Person ertragen zu können. Die Liebe ist das beste

Gleitmittel, und so darf jemand, der sich mit seiner Sexualität befasst, selbstverständlich dabei die Liebe nicht außer Acht lassen. Man muss schon zueinander passen, wenn man über Jahre miteinander ins Bett geht. Manchmal zeigt sich das schon beim ersten Blick.

Ja, es gibt sie: die Liebe auf den ersten Blick. Die Wissenschaftler Robert Kurzbahn und Jason Weeden von der Universität Philadelphia untersuchten auf Singlepartys, wie schnell Menschen voneinander wissen, dass sie zueinander passen. Sie werteten die Daten von über 10.000 Teilnehmern aus, die sich jeweils drei Minuten lang mit einem Partner austauschen durften, um dann zu entscheiden, ob sie eine weitere Begegnung wollten. Kurzbahn und Weeden stellten bei diesen Speed-Datings fest, dass Menschen ihre Kompatibilität innerhalb von Minuten erkennen und dabei weder Einkommen, Religionszugehörigkeit, Beruf oder andere äußerliche Facetten eine Rolle spielen: „Die Daten zeigen, dass dann, wenn es zu einer persönlichen Begegnung kommt, solche Dinge wie Rauchgewohnheiten oder Bankkonten bei dem komplexen Geschehen der Anziehung nicht sehr ins Gewicht fallen.“[136]

Wenn sich die Liebe auf den ersten Blick dann in einer dauerhaften Partnerschaft bewähren muss, sind wechselseitig immer wieder Liebesbeweise gefordert, urteilt Prof. Dr. Ulrich Mees, Psychologe an der Universität Oldenburg.[137] Dieser Wunsch bestehe in jeder modernen Beziehung. „Kein anderes Gefühl ist mit so großer Hoffnung und so vielen Erwartungen verbunden wie die Liebe“, stellte der Professor im Rahmen einer empirischen Untersuchung fest. Dabei forderte er überwiegend junge Leute auf, Liebe in verschiedenen Phasen ihrer Beziehungen zu beschreiben und fand heraus, dass die Liebenden „von einer großen Unsicherheit“ erfüllt sind. So wird die eigene Liebe ganz anders bewertet als die Liebe, die man vom Partner erwartet. Der Partner soll beispielsweise „mehr Vertrauen zu einem haben, als man selbst zu ihm hat“. Auch soll der oder die Liebste einen „ausschließlicher“ und „länger“

lieben, als man selbst den anderen liebt. Es wird also vom Partner in einer normalen Liebesbeziehung mehr erwartet, als man selbst zu geben bereit ist. Das gilt für Frauen wie Männer gleichermaßen.

Wie deutet das der Psychologe? Auf den ersten Blick scheint sich ein Liebender selbst wichtiger zu nehmen als den anderen. Doch wer genau hinsieht, bemerkt die große Unsicherheit. Mees vermutet, dass es die Angst ist, bei einseitiger Liebe emotional verletzt zu werden. Der Mann will ganz sichergehen, dass ihn die Partnerin liebt und verlangt zur Bestätigung immer wieder Beteuerungen und Beweise. So geht er der Gefahr aus dem Wege, unerwidert zu lieben.

Sicherlich spielt da auch die Tendenz zur Individualisierung eine große Rolle. Da die intimen Sozialbeziehungen immer seltener werden, stellen viele gerade an die „große Liebe" überhöhte Ansprüche, sagt Mees. In einer individualistisch geprägten Gesellschaft werde es schwieriger, für soziale Tugenden wie „selbstlose Liebe" einzustehen. Das Fatale aber ist: Wer in der Paarbeziehung egoistisch denkt und handelt, stellt die Liebe von Anfang an auf eine harte Probe.

Psychologisch betrachtet, bauen Verliebte zudem weitere Hürden auf. So neigen sie nach Feststellung des Oldenburger Forschungsprojekts *Emotion und Kommunikation* beispielsweise dazu, ihrem Partner die eigenen Schwächen zu verheimlichen. Sie wollen auch keine Verantwortung für den anderen übernehmen. Dafür kenne man sich zu wenig. Vertrauen komme erst in einer späteren Phase des Zusammenseins. Das ist verständlich, sorgt aber dafür, dass manche Beziehung zerbricht, bevor sie so richtig schön werden kann. Im Idealfall gelingt es dagegen, die Verliebtheit in Liebe zu überführen. Womit dann alles ineinander greift: die intensive körperliche und geistige Nähe und der Wunsch, mit Kopf und Herz möglichst nah aneinander zu rücken.[138]

Was für ein großes Geschenk die Liebe, bereits die Verliebtheit ist, davon gibt uns die französische Schriftstellerin Françoise Sagan in ihrem Roman *Chamade* einen Eindruck:

Wirklich, er war ebenso begabt dafür, unglücklich wie glücklich zu sein, und Lucile konnte ihn nur in Verwirrung bringen. Er begriff nicht, dass sie erst ein einziges Mal geliebt hatte, vor zehn Jahren, daß sie es vergessen hatte und ihre Leidenschaft als wunderbares Geschenk ansah, nicht vorherzusehen, unverhofft, zerbrechlich, und daß sie fast abergläubisch nicht an die Folgen denken wollte. Sie liebte es, auf ihn zu warten, sie liebte es, wenn er ihr fehlte, sie liebte es, sich zu verstecken, ebenso wie sie es geliebt hätte, mit ihm in aller Öffentlichkeit zu leben. Jeder Augenblick des Glücks genügte sich selbst.[139]

Der Mensch drängt nach dem Glück des Orgasmus

Es ist wunderbar, zu zweit nach dem Glück zu greifen. Doch was heißt es, wenn der Mann über sich und seine Beziehung sagt: „Ich bin glücklich." Glück ist, wissenschaftlich betrachtet, ein Trick. Der wohl wunderbarste, den die Natur sich hat einfallen lassen, um den Menschen dazu zu bringen, das zu tun, was sie von ihm verlangt. Sich fortzupflanzen beispielsweise. Würde Sex keine Freude bereiten, würden alle gerne auf ihn verzichten. „So aber drängt der Mensch nach dem rauschhaften Glück des Orgasmus. Und sichert damit den Fortbestand der Menschheit", sagt Gerhard Roth, Direktor am Institut für Hirnforschung der Universität Bremen und Rektor des Hanse-Wissenschaftskollegs in Delmenhorst.[140]

Die Sehnsucht nach Glück treibt den Menschen an. Strebte er nicht nach Glück, er würde keinen Handschlag machen, hätte keine Interessen und auch keine Ziele, die es sich zu verfolgen lohnt. So aber setzt ihn die Aussicht auf befriedigende oder lustvolle Momente in Bewegung. „Unser Verhalten wird im Wesentlichen dadurch bestimmt, dass wir Dinge tun, für die wir belohnt werden oder die uns zumindest eine Belohnung verheißen", erklärt Roth.

Demnach ist Glück: Neurochemie. Woran der Mann Freude hat, eine Fuge von Bach, ein Himbeereis mit Sahne, ein Waldlauf oder ein spontaner Quickie, unterscheidet sich von Mensch zu Mensch. Nicht aber die Stoffe, aus denen Freude gemacht wird. So genannte Neurotransmitter, Neuropeptide und Neurohormone im Gehirn vermitteln die Glücksgefühle. Allein der Gedanke an ein freudiges Ereignis – den Kinobesuch am Abend, einen Sieg von Borussia Mönchengladbach, das Wiedersehen mit einer, die man liebt – stimuliert das Belohnungssystem in unserem Gehirn, das mehrere Gebiete umfasst. Dort, ziemlich genau im Zentrum unseres Kopfes, schütten Nervenzellen den Neurotransmitter Dopamin aus. Das ist kein Glücksstoff an sich, er verspricht uns das Glück. Dopamin treibt uns dazu, die Haare zu waschen, die Zähne zu putzen und zum Rendezvous zu erscheinen, ins Konzert oder Fußballstadion zu gehen. Auch Genussmittel und Drogen wie Kaffee, Nikotin oder Kokain fördern – direkt oder indirekt – die Freisetzung von Dopamin, was ihre anregende Wirkung erklärt. Dagegen fühlen sich Männer, die an Dopamin-Mangel leiden, schlaff, antriebslos und niedergeschlagen.

Halten wir das Glück erst in Händen, etwa einen Ehering, setzt das Belohnungszentrum unsere körpereigenen Opiate frei. Biochemisch gleichen sie Morphium, Opium und Heroin, die allerdings um ein Vielfaches stärker wirken. Die natürlichen Happymacher gelangen in die Großhirnrinde, wo sie an Rezeptoren andocken. „Dabei gilt: Je intensiver das momentane Glücksgefühl, desto schneller klingt es ab“, meint Roth, „und je häufiger sich ein euphorisierendes Ereignis wiederholt, umso mehr verliert es von seiner Kraft.“[141] Das gilt selbst für das größte Glück, nämlich dem Tod entronnen zu sein.

Warum? Die Opiat-Rezeptoren gewöhnen sich offenbar schnell an die Glücksbringer. Das verhindert den großen Rausch. Auch ein weiteres freudiges Erlebnis ganz anderer Art kann ein zuvor erlebtes Stimmungshoch nicht mehr wesentlich steigern oder auch nur an dieses heranreichen. Der Mensch hat sich erst einmal „ausgefreut". Mit zunehmendem Alter werden auch die Momente der Ekstase seltener, weil die Rezeptoren abstumpfen, das gesamte Belohnungssystem im Gehirn mit dem Körper ermüdet. Hinzu kommt die Erfahrung der gelebten Jahre, die unsere Glückserwartung dämpft. Da ist es nur gerecht, dass auch die Augenblicke großer Angst oder Beschämung im Alter seltener werden.

Glück ist: flüchtig. Zufriedenheit aber bleibt, unberührt von Alter und Erfahrung, ja selbst von Lebensumständen. Das belegen zahlreiche Untersuchungen von Meinungsforschern. Obgleich sich die Verhältnisse in Deutschland in den vergangenen 50 Jahren erheblich verbessert haben, liegt der Anteil der Menschen, die mit ihrem Leben zufrieden sind, nach wie vor bei 30 Prozent. „Zufriedenheit ist angeboren", urteilt Hirnforscher Roth. Der eine komme leicht positiv gestimmt zur Welt, der andere leicht negativ veranlagt. Dieser genetisch vorgegebene Blick auf die Welt macht unser Temperament aus, den Kern unseres Charakters. Frühkindliche Erfahrungen bauen darauf auf und formen die Persönlichkeit. Das erklärt, warum einer, den das Schicksal verwöhnt, unzufrieden ist, der andere aber, den das Leben beutelt, seine Heiterkeit nicht verliert.

Dopamin stachelt uns an, unser Glück zu suchen. Dagegen beruhigt uns der Neurotransmitter, der Zufriedenheit auslöst: das Serotonin. „Lehn dich zurück, du bist satt, keiner bedroht dich", funkt es in unserem Hirn. Die von Geburt an heiteren Naturen werden also vielleicht nicht vom Schicksal, aber vom Serotonin verwöhnt. Zufriedenheit in die Wiege gelegt zu bekommen – das ist sicherlich das größte Glück.

Nicht nur Naturwissenschaftler, auch die Philosophen sind es: Glückssucher. Folgt man ihnen, so ist „die Glückseligkeit der Zustand vollkommener Befriedigung, vollkommener Wunschlosigkeit, ein Ideal, dessen Verwirklichung durch sinnvolles Wirken und Zusammenwirken erstrebenswert ist – so lange, bis der Einzelne sein Maß gefunden hat". Die Sophisten in der Antike vertraten die Auffassung, dass, wer richtig leben will, seine Begierden so groß werden lassen muss als möglich und sie nicht einzwängen darf (Platon). Wohlleben, Zügellosigkeit und Freiheit versprachen Glückseligkeit. Und so mancher Mann folgt sicher gerne dieser philosophisch-lebensfreudigen Empfehlung des Platon.

Das hier klingt gleich weniger lebensfroh: Sokrates hält seinem sophistischen Widersacher Kallikles entgegen, dass „wahres Glück und richtiges Leben an Glückseligkeit und Beständigkeit gebunden seien, wozu die Beherrschung zügelloser Begierden gehöre. Für Aristoteles verwirklicht sich das menschliche Wesen in der Polis (Staatsgemeinschaft). Wer die in ihm liegenden Tugenden und Tüchtigkeiten innerhalb der Polisgemeinschaft von Natur aus entfaltet, ist glückselig. Vollendet glücklich (makarios) kann ein Mensch jedoch erst genannt werden, wenn er mit äußeren Gütern hinreichend ausgestattet ist und sein ganzes Leben lang tugendgemäß verbringt.“[142]

Tugendgemäß leben – das turnt manchen Mann sicher gar nicht an und macht ihn gleich gar nicht glücklich. Doch was heißt schon Glück – auch im Bett? Sex allein schafft den Zustand innerer Befriedigung und Freude nicht, zumindest nicht auf Dauer. Den Zustand langer Glückseligkeit erreicht er nur, wenn alles stimmt: soziale Integration, positives Selbstwertgefühl, angepasste Aggressivität, materielle und ideelle Ziele. Und natürlich eine erfüllte Sexualität.

Mit gutem Sex hat der Mann bessere Karriereaussichten

Sex allein macht also nicht glücklich, aber keinen Sex zu haben unglücklich. Wie sehr sich sexuelle Probleme auf die Psyche des Mannes auswirken können, erhellt eine Umfrage des Pharmaunternehmens Pfizer unter 1.122 deutschen Männern.[143] Danach betrachten 59 Prozent der Männer Erektionsprobleme als eine persönliche Niederlage, und 68 Prozent fühlen sich dann nur noch als halber Mann. Dennoch weigern sich zwei Drittel der Betroffenen, Erektionsprobleme als – behandelbare – Krankheit zu betrachten. „Oft ist es genau das 'Nicht-krank-sein-wollen', das die Männer davon abhält, ihr Problem aktiv anzugehen", urteilt Dr. Martin Burkart, der das Therapiegebiet Urologie bei Pfizer leitet. Das Pharmaunternehmen initiierte eine Aufklärungskampagne zur Förderung einer offenen, positiven Auseinandersetzung mit dem Thema. Dabei sollen in erster Linie nicht Probleme und Versagen, sondern Lösungen aufgezeigt und die Männer ermutigt werden, Hemmschwellen zu überwinden. Nach Meinung von Burkart kann der Mann dabei nur gewinnen: „Eine erfüllte Sexualität wirkt sich erwiesenermaßen positiv auf das Selbstbewusstsein eines Mannes, seine Partnerschaft und letztlich seine Lebensqualität aus."

„In der Sexualität hängen Körper und Seele eng zusammen", bestätigt auch Professor Dr. Udo Engelmann von der Universität Köln. „Die Erektionsfähigkeit steht für viele Männer im Zentrum ihrer Männlichkeit. Lässt sie nach, so kann dies das Selbstbewusstsein eines Mannes stark angreifen. Dabei nimmt jeder Mann das Problem unterschiedlich wahr – oft erzeugt schon eine geringe Erektionsschwäche einen hohen Leidensdruck, gegen den leider immer noch viel zu wenige Männer etwas unternehmen." Und sein Kölner Kollege Dr. med. Frank Sommer ergänzt: „Jeder dritte Mann in Deutschland und in Österreich kennt Potenzschwächen aus eigener Erfahrung. Vor allem Stress ist Gift für die Libido und beeinträchtig die Leistungsfähigkeit, das Selbstwertgefühl und die Lebensqualität."

Verhängnisvolle Wechselwirkungen können sich darum auch zwischen (schlechtem) Sexual- und Berufsleben ergeben. Die Faustformel „mehr Sex, mehr Orgasmen gleich mehr Glück und Erfolg im Beruf" ist zu simpel, selbst für unkomplizierte Männer. Wohl aber stimmt es, dass die Karriere das Sexualleben beeinflusst und umgekehrt. Weil Misserfolge im

Bett auf der Seele lasten, man aber seine seelische Ausgeglichenheit braucht, um im Beruf zu bestehen.

Sexuelle Unzufriedenheit und Potenzprobleme wirken sich nach Feststellung von Dr. Werner Habermehl, Sozialwissenschaftler und Sexologe, negativ auf die Arbeit aus. Die Betroffenen brauchen wesentlich mehr Zeit, um effizient zu arbeiten: „Das wirkt sich hochgerechnet auf die Qualität und insbesondere die Arbeitsleistung aus."

„Befriedigender Sex in Zeiten wirtschaftlicher Flaute ist wichtiger denn je. Alarmierend sind daher die Ergebnisse der von der IFGA in Auftrag gegebenen Untersuchung: 45 Prozent der deutschen Männer und 39 Prozent der Österreicher sind unzufrieden mit ihrem Sexualleben", warnte das *Institut für Gesundheitsforschung* (IGFA) bei der Präsentation einer neuen Studie, die sich unter anderem mit den volkswirtschaftlichen Auswirkungen von Potenzstörungen beschäftigte, im April 2005 auf einer Pressekonferenz in Köln[144], „die Leistungsgesellschaft fordert ihren Tribut – Stress in Beruf, Tristesse im Privatleben. Gesellschaftlicher Erwartungsdruck, Versagensängste, aber auch handfeste medizinische Ursachen bedingen Erektionsprobleme und Impotenz." Neben den körperlichen und seelischen Folgen verdeutlicht die Studie auch die massiven wirtschaftlichen Auswirkungen von Potenzstörungen: „Durch die verminderte Leistungs- und Konzentrationsfähigkeit sowie Ausfallzeiten der Betroffenen entsteht auf das Jahr gerechnet ein volkswirtschaftlicher Schaden in Milliardenhöhe."

Darum warnt die Sexualtherapeutin Dr. Frauke Höllering die Betroffenen davor, wie so oft „ihre Probleme zu verdrängen – nicht nur vor sich selbst, sondern auch vor ihren Partnern". Damit sich aus sexueller Frustration kein Teufelskreis entwickelt, sei es entscheidend, sich dieser Problematik zu stellen und das Schweigen zu brechen – bevor man Partnerschaft und Beruf gefährdet. So sieht es auch das Männermagazin *Playboy*:

> Potenzprobleme verursachen in diesem Land einen volkswirtschaftlichen Schaden von jährlich 65,3 Milliarden Euro. Die Antwort, wie die Summe zu Stande kommt, liefert die Studie des deutschen Instituts für Gesundheitsaufklärung gleich mit: Negative sexuelle Erlebnisse wirken sich direkt auf die Arbeitseffizienz aus, weil Männer mit traurigem Sexlife täglich 1,06 Stunden ihrer Arbeitszeit verdaddeln, Fehler machen, unkonzentriert oder schlecht gelaunt sind.[145]

Darüber hinaus beinträchtigen die männlichen Potenzstörungen auch Frauen bei ihrer Arbeit. „Frauen sind so sehr mit dem Schweigen der Lenden ihrer Partner beschäftigt", interpretiert der Gesundheitsexperte des Instituts, Adel Massaad, die Fakten, „dass sie sogar 1,44 Stunden pro Tag nicht in der Lage sind, ihre volle Arbeitsleistung zu bringen". Fazit von Massaad: „Befriedigender Sex ist in Zeiten wirtschaftlicher Flaute wichtiger denn je."

Der *Playboy* interpretierte diese Entwicklung auf seine ganz persönliche Art: „Die deutsche Wirtschaft kann nur durch gesteigerte Libido und guten Sex gerettet werden. Sex ist eine Frage der gesamtwirtschaftlichen Vernunft, und der Sexmuffel ist als Miesepeter der Volkswirtschaft öffentlich anzuprangern. Das muss man lustlosen Menschen, egal ob Mann oder Frau, ab sofort klar machen: „Guten Sex zu haben bedeutet, Verantwortung für Deutschland zu übernehmen."

Diese Verantwortung übernehmen wir doch gerne.

Eine Frage, Herr Doktor

Woran kann es liegen, dass mein Mann keine Lust hat?

Meistens denkt man bei der vermuteten oder auch möglichen Lustlosigkeit gleich das Schlimmste: Er hat eine andere oder ihm mangelt es an Zuneigung. Dabei ist Lust an und für sich ein sehr störanfälliges Konstrukt. Lust kommt nämlich und vergeht eigenmächtig, wie man von der plötzlich auftretenden Lust auf etwas Scharfes oder Kaltes weiß. Sorgen und Ärger, gleich welcher Art, sind bewiesenermaßen die mit Abstand häufigsten Gründe für Lustlosigkeit im Bett und nicht etwa eine andere Frau. An zweiter Stelle steht ganz profan die Müdigkeit. Nach einer anstrengenden Woche mit regelmäßig 10-12 Stunden Arbeitszeit bleibt einfach nicht genug freie Kapazität, um sich in Ruhe der Lust hinzugeben: sobald man entspannt ist, schläft Mann ein. Mehrfach nächtlich aufwachende Babies sind ein in jungen Ehen altbekannter Lustkiller. Die vielfach verbreitete Geschichte, dass es mit zunehmendem Alter am Testosteron oder einem sonstigen Stoff mangelt, trifft nur für einen kleinen Teil der männlichen Bevölkerung zu. Für diesen Teil liegt die Therapie dann auch in der heute vergleichsweise einfachen Ersatztherapie mit Testosteron-Gel. Für alle anderen heißt die Devise: locker bleiben, denn Anspannung kostet den letzten Teil der Lust.

Von Sex-Sucht & Liebe am Arbeitsplatz: Stärke der Frau macht den Mann schwach

„Echte Leidenschaft ist in keinem Alter lächerlich."

Françoise Mauriac

„Liebe macht blind", sagte Platon. Stimmt, wenn Mann liebt, kennt er kein Risiko. Ob am Arbeitsplatz oder im Internet, in der Straßenbahn oder im Stadttheater. Wo immer er auf die Liebe seines Lebens(-abschnitts) trifft, setzt er vieles, wenn nicht gar alles auf eine Karte, springt über seinen Schatten. Er macht Komplimente, ohne an die Folgen zu denken. Er lässt einen wichtigen Termin sausen, was ihm noch nie passiert ist. Er wird spendabel, obwohl er von Natur aus eher ein Sparkassenvertreter ist.

Wissenschaftler der Universität Pisa haben herausgefunden, dass das Stadium des Verliebtseins viel mit zwanghaften Verhaltensstörungen gemeinsam hat. In beiden Fällen lassen sich im Gehirn strukturelle und chemische Veränderungen nachweisen. Diese führen dazu, dass Zwangskranke und Verliebte gleichermaßen stundenlang an eine bestimmte Sache oder einen Menschen denken, ohne dass es dafür rationale Gründe gibt. Dafür nennen Wissenschaftler einen nüchternen, gar nicht romantischen Grund: Sowohl Verliebte wie auch Zwangskranke weisen einen zu geringen Spiegel an Serotonin auf, einem so genannten Neurotransmitter, der im Gehirn für die Impulsübertragung von einer Nervenzelle zur anderen verantwortlich ist. Fehlt es an Serotonin, kann das Aggressionen auslösen, Hemmungen abbauen und Menschen zu völlig irrationalen Handlungen bewegen. Die Folgen kennen wir alle: Da wird das Liebespaar in flagranti im Aufzug erwischt, der Verliebte reagiert äußerst gereizt auf die Anspielungen seiner Kollegen, und bei Vertragsverhandlungen spricht man die Kundin mit dem Namen der neuen Geliebten an.

(Enttäuschte) Liebe am Arbeitsplatz – in sehr schöne, harte Worte hat sie der Schriftsteller Elias Canetti in seiner Prosa-Miniatur *Das Paar* gekleidet:

> Ihre grellen Züge reizen den Mann bis zu seiner Weißglut. Er ist mager und klein wie sie, aber kohlschwarz und summt sein Deutsch wie ein Rumäne oder ein Pole. Was ihm an Leidenschaft fehlt, ersetzt er durch großartige Gebärden. Sie soll zu ihm kommen. Sie wird sehen. Sie werden sich unterhalten. Er hat ein Klavier und einen schönen Teppich, sie ist auf nichts neugierig. Er singt gleichmäßig weiter. Keine Ablehnung beirrt ihn. Er erfindet die Geschichte von einem Mädchen, dem er eben den Laufpass gegeben hat, ihretwegen. Sie findet das unvorsichtig. Sie wird doch nicht mit ihm gehen. Die Mädchen sind kein Spielzeug. (...) Ihr Gesicht wird um ein Stück noch schmerzlicher. Demnach hat sie seine Mitteilung aufgeheitert. Er packt sie mit seinen schmalen Fingern am Kinn und blickt ihr mit Energie in die Augen. Sie entzieht sich ihm mit Verachtung. Er legt ihre Finger in seine Hand und leckt jeden einzelnen ab. Sie kümmert sich indessen nicht um ihn und runzelt die Augenbrauen über ein Bild, das ihr vorschwebt und in dem er bestimmt nicht vorkommt. [146]

„Sie findet das unvorsichtig“, schreibt Canetti. Und wie Recht seine Romanfigur damit hat. Wenn der Mann verliebt ist, sieht es schnell so aus, als habe er den Verstand verloren. Das ist wenig karrierefördernd und stört die Betriebsatmosphäre empfindlich – erst recht, wenn das auf dem Büro-Schreibtisch kopulierende Paar jeweils noch einen Ehepartner zu Hause auf der Wohnzimmer-Couch sitzen hat. Da kommen Konflikte auf die Liebesspieler zu, die kaum noch zu bewältigen sind. Doch selbst wenn die liebenden Kollegen ungebunden sind, ist das Stress-Potenzial allemal hoch.

Liebe am Arbeitsplatz bedeutet Konflikt am Arbeitsplatz. Eine Reihe von Veränderungen gehen mit der Beziehung einher: Auf der Strecke bleibt bei dieser Herzenssache – nicht selten gegen den Willen der Betroffenen – die Fähigkeit, sich auf die Vorgänge und Abläufe im Beruf konzentrieren zu können. Denn die nun folgenden Versteckspiele (vor den Kolleginnen und Kollegen) und Liebesspiele (mit dem neuen Partner) nehmen viel (Arbeits-)Zeit in Anspruch. Die Betroffenen versuchen ihre Beziehung zunächst nicht bekannt werden zu lassen und sind stark damit beschäftigt, ihr Verhältnis zu verschleiern. Das kostet Zeit, Energie und Ideen – die dem Unternehmen verloren gehen.

Das Paar fühlt sich naturgemäß zueinander hingezogen und vernachlässigt unter Umständen seine Aufgaben. Es telefoniert miteinander, es trifft sich in der Mittagspause und bei möglichst vielen anderen Gelegenheiten. Allein, dass jeder der beiden viele Minuten mit seinen Gedanken bei dem neuen Partner ist, führt dazu, dass der Arbeitseinsatz nachlässt. Das Verhalten der beiden irritiert obendrein Kolleginnen und Kollegen, die sich wiederum Gedanken machen. Zwangsläufig investieren dann auch die Kolleginnen und Kollegen Zeit in das neue Betriebsverhältnis, tuscheln angeregt über die Positionsbestimmung in der hauseigenen Liebeshierarchie. Und so sind auch sie im Job nicht mehr voll konzentriert bei der Sache.

Im fortgeschrittenen Stadium, wenn die erste Liebeswelle vorüber ist und die Ernüchterung sich wieder Raum verschafft hat, sehen auch die tolerantesten Kollegen die Liebe am Arbeitsplatz kritisch. So wird beispielsweise ein Personalchef, der mit einer Angestellten anbändelt, schnell mit einem Kassierer in der Bank verglichen, der in die eigene Kasse greift.

Je länger die Beziehung dauert, desto größer werden die privat-beruflichen Interferenzen im Betrieb. Die Betroffenen fühlen sich schuldig und merken schon bald, dass es unmöglich gelingt, ihren Zustand geheim zu halten. Bis dann die Katastrophe passiert und einer der beiden Liebenden das „Verhältnis“ am Arbeitsplatz beendet. Was – wissenschaftlich betrachtet – der Normalfall ist: Das Serotonin-Gleichgewicht ist bei Verliebten nämlich nur während eines überschaubaren Zeitraums von mehreren Wochen oder Monaten gestört. Sobald das Gefühl des Überschwangs vorbei ist, pendeln sich die Werte wieder im Normalbereich ein, genau so, als würde ein Zwangskranker medikamentös behandelt. Wenn dann nicht andere Werte wie etwa intellektuelle Gemeinsamkeiten oder gemeinsame Hobbys einen Ausgleich schaffen, ist die Beziehung – schade, schade, schade – am Ende.

Für den enttäuschten und von der neuen Entwicklung überraschten Liebespartner beginnt dann allerdings das Stadium der Lethargie: ein Zustand körperlicher und seelischer Trägheit, in dem das Interesse sowohl an privaten Aktivitäten wie auch an beruflichen Prozessen so weit erlahmt, dass er sich zu nichts mehr aufrafft. Liebeskummer eben. Der beste Tipp zur Vermeidung von Komplikationen am Arbeitsplatz ist sicherlich die strikte Enthaltsamkeit, auch wenn der Minirock noch so kurz, das Muskelspiel noch so erregend und die Versuchung noch so groß ist. Immerhin ist das eine Methode, die einem ganzen Berufsstand, den Priestern, die Glückseligkeit für das Arbeitsleben und bis in alle Ewigkeit gewährt. Warum sollten andere es nicht wenigstens acht Stunden am Tag schaffen?

78 Prozent sind gegen Liebe am Arbeitsplatz

Nicht alle teilen diese Ansicht. Nicht zuletzt, weil viele Beziehungen am Arbeitsplatz beginnen und nicht wenige auf diesen etwas anderen Start in den Job hoffen, plädieren manche Arbeitnehmer für die Liebe am Arbeitsplatz.

Damit stehen sie zwar nicht alleine, doch sie gehören einer Minderheit an: Für die meisten Deutschen sind Büro-Affären wie eine Liebelei mit dem Chef oder Sex unter Kollegen tabu.[147] 78 Prozent der Deutschen halten nichts von der Liebe am Arbeitsplatz, ergab eine Umfrage der Zeitschrift *Lisa*, nur 15 Prozent der Befragten hatten schon einmal eine Liebesbeziehung im Job. Bei fast jedem Zweiten wurde daraus allerdings sogar eine Partnerschaft. Nur neun Prozent der befragten Männer hatten sogar mit einer Vorgesetzten Sex. Als Grund für die Affäre gaben die meisten an, dass „ihre Stärke mich so angemacht hat“. Von den befragten Frauen haben sechs Prozent schon einmal mit ihrem Chef geschlafen. Nicht ganz so genau nehmen es die Deutschen mit dem Flirten am Arbeitsplatz. 24 Prozent der Männer und 15 Prozent der Frauen würden einen Flirt am Arbeitsplatz wagen. Der beste Ort dafür ist der Umfrage zufolge die Kantine, gefolgt von Flur und Schreibtisch.

Die Fraktion der Job-Lover bekommt vermutlich in Zukunft erheblichen Rückenwind, weil die Konjunktur schwächelt, Männer darum immer stärker von ihrem Job beansprucht werden und sich an Schreibtisch oder Werkbank immer stärker engagieren sollen, wenn ihnen ihr Arbeitsplatz lieb ist. Da bleibt weniger Zeit für das eigentliche Privatleben. Möglich ist aber auch, dass Privates wie Sex zum Beispiel einfach schneller erledigt wird. Erstes Anzeichen dafür ist vielleicht auch dieser Trend: Immer mehr Männer in Deutschland holen sich „den schnellen Sex-Kick aus dem Internet“: „Porno statt Partner“ heißt die Devise.[148] Rund 33 Prozent aller deutschen Männer steuern regelmäßig Internet-Sexsites an, und geschätzte 30.000 Deutsche sind bereits süchtig nach Web-Pornos.[149]

„Wir steuern auf eine Masturbationsgesellschaft zu“, warnt denn auch Deutschlands berühmtester Sexualaufklärer, Oswald Kolle, in der Frauenzeitschrift *Woman*. Durch das Internet habe Pornografie eine andere Qualität und vor allem Quantität bekommen, sie sei so leicht zugänglich wie nie. Oswald macht sich „Sorgen um Männer, die mit runtergelassener Hose vor dem PC sitzen, schnell per Mausklick ihre Befriedigung bekommen und kein Interesse mehr an Partnerschaft haben". Oder vielmehr: keine Zeit dafür. Kolle kennt Websites, die einen Orgasmus in 30 Sekunden versprechen. Solche Garantien gibt es im echten Leben selbstverständlich nicht. „Viele Männer verlieren das Interesse daran, auszugehen und zu verführen oder verführt zu werden", stellt Kolle fest, „warum sollten sie auch, wenn sie schon befriedigt sind".

Forscher der Universität Bonn bestätigen zwar nicht Kolles Thesen, liefern ihm jedoch Argumente, mit denen er seine Ansichten unterfüttern kann. So fanden sie heraus, dass sich 90 Prozent der Männer und 86 Prozent der Frauen regelmäßig selbst befriedigen.[150] Eine Untersuchung der Uni Hamburg verzeichnete in den vergangenen 30 Jahren bei Männern einen Anstieg von 22 Prozent, bei Frauen sogar um 50 Prozent.[151]

Ganz im Sinne Kolles argumentiert hingegen der Heidelberger Paartherapeut Ulrich Clement. Es sei illusorisch, sich in die Vorstellung zu retten, ungezügelte Web-Pornografie habe keinen Einfluss auf eine Beziehung, glaubt er. „Das Internet kann zu einem Fluchtbereich für Männer werden. Sie schaffen sich eine Welt jenseits der Partnerschaft." Und genießen sie bis zur Abhängigkeit.

In der Bundesrepublik sind etwa rund 500.000 Menschen sexsüchtig, schätzt der Psychotherapeut Kornelius Roth aus Bad Herrenalb.[152] Die *Deutsche Gesellschaft für Sexualforschung* meldete nach ihrer *2. Klinischen Tagung*, dass 75 Prozent der Betroffenen männlichen Geschlechts sind. „Die Sucht", heißt es, „ist gelernt, nicht angeboren".[153]

Hauptverursacher sind nach Meinung der Psychotherapeuten die Sexseiten und Sex-Chats im Internet. Wer also im Internet (da)zustößt, muss sich bewusst sein, dass aus seiner heimlichen Bildschirm-Nummer eine Sucht werden kann. Und die gilt dann als Krankheit und ist laut Werner Platz, Direktor der Klinik für Psychiatrie und Psychotherapie am Vivantes Humboldt-Klinikum in Berlin, behandlungsbedürftig. Inzwischen werden darum auch immer mehr Therapien angeboten, gründen sich immer mehr Selbsthilfegruppen. Die Rückfallquote, so Platz, sei wegen der frei zugänglichen Sex-Chats und der ungezügelten Web-Pornografie allerdings sehr hoch.[154]

„Sexsüchtige haben die Kontrolle über ihr Verhalten verloren, brauchen eine immer höhere Dosis und zeigen Entzugserscheinungen", berichtet Sabine Grüsser von der Berliner Universitätsklinik Charité, die eine Studie über Erotik-Junkies machte.[155] Bei den Betroffenen entdeckte sie ähnliche Verhaltensauffälligkeiten wie bei Drogensüchtigen: „Der psychotrope Effekt stellt sich durch biochemische Veränderungen im Körper ein, die durch bestimmte exzessive, belohnende Verhaltensweisen ausgelöst werden."

Wie Menschen im Internet Kontakt zu Sexualpartnern aufnehmen und sich mit diesen „unterhalten", notierten die Reporter Christiane Eichenberg und Ralf Ott im Magazins *c't*. Hier ein Auszug:

> SF27: wie sitzt du denn jetzt gerade da?
> _pepi_ : ich bin wirklich nackt. sitze auf dem sessel vorm Computer :)
> _pepi_ : bist du *wirklich* nackt ?
> SF27: nein !
> _pepi_: was hast du an ?
> SF27: pulli und unterhose.
> _pepi_: sonst nix ? kein BH oder sowas ?
> SF27: nein
> _pepi_: wie sieht die Unterhose aus ?
> SF27: schwarz. gerippt.
> _pepi_: was magst du besonders ?
> SF27: ziemlich wild. blümchensex ist nix :-)
> _pepi_: magst du fesseln ? ich mag es wenn du ordinär bist. (...)

pepi: Ich drücke deine Schamlippen leicht auseinander. du bist ganz rosa hier.
SF27: darf ich die unterhose ausziehen?
pepi: ja, zieh sie aus
SF27: sie liegt jetzt neben mir..., nackter Hintern auf dem Stuhl.
pepi: das ist gut. Leg mal deinen linken Zeigefinger zwischen deine Schamlippen, klopft es ?
SF27: du fragst aber intim ;-) *rotwerd*)
pepi: Was hast du da mit dem Zeigefinger gemacht ? Spürst mich in Dir? (...)
pepi: du bist SUPER ! Ich wollte dich zwischendurch einfach haben LIVE. Irgendwie passen wir gut zusammen.
SF27: wäre was, wenn man sich besamen könnte....wäre nun gerne bei Dir.
pepi: oh ja ... das wärs. Komm auf meinen Schoß :). [156]

Das Internet bietet auch für die wahre Liebe viel

Wortwechsel wie diese sind für Newcomer im World Wide Web gewöhnungsbedürfig. Surfer geraten auf ihren Trips durch Chat- und Privat-Räume gelegentlich in derartige Gesprächsrunden. Jeden Monat besuchen rund sieben Millionen Deutsche die Seiten „nur für Erwachsene“, das sind rund 25 Prozent aller Internet-Nutzer.[157] Seit Jahren führt ein Millionenheer im Internet ähnliche Gespräche und treibt sich dabei bis zum Höhepunkt – linke Hand auf der Tastatur, rechte am Geschlecht. Oder umgekehrt. „Cybersex ist beliebt, macht Spaß und schafft Lust“, resümieren die *c't*-Reporter in ihrem Bericht, „doch in der öffentlichen Diskussion über Sex im Internet erhitzen sich die Gemüter. Es herrscht keine Einigkeit, ob wir uns über die neuen Chancen unsere Lust auszuleben, freuen sollen oder ob wir Sorge haben müssen, durch den Cybersex zu einer Masturbationsgesellschaft zu degenerieren“.[158]

Das Internet als längster Strich und größte Kontaktbörse der Welt? Auf den ersten Blick sieht es so aus, als ob das Internet mehr Erotik als Pornografie bietet. Dabei werden Frauen mehr mit erotischen oder pornografischen Erzählungen und Männer vorbildlich mit Bildern und Videos stimuliert. Fest steht auch: Wer besondere sexuelle Vorlieben hat, lernt im Web leichter Gleichgesinnte kennen und knüpft schneller Kontakte als im wirklichen Leben. Nichts ist dem Cybersex fremd – da gibt es ein großes Warenangebot mit Bildern, Filmen und Ausstattungsstücken für Fetisch-, Sado- oder Maso-Freunde, Exhibitionisten oder Voyeure, für Transvestiten, Freunde von Gummistiefeln, Fäkalspielen oder Tieren.

Wer nicht schnellen Sex, sondern Liebe sucht, wird auch im Netz fündig. Die Partnervermittlungen haben nämlich virtuelle Dependancen eröffnet. Und bringen dort ziemlich erfolgreich Singles zusammen. Sie heißen zum Beispiel *all4love.de*, *liebe.de* oder *friendscout24.de*. Zu den erfolgreichen und Erfolg versprechenden Paar-Börsen gehört *Parship.de*, eine Internet-Plattform, die etwa mit dem Nachrichtenmagazin *Spiegel* und anderen renommierten Tageszeitungen zusammenarbeitet. Das System, nach dem sie Mann und Frau zusammenführen, wenden so oder so ähnlich die meisten Paar-Börsen an. Mit wenigen Schritten ist Mann bei der neuen Partnerin: Internet-Plattform auswählen, Anmeldung vornehmen, Psychotest machen, Auswahl treffen, Kontakte kritisch sortieren, Treffen vereinbaren – Glück haben und die richtige Frau kennen lernen.

Parship.de spricht – bei einem Monats-Abo-Preis von rund 30 Euro – von einer Erfolgsquote von knapp 35 Prozent: „Unsere Erfolgsquote variiert dabei je nach Geschlecht und Altersgruppe zwischen 31,1 und sensationellen 45,2 Prozent. Das ergeben die Rückmeldungen unserer Mitglieder nach Ende des Abonnements im Jahr 2004.“[159]

Ob die im Netz angebahnte Beziehung auch auf Dauer halte, meint *Parship.de*, darüber entscheide vor allem das

Zusammenspiel der Persönlichkeiten – etwas, das auf den ersten Blick nur schwer einzuschätzen ist. Wir ermöglichen die entscheidenden Einblicke schon im 1. Schritt: Mit dem wissenschaftlichen Parship-Test. (…) Der Parship-Test ist nicht einfach ein beliebiger Persönlichkeitstest, sondern wurde eigens für die Partnersuche entwickelt. Insgesamt 30 Merkmale, die die Qualität einer Zweierbeziehung bestimmen, werden erfasst. Verschlüsselte Fragenketten, Szenen- und Bildassoziationen gewährleisten, dass das Ergebnis eben mehr darstellt als eine möglichst vorteilhafte Selbstdarstellung.“

Warum diese virtuellen Kontakthöfe so wichtig sind? Weil der Single-Mann sonst kaum noch oder nur mühsam eine Frau findet. Die Parship-Single-Studie 2005 ergab, dass nur zwei von tausend Männern in den Tagen oder Wochen vor der Befragung zufällig jemanden getroffen hatte, mit dem er sich eine Partnerschaft hätte vorstellen können. 15 Prozent hatten sogar vor über einem Jahr ein letztes Erlebnis dieser Art. Bei den älteren Befragten liegt der Zeitpunkt des letzten Treffens mit Romantik-Potenzial tendenziell noch weiter zurück.[160]

Das führt uns gleich in doppelter Hinsicht an den Arbeitsplatz zurück. Erstens: Viele Menschen lernen keine potenziellen Liebespartner mehr kennen, weil sie viel zu viel arbeiten und nach der Arbeit zu müde sind, noch vor die Türe und baggern zu gehen. Zweitens: Weil so viele Leute nur noch arbeiten und kaum mehr vor die Türe gehen, begegnen immerhin 16 Prozent der Männer laut Statistik ihrer Traumfrau am Arbeitsplatz. Wo noch?

Nach der Statistik lernen 26 Prozent der Herren die Dame ihres Herzens bei Freunden und Bekannten kennen, 14 Prozent auf Partys und 12 Prozent in Diskos. Im Schlussfeld folgen noch Schule/Hochschule (7 Prozent), Sport/Fitness (6 Prozent), Urlaub (5 Prozent), Einkaufen (3 Prozent) und Kontaktanzeige (2 Prozent).[161]

Was für den suchenden Mann nichts anderes heißt, als Freunde zu animieren, Partys zu feiern oder mit ihm in die

Disko zu gehen. Wer dort oder auch am Arbeitplatz oder im Golf- oder Tennisclub keinen Erfolg hat, dem bleibt zumindest eine Hoffnung: Er kann eine alte Beziehung aufwärmen. Kein Witz: Ein Viertel der Deutschen hat Sex mit dem Ex-Partner.[162] Eine repräsentative Umfrage ergab, dass ein Viertel der Deutschen regelmäßig mit einem ehemaligen Partner in die Federn schlüpft. Bei den 30- bis 34-Jährigen sind es sogar 34 Prozent. Einige Zeit nach einer Trennung stellen die Ex-Partner fest, dass die Verflossene oder der Abgelegte wieder die gleiche Anziehungskraft ausübt wie früher. Das Hauptmotiv für den Mann ist: Spaß haben, ohne Verpflichtungen eingehen zu müssen. 43 Prozent der Männer geben an, dass sie Sex mit der Ex mit Unverbindlichkeit und Freiheit von Beziehungslasten verbinden. 35 Prozent der Frauen hingegen schätzen die gegenseitige Vertrautheit und genießen es, wenn der Sexpartner die Vorlieben im Bett bereits kennt.

Letzte Warnung für den Mann: Für zehn Prozent der Frauen hat der Sex mit dem Ex noch einen Grund: Sie versuchen auf diese Weise, die alte Beziehung wieder aufleben zu lassen.

Eine Frage, Herr Doktor

Wie verhalte ich mich richtig, wenn ich eine Frau kennen lerne?

Dafür gibt es kein Patentrezept, aber eine Umfrage des Männermagazins *Men's Health*[163] ist da doch recht hilfreich. Mit ein wenig Phantasie kann man nämlich aus den Antworten einiges für die Begegnung mit neuen Bekanntschaften lernen. Beim ersten Date sollte ein Mann weder zur Quasselstrippe mutieren noch über die eigenen Witze lachen. 73 Prozent der befragten Frauen mögen es nicht, wenn der Mann bei der ersten Verabredung ständig redet. Noch mehr Frauen, 82 Prozent, finden es auch nicht witzig, wenn er über seine eigenen Späße lacht. Auch sollte Mann beim ersten Mal unbedingt seine Hände bei sich halten und die Frau nicht ständig betatschen. Drei von vier Frauen reagieren darauf allergisch. 64 Prozent der Frauen können es nach der Studie nicht leiden, wenn er damit prahlt, wie gut er die Welt kennt. Auch das Thema Sex ist ein Lustkiller, und bei jeder zweiten Frau haben „Kreditkartenjongleure" schlechte Karten. Der beste Tipp, den man weiterreichen kann: Die meisten Frauen (84 Prozent) möchten nur eines: dass der Mann ihnen in die Augen schaut. Das wird doch noch zu schaffen sein!

Von Eifersucht bis Liebeskummer: Wenn Kopf und Körper verrückt spielen

„Eifersüchtig sein heißt: Nicht an seiner Frau, sondern an sich selbst zweifeln."

Honoré de Balzac

Eifersucht, Trennung, Desinteresse der Partnerin, fehlende Lust aufeinander – es gibt viele Krisen in einer Partnerschaft zu bestehen. Doch wie?

„In Sachen Beziehung wäre alles viel einfacher, wenn man eine Wühlmaus wäre", schreibt die Autorin Sonja Zekri, „einen Tag und eine Nacht lang paart sich das Mäusepaar, schätzungsweise zwei Dutzend Mal. Danach ist beiden klar: Sie bleiben ein Leben lang zusammen. Im Liebesrausch haben die Maus-Gehirne zwei jeweils unterschiedliche Stoffe ausgeschüttet, die das Paar auf ewig gegen alle Versuchungen immunisieren."[164]

Doch die menschliche Natur ist komplizierter. Da gibt es eben Untreue, Eifersucht, Zweifel und viele andere Hürden. Schon eine Frau kennen zu lernen bereitet ja vielen Männern erheblichen Stress. Was eigentlich pures Vergnügen sein sollte, mutiert zu einem riskanten Manöver mit ungewissem Ausgang. Die erste Begegnung mit einer Frau ist mit einer sehr kuriosen Prüfung zu vergleichen: Der Mann steht auf dem Prüfstand, muss sich bewähren, von seiner besten Seite zeigen und kennt dabei nicht einmal die Prüfungsfragen. Die ergeben sich erst während des Gesprächs mit der Frau – hoffentlich. Denn manchmal ist nach einem ersten Blick schon alles zu Ende. „Es hat eben nicht gefunkt", erzählt sie danach ihrer Freundin.

Der Unterschied zwischen einer Liebesprüfung und einer Prüfung besteht darin, dass man sich auf Letztere vorbereiten kann. „Stellen Sie sich die Prüfungssituation so konkret wie möglich vor", rät beispielsweise Rainer Holm-Hadulla, Professor für Psychotherapie an der Universität Heidelberg, „dadurch verliert sie an Bedrohlichkeit".[165] Unvorstellbar hingegen ist das erste, sagen wir: Dinner mit einer Frau. Man weiß einfach nie, was kommt. Und doch versichern Psychologen: alles eine Frage der Übung und der Technik.

Eifersucht ist ein echter Stimmungskiller

Die Übung sollte auch weiterhelfen, wenn Eifersucht ins Spiel kommt. Dennoch tun sich Eifersüchtige sehr schwer damit, ihren Argwohn abzulegen. Über 80 Prozent der Deutschen sind nach eigenem Bekunden eifersüchtig. Eifersucht ist der größte Stimmungskiller für Männer. Jeder hasst es, doch fast alle erliegen diesem mächtigen Gefühl. Und nicht nur das: Viele Männer sind nicht nur einfach eifersüchtig. Nein, sie sind schrecklich eifersüchtig. 28 Prozent der Männer bezeichnen sich selbst als extrem in dieser Beziehung.

„Eifersucht ist die große Angst vor dem Vergleich", sagt der Mannheimer Paartherapeut Rolf Merkle, „in der Therapie sagen alle Eifersüchtigen, dass sie selber wissen, dass ihr Verhalten unangemessen ist. Aber in den heiklen Momenten schränkt die Panik, den Partner verlieren zu können, das eigene Urteilsvermögen stark ein".[166]

Die Schriftstellerin Jacqueline Susan machte die Eifersucht auch in ihrem Roman *Die Liebesmaschine* zum Thema:

> Sie schmiegte sich an ihn. „Robin, war es mit vielen Mädchen anders?"
> „Nein – doch – ich weiß nicht."
> Seine Stimme klang schläfrig. „Bitte geh nicht von mir."
> Er zog sie an sich. „Versprich mir, daß du ... mich nie verläßt."
> Sie umarmte ihn. Jetzt! dachte sie. Nutze die Chance. Wirf ihn aus dem Bett. Sag Good bye, Nachrichtenmann! – Aber sie brachte es nicht fertig.

„Ich werde dich nie verlassen, Robin, ich schwöre es."
Er war schon halb im Schlaf. „Das sagst du nur so."
„Ich habe das noch zu keinem Mann gesagt. Ich verspreche es. Ich liebe dich."[167]

Ähnliche Szenen erleben Millionen Menschen tagtäglich. Niemand ist vor der eigenen Eifersucht oder der der Partnerin sicher. Sie überfällt einen wie ein gefährliches Virus. Selbst Ex-Beatle John Lennon wurde ihr Opfer und gestand in einem Song (*Jealous Guy*): „Ich habe innerlich gezittert. Es tut mir Leid, dass ich dich zum Weinen gebracht habe. Ich bin nur ein eifersüchtiger Kerl."

Männer werden nervös, weil die Freundin nach einem Treffen mit Freundinnen erst im Morgengrauen heimkehrt. Sie wittern in anonymen Anrufen den Konkurrenten. Hinter einem Wochenendausflug mit den Freundinnen der Ehefrau vermuten sie ein Liebeswochenende mit einem Nebenbuhler. Eine wichtige Ursache für die Eifersucht: Für 67 Prozent der Männer ist die sexuelle Untreue ihrer Partnerin das schlimmste Szenario.[168] Frauen finden das weniger schwerwiegend. Der kleine Unterschied ist eben größer, als man denkt.

„Nur Menschen mit übersteigertem Selbstwertgefühl fühlen sich ihres Partners völlig sicher", schreibt der amerikanische Psychologe David M. Buss, sie(Eifersucht) treibt uns dazu an, unsere Partner mit Taktiken wie erhöhter Wachsamkeit vom Herumstreunen abzuhalten – oder sie in der gleichen Absicht mit Zuneigung zu überschütten."[169] Ständige Eifersucht ist dagegen ein Ausdruck von geringem Selbstwertgefühl. Das Verhalten des Mannes kann dann so zerstörend sein, dass die Liebe daran zugrunde geht. Denn extrem Eifersüchtige scheuen auch nicht vor Gewaltmaßnahmen zurück oder verletzen die Privatsphäre der Frau: Da werden Fangfragen gestellt, in den privaten Unterlagen nach Hinweisen gesucht, regelrechte Observationen vorgenommen und Briefe, Mails und Anrufbeantworter kontrolliert. In Einzelfällen führt Eifersucht sogar zum Mord.

Dagegen scheinen manche Probleme im Bett geradezu als Lappalie. Sicher, der Mann will immer ein guter Liebhaber sein. Doch weiß er sehr genau, dass auch die deutsche Nationalmannschaft nicht jedes Spiel gewinnt. Wem es gelingt, seine Sexualität nicht als Leistungssport, sondern als Spaß zu betrachten, überspringt so manche niedrige Hürde – für die hohen sind ohnehin Ärzte zuständig.

Nicht selten haben Missstimmungen am Tisch und im Bett ihre Ursache in den unterschiedlichen Erwartungen der Geschlechter an eine Beziehung. Was einen Mann beispielsweise sexuell erregt, unterscheidet sich von dem, was eine Frau anmacht. Unglücklicherweise wird dieser Unterschied häufig missverstanden oder gar nicht erst beachtet.[170] Wie gesagt: nicht nur im Bett. Männer zeigen ihrer Partnerin ihre Liebe dadurch, dass sie mit ihr etwas unternehmen, finanziell für sie sorgen, Zeit mit ihr verbringen, spazieren gehen, fernsehen, ins Restaurant gehen, ihr Auto reparieren und Sex mit ihr haben. Frauen hingegen zeigen ihre Zuneigung durch Gespräche und persönliche Zuwendung. Der Schwerpunkt liegt auf der verbalen Kommunikation. Emotionale Intimität oder Nähe ist das wichtigste Ziel. Aufrichtig über seine Gefühle sein, offen sein und über die Beziehung sprechen – diese Dinge sind es, mit denen viele Frauen die Liebe zu ihrem Partner zeigen.

Männer dagegen haben schon in ihrer Jugend gelernt, wenig Worte zu machen, aber zu handeln. Männer spielen Ball, gehen angeln, arbeiten am Auto, mähen den Rasen. In unserer Kultur haben es die Männer nicht geübt, über Probleme zu reden. Dabei waren ihnen ihre Väter Vorbild.

Der Vaterforscher Heinz Kindler, Entwicklungspsychologe an der Universität Regensburg, entdeckte, dass sich Erwachsene ihren Partnern gegenüber genau so verhalten, wie sich ihre Väter ihnen gegenüber verhielten. Gibt sich Papa dem Sprössling gegenüber geduldig und zugewandt, fällt es dem später leichter, Freund oder Familie zu vertrauen und eine erfüllte Beziehung zu führen. Dagegen neigen Kinder unsensibler Väter dazu, sich ihren Partnern und Mitmenschen zu verschließen. „Wir waren selbst überrascht, wie stark sich das Vaterverhalten in der Entwicklung des Nachwuchses widerspiegelt“, sagt Kindler über das Ergebnis seiner Studie, bei der er das Verhalten von Eltern beobachtete.[171]

Frauen werden in unserer Gesellschaft vielfach dazu erzogen, mit Worten Beziehungen aufzubauen. Sie empfinden es häufig als wichtigsten Aspekt ihrer Beziehung, dass sie mit ihrem Partner über Probleme reden können. Frauen sind selten an Unterhaltungen über Autos, Sport oder ähnlichen Themen interessiert. Sie hinterfragen dagegen mehr die Gefühle und Gedanken hinter den Handlungen. Frauen hören es gerne, dass sie gerade dafür geschätzt werden oder dass ihre Hilfe willkommen ist. Männer betrachten das häufig als selbstverständlich und sehen wenig Anlass, bei diesen Dingen noch ins Detail zu gehen. Sie denken, dass Frauen das wissen sollten. Es nochmals ausdrücklich zu erwähnen, erscheint ihnen überflüssig – wo sie doch schon so viel getan haben, um ihre Liebe zu zeigen.

Liebeskummer verläuft in mehreren Phasen

Solange sich zwei Menschen lieben, ist jeder bereit, dem Bedürfnis des anderen entgegenzukommen. Oft gelingt das auch, ohne viel darüber zu reden (wobei Gespräche – Paartherapeuten werden nicht müde, dies zu betonen – immer helfen). Wenn die Liebe aber gestorben ist, wird es für beide sehr bitter. „Liebeskummer ist natürlich ganz, ganz schrecklich. Aber es ist auch ein Gefühl, das man nie vergisst, das sich einbrennt. Das alles ist immerhin ein Erlebnis: verliebt sein, Leiden, Liebeskummer, Chips und Schokolade in sich reinstopfen, flennen, alle Freundinnen vollquatschen, weil man nichts anderes tun kann – über den Typen hinwegkommen“, beschreibt die Berliner Schauspielerin Alexandra Neldel die Schmerzen.[172] So klingt es aus dem Mund einer Frau.

Und wie hört es sich aus dem Mund eines Mannes an? „Meine Bine hat mit mir Schluss gemacht. Irgendwie ist das schon ein anderes Gefühl, als wenn man selbst Schluss macht oder der Schluss sich so ergibt. Wir haben viel zusammen gemacht, sogar den Tanzkurs ... Aber jetzt hat sie einen anderen, und ich könnte nur heulen, sie fehlt mir so“, erzählt der 15-jährige Tim in einer Beratungsstelle von *Pro familia*. Die Experten für Beziehungsfragen trösten ihn so: „Es ist ein schlimmes Gefühl. Du fühlst Dich wahnsinnig einsam, das Selbstwertgefühl hat einen Knacks bekommen. Du hast das Gefühl, nie wieder glücklich sein zu können, die Welt um Dich herum scheint nur noch aus lauter verliebten Paaren zu bestehen und Du selbst ganz allein mittendrin. Wahrscheinlich fragen die anderen Dich, was mit Dir los ist. So ein Gespräch mit guten Freunden, Freundinnen oder auch den Eltern bringt Dir zwar Deine Liebe nicht zurück, aber vielleicht bringen sie Dich auf andere Gedanken, und Du kriegst so etwas Abstand und kannst die ganze Angelegenheit aus einem anderen Blickwinkel betrachten.“[173] Vermutlich waren es Frauen, die Tim da berieten. Jedenfalls klingt es ganz danach.

Mann leidet an Liebeskummer, weil er fürchtet, dass ihn seine Frau verlässt – oder weil sie tatsächlich schon fort ist. Jedes Jahr scheitern in Deutschland über 200.000 Ehen, und rund eine halbe Million Paare ohne Trauschein trennen sich. Liebeskummer gilt als eines der stressreichsten Ereignisse im Leben eines Menschen; nur der Tod eines Partners wird als noch härter empfunden.

Diese bösartige Erkrankung des Herzens erstreckt sich über mehrere Phasen. Zunächst versucht der Verlassene, sich über seinen Schmerz hinweg zu setzen, ganz nach dem Motto *Liebeskummer lohnt sich nicht, my Darling*. Panik und Gleichgültigkeit wechseln sich ab mit der Hoffnung, dass die Partnerin doch wieder zurückkehrt. In dieser Zeit suchen selbst Männer verstärkt das Gespräch mit Freunden, holen sich Trost und Rat. Das gilt auch noch für Schmerzphase zwei, die des völligen Gefühlschaos. In diesem Stadium hat auch der letzte begriffen: Sie ist weg, die Beziehung gescheitert. Das erfüllt den Verlassenen mit Sehnsucht, Angst, Schmerz und Wut, bisweilen sogar mit Hass.

Danach beginnt die Phase des Selbstmitleids, Niedergeschlagenheit macht sich breit. Manche können in dieser Phase nichts mehr essen, sind lustlos. Andere suchen ganz bewusst die Abwechslung, um sich zu zerstreuen. Vielen gelingt es, sich in die Arbeit zu stürzen, nur um nicht über Gefühle nachdenken zu müssen. Man macht Überstunden, kümmert sich um Sonderprojekte im Job. Ja, hier kann man sogar mit dem Erfolg im Beruf die Niederlage im Privatleben ein wenig wettmachen.

Erst wer auch diese Phase überstanden hat, hat die Chance, sich neu zu orientieren. Der dann langsam vom Liebeskummer Genesende entwickelt eine Distanz zum Ex-Partner, er hinterfragt die Beziehung, analysiert die Probleme – und akzeptiert letztlich die Trennung und verändert – wenn es gut läuft – sein Leben. Man besucht wieder Veranstaltungen, ordnet sein Privatleben neu oder treibt verstärkt Sport. Und dann ist man irgendwann auch wieder für eine neue Beziehung offen. Man flirtet, lässt sich auf ein neues Liebesabenteuer ein.

Liebeskummer ist allerdings – jeder weiß das – oft nicht von kurzer Dauer. Meist dauert es Wochen, gelegentlich auch Monate, bisweilen sogar Jahre, bis man seine Gefühlswelt wieder einigermaßen in Ordnung gebracht hat. Noch länger schmerzt das Herz, wenn man die Trauer am Anfang stark unterdrückt, den Liebeskummer zu ignorieren versucht hat.

Unglückliche seien damit getröstet, dass die Zeit auch gebrochene Herzen heilt. Den Heilungsprozess beschleunigen ganz sicher Gespräche mit Freunden oder die Lektüre eines einfühlsamen Ratgebers – der freilich auch nichts anderes kann, als Wege aufzuzeigen, die aus der Krise führen können. Wer indes das Gefühl hat, nach Monaten keinen Schritt weiter gekommenn zu sein, sollte fachärztlichen Rat suchen, etwa beim Paartherapeuten.

Frauen wissen sich bei Liebeskummer oft besser zu helfen als Männer. Grund genug für einen liebeskummerkranken Mann, sich einer Freundin anzuvertrauen. Wenn daraus mehr wird – und sei es auch für kurze Zeit – umso besser.

Eine Frage, Herr Doktor

Ich fühle mich in meiner Beziehung immer sehr unter Druck gesetzt und gestresst. Wie kommt das, was kann ich tun?

Wenn der Stress nicht auszuhalten oder zu bewältigen ist, sollte man mit dem Hausarzt sprechen oder einen Paartherapeuten aufsuchen. Gelegentlich helfen auch einfache Antistressprogramme, wie sie in der Literatur zu finden sind. Gemeinsam Sport zu treiben, Yoga oder ähnliche Kurse zu besuchen, und vor allem miteinander zu sprechen, hilft ebenfalls in vielen Fällen. Viele Menschen leiden unter Stress. Man unterscheidet verschiedene Stressarten: beispielsweise Erwartungs-, Nähe- und Distanz-, Rede- und Schweige- oder Psychostress. Stressauslöser sind oft andere Menschen und ihre Art, mit uns umzugehen. Erwartungsstress entsteht, wenn wir befürchten, dass wir Erwartungen nicht erfüllen können. Zum Beispiel als Ehemann oder Ehefrau verständnisvoll und zärtlich zu sein und dem anderen jede Stimmungslage von den Augen ablesen zu können. Auch Erwartungen an die eigene Sexualität gehören dazu. Nähe- und Distanzstress entsteht, wenn der Partner zum Beispiel Gefühlsschwankungen unterliegt, die man nicht nachvollziehen kann. Folge davon können Misstrauen, Unruhe und Unsicherheit sein. Es fällt immer schwer, eigene Gefühle und Stimmungen dem anderen offen mitzuteilen. Rede- und Schweigestress sind die Folge von oft tage- und wochenlang andauernder Stille in der Beziehung. Manche benutzen das als Mittel, um ihren Partner nach Streitigkeiten zu bestrafen. Erschöpfung, Kopfschmerzen und sogar Kreislaufstörungen können die Folge sein. Psychostress ist vielfältig und kann sich schon daraus entwickeln, wenn der Partner immer alles hinterfragt und analysiert, oder auch dort Probleme sieht, wo keine sind.

Von Liebe, Treue & Seitensprung: Jeder Fünfte träumt von einer anderen Frau

„Die einzigen glücklichen Menschen sind verheiratete Frauen mit allein stehenden Männern.“

Marlene Dietrich

Da stimmt doch was nicht. Stimmt. Jeder fünfte deutsche Mann träumt insgeheim von einem Seitensprung. Sieben Prozent verspüren sogar einen sehr starken Reiz, ihrer Partnerin untreu zu werden, wie das Internetportal *epicure.tv* in einer Umfrage ermitteln ließ.[174]

Der Seitensprung ist allerdings, um auch darauf gleich hinzuweisen, nicht die einzige erotische Verlockung außerhalb des heimischen Schlafzimmers: Swingerclubs üben auf jeden zehnten Befragten einen starken oder sehr starken Reiz aus, und ein Bordellbesuch ist für sechs Prozent eine Versuchung. Beim Cyber- oder Telefonsex dagegen haben die Jüngeren die Nase und anderes vorn. Sieben Prozent der jungen Männer, aber nur zwei Prozent der Älteren über 45 lassen sich durch erotische Erlebnisse im Internet oder am Telefon locken. Das ist denn auch nicht verwunderlich: Auf die Frage, was sie sich wünschen, gaben 37 Prozent der befragten Männer an: ein erotisches Abenteuer. Es folgten der Abenteuerurlaub mit 36 Prozent, die Weltumseglung mit 24 Prozent, Fallschirmspringen/Bungee-Jumping mit 16 Prozent, Überlebenstraining mit 15 Prozent, Marathon/Triathlon mit neun und Tripps mit Rauschmitteln mit einem Prozent.

Erst Sex, dann Abenteuerurlaub – Männer sind eben nicht gerade risikoscheu. Für die amouröse Affäre nimmt der Mann dann auch fast jedes Risiko in Kauf – auch das, die Ehefrau oder Lebensgefährtin zu verlieren. Nie waren die Scheidungsraten so hoch: In Deutschland lag die Scheidungsrate im Jahre 2003 bei 52 Prozent. Insgesamt 391.963 Ehen wurden geschlossen und immerhin 204.214 Ehen geschieden, und man kann sicher sein, dass in vielen Fällen vor dem „Aus“ für die Partnerschaft zumindest bei einem der Beteiligten bereits ein neuer Partner mit auf der Bettkante gesessen hat. Die Trennungsraten der Singles werden zwar nicht statistisch erfasst, aber auch hier dürften die „Scheidungsraten“ ähnlich hoch sein.

Warum ist nun der Mann, und um diesen geht es vorrangig in diesem Buch, so scharf darauf, in Nachbars Betten zu wildern? Vielleicht wegen des Gefühls und der Stimmungen, die mit dem Seitensprung einhergehen – solchen wie sie die Schriftstellerin Françoise Sagan in ihrem Roman *Chamade* beschreibt:

> Ihnen widerfuhr das, was einem Mann und einer Frau widerfährt, zwischen denen das Feuer aufflammt. Sehr schnell konnten sie sich nicht mehr besinnen, früher eine andere Lust gekannt zu haben, sie vergaßen die Grenzen ihres eigenen Leibes, und die Schranken der Schamhaftigkeit und der Kühnheit wurden unwirklich, eine wie die andere [...] Sie wußten auch, daß der Augenblick ungewöhnlich war und daß einem menschlichen Geschöpf nichts Besseres geschehen konnte, als seine Ergänzung zu entdecken. Unvorhergesehen und unausweichlich wurde nun aus ihrer physischen Leidenschaft, die eine Episode hätte bleiben können, eine richtige Liebesgeschichte.[175]

Wissenschaftlich betrachtet ist der Grund für einen Seitensprung recht ernüchternd: Meist geht ihm sexuelle Unzufriedenheit voraus. In einer Studie des Projekts *Theratalk*[176] am Institut für Psychologie der Universität Göttingen wurde untersucht, wie häufig sexuelle Unzufriedenheit in der Partnerschaft eine Rolle für den Seitensprung spielt. Befragt wurden 219 Männer und Frauen, die selbst untreu gewesen waren. Das Ergebnis: 76 Prozent der Männer und 84 Prozent der Frauen gaben an, dass sexuelle Defizite in der eigenen Partnerschaft bei ihrem Fremdgehen die Hauptrolle spielten. Sexuelle Unzufriedenheit war damit der häufigste Grund für den Seitensprung.[179] Die Mehrzahl der Befragten wünscht sich mehr Spontaneität (45 Prozent) und mehr Experimentierfreude (43 Prozent). Fantasievolleren Sex wünschen sich 38 Prozent der Deutschen. Und für 37 Prozent der Männer heißt die Lösung schlicht mehr Sex.

„Ein Seitensprung spielt in etwa jeder zweiten Paartherapie eine Rolle“, stellen die Mitarbeiter des Projekts *Theratalk* fest. Das macht die Problemlösung nicht einfacher, denn „eine Paartherapie nach einem Seitensprung ist in der Regel schwieriger und dauert länger als eine Paartherapie, bei der die Partner sich treu waren“.

Zu Hause Dr. Jekill, außer Haus Mr. Hyde

Ein Seitensprung zählt zu den schlimmsten Dramen, die eine Partnerschaft erleben kann – wenn er denn auffliegt. Doch selbst wenn er unter der (fremden) Decke bleibt, leidet die Partnerschaft zuweilen sehr stark darunter. Der untreue Partner kann die vielfältigen möglichen Folgen eines Seitensprungs im Voraus kaum absehen. Zu Hause ein Dr. Jekill, außerhäusig ein Mr. Hyde der Liebe – wie geht das? Häufig fällt es schwerer als erwartet, den Seitensprung zu vertuschen. Zudem erfordert er Opfer. Das schlechte Gewissen lässt sich nicht so leicht beruhigen und behindert das Gefühl für den anderen Partner. Nicht selten verliebt sich der Untreue in die andere Frau oder beginnt an seiner Partnerschaft zu zweifeln, die vor dem Seitensprung möglicherweise noch zu kitten gewesen wäre.

Fremdgehen belastet die Beziehung immens – insofern wäre es besser, es erst gar nicht so weit kommen zu lassen. Vorbeugung heißt die Devise, und die findet zu Hause statt. Wer sich nicht in Versuchung führen lassen will, sollte an der Beziehung arbeiten, sie verbessern. Auch und gerade im Bett. *Theratalk* hat dazu eine große Studie gemacht, an der 8.204 Männer und Frauen teilnahmen. „Das Ergebnis ist erschreckend: Im Mittel nimmt die sexuelle Zufriedenheit in den ersten 10 Jahren der Partnerschaft kontinuierlich ab und erholt sich dann nie wieder. So ist es nicht verwunderlich, wenn bei vielen Partnern eine Bereitschaft zu einem Seitensprung vorhanden ist."

Fest steht: Verbessert sich die sexuelle Zufriedenheit in der Partnerschaft, sinkt die Lust auf den Seitensprung. Der Seitensprung selbst wertet – entgegen landläufiger Meinung – die offizielle, feste Beziehung nicht auf und belebt sie auch nicht. Im Gegenteil. Die schlimmen Folgen sind für den, der fremdgeht, kaum abzusehen – vom quälenden Gewissen bis zur unglücklichen Verliebtheit in den Seitensprungpartner.[178]

Fremdgehen ist nicht etwa eine Frage des Alters. „Manchmal frage ich mich, warum Treue für mich eigentlich so etwas Schwieriges ist. Ich muss mir wohl eingestehen, dass ich in diesem Punkt von einem geradezu grenzenlosen Egoismus befallen bin", schreibt der Schlagersänger Udo Jürgens in seinem Schlüsselroman *Der Mann mit dem Fagott*[179]

Österreichs Bundespräsident Thomas Klestil, Opernstar Luciano Pavarotti und Rocksänger Mick Jagger sahen sich in reiferen Jahren nach einer anderem Frau um und begannen eine Affäre, die ihre langjährige Beziehung oder Ehe beendete. Diese Art zweiter Frühling älterer Männer kennen und fürchten Ehefrauen.

„Es gibt starke Hinweise darauf, dass Menschen nicht von Natur aus monogam sind", sagen die US-Forscher David Barash und Judith Lipton.[180] Barash, Professor für Psychologie an der University of Washington in Seattle, hält „Untreue für natürlich, Monogamie für unnatürlich. Das heißt nicht, dass

Ehebruch unvermeidbar wäre. (…) Aus evolutionärer Sicht erhöht die Aussicht auf zusätzliche Sexpartner die Chance auf Fortpflanzung. Alle Lebewesen streben nach reproduktivem Erfolg – selbst wir Menschen, auch wenn wir oft versuchen, ihn mit Verhütungsmitteln zu kontrollieren. Anfangs kann man ihn erhöhen, wenn man sich auf einen Partner konzentriert. Wenn man sich mit diesem Partner bereits vermehrt hat, ist es aber aussichtsreicher, sich nach anderen umzuschauen. Aus biologischer Sicht ist Ehebruch daher nicht überraschend."[181]

In Österreich gestanden in einer Umfrage rund drei Viertel der verheirateten Männer ein, schon einmal fremdgegangen zu sein.[182] Ältere Männer suchen in fremden Betten vor allem den Kick der Jugendlichkeit. „Ich habe eine Zeit lang mit ganz jungen Dingern geschlafen, nur um mir zu beweisen, dass ich als Mann noch attraktiv war und nicht zum alten Eisen gehörte" – das wird oft als Grund genannt. Die Kluft zwischen Anspruch und Wirklichkeit ist dabei besonders bei älteren Männern, die fremdgehen, nicht zu übersehen: Sie leiden unter erheblichem psychischen Stress. Einerseits müssen sie mit der jungen Partnerin „mithalten". Andererseits riskieren sie, die Geborgenheit ihrer langjährigen Ehe gerade im Alter zu verlieren. Die Männer mit den grauen Schläfen suchen beim Fremdgehen Bestätigung und das Gefühl, durch die junge Partnerin selbst wieder jung zu werden. Ehefrauen können ein Lied davon singen: Plötzlich zieht sich der Partner übertrieben jugendlich an, geht ins Fitnessstudio oder joggt.

Der neue Lebenswandel ist für den älteren Mann nicht ganz ungefährlich. Seitensprünge können für Männer sogar lebensgefährlich sein, ergab eine Studie des Zentrums für Rechtsmedizin an der Universität Frankfurt.[183] Die Mediziner hatten 60 Fälle analysiert, bei denen ein Partner beim Sex gestorben war. 56 Opfer waren Männer, die einem Herzinfarkt erlagen. Im Durchschnitt waren sie 59 Jahre alt: „Mehr als die Hälfte der Betroffenen erlebte ihr letztes Stündlein in den Armen einer Geliebten oder im Bordell. Nur jeder vierte Mann entschlummerte im Ehebett." Der Rest sei bei der Selbstbefriedigung gestorben. Die Rechtsmediziner hatten knapp 30.000 Obduktionen aus 30 Jahren durchforstet und waren dabei auf die 60 Todesfälle beim Sex gestoßen.

Guter Sex zu Hause schützt vor dem Seitensprung

Warum geht man fremd? Ganz sicher werden die meisten Männer schwach, wenn die Sünde offensiv lockt. „Die US-Psychologen Russel Clak und Elaine Hatfield schickten eine attraktive Frau ins Rennen, um die Probe aufs Exempel zu machen", schreibt der *Spiegel*. „Würdest du heute Abend mit mir schlafen?', hauchte die Schöne wildfremden Männern auf einem Uni-Campus ins Ohr. 75 Prozent der Männer waren sofort bereit, mit ihr zu gehen. Ein Großteil der restlichen 25 Prozent entschuldigte sich noch und führte etwa an, am Abend bereits eine andere Verabredung zu haben."[184]

75 Prozent der Seitenspringer, die Forscher der Abteilung für Sexualforschung an der Universität Hamburg[185] befragt hatten, gaben an, dass es sich einfach so ergeben habe. Genau so viele sprechen vom Reiz des Neuen. 80 Prozent fühlten sich sexuell angezogen. Verliebtheit war für 45 Prozent ein Grund, und für 14 Prozent war Liebe im Spiel, ehe sie sich auf den Seitensprung einließen. Weniger oft gaben Defizite in der bestehenden Partnerschaft den Ausschlag: 25 Prozent waren sexuell unbefriedigt, 22 Prozent zweifelten an der Partnerschaft, 19 Prozent waren unglücklich und 5 Prozent wollten sich an ihrem Partner rächen.

Die meisten werden nicht gezielt, sondern durch Zufall zum Fremdgänger. Die Hamburger Wissenschaftler kommen denn auch in ihrer Studie zu dem Fazit, dass sexuelle Treue in festen Beziehungen der Normalfall ist:

> Die Mehrheit der Menschen hat keinerlei Erfahrungen mit sexuellen Außenbeziehungen. Sexuelle Untreue

> bleibt, sofern sie überhaupt vorkommt, meistens sporadisch und temporär. Der Seitensprung ist typischerweise ein einmaliges Vorkommnis. Die allermeisten Menschen haben Sex nur in der festen Beziehung. (…) 90 Prozent der Männer und 95 Prozent der Frauen wünschen sich vom Partner Treue oder fordern sie sogar von ihm. Sie möchten auch selbst treu sein. Im Treuewunsch wie in der gelebten Treue unterscheiden sich die Generationen erstaunlich geringfügig. Liebe und Treue werden zusammen gedacht und zusammen gelebt – vor allem dann, wenn die Beziehung wirklich eine Liebesbeziehung ist. Dennoch hat sich etwas entscheidend geändert: Die Jüngeren sind in mehr und in kürzeren Beziehungen treu. Sie sind immer wieder oder seriell monogam. Ernüchternd oder erfreulich? Jedenfalls kann bei aller Liberalität und Aufgeschlossenheit von einer sexuellen Beliebigkeit nicht die Rede sein. Treue ist weder als langweilig, bieder, altmodisch zu belächeln, noch Untreue als Ausdruck einer libertären Norm zu feiern. Liebe und Leidenschaft haben zwar eine quantitative Seite, werden aber in erster Linie qualitativ empfunden – eben irgendwie ausschließlich und einmalig."

Wer trotz dieses wissenschaftlichen Plädoyers für die Treue am Mann zweifelt: Unter dem Strich stehen die Männer – zumindest in der Statistik – besser als die Frauen da: Frauen gehen häufiger fremd als Männer.[186] Und dann steht der Mann ganz besonders dumm da, so wie der Held in Tom Sharps Roman *Feine Familie*:

> „Sie wollen doch damit nicht andeuten, daß Professor Yapp mit Ihrer Frau geschlafen hat?", fragte Frederick hoffnungsvoll.
> Willy, dem dieser Unterton nicht entging, antwortete entsprechend. Sein Glas war leer. „Und ob. Ich hab' sie

erwischt, die beiden. Sie hatte nur das Nylonnachthemd an, das ich ihr vor zwei Jahren zu Weihnachten geschenkt habe, und sie war geschminkt und hatte grüne Lidschatten."

„Lidschatten?", sagte Mr. Parmiter. „Was zum Teufel macht sie mit Lidschatten?"

„Mich betrügen", sagte Willy, „was denn sonst? "[187]

Gewalt gegen Frauen ist immer noch ein Tabuthema

Auf Eifersucht und Seitensprung folgt immer wieder auch Gewalt. Zwar verbietet sie sich auch, wenn der Mann bitter enttäuscht wird. Und natürlich und zu Recht wird sie gesellschaftlich geächtet. Doch ändert dies nichts: Etliche Männer werden gewalttätig gegenüber ihren Frauen. Die sich dann hoffentlich aus der schlagenden Verbindung lösen. Nicht ohne Gefahr allerdings. „Wenn die Frau den Mann verlässt, ist sie einem erhöhten Risiko ausgesetzt. Das lässt sich einheitlich sowohl in Nordamerika als auch in Europa beobachten. Das Risiko entsteht durch erhöhte Gewalttätigkeit, und so ist die Wahrscheinlichkeit, vom Ehemann oder Partner schwer verletzt zu werden, nach der Trennung größer als in der vorangegangenen Beziehung", sagt Professor Gene Feder von der Queen Mary University in London.[188] Der Experte für eheliche Gewalt weiß auch, dass das Risiko, dass vor allem der Mann selbst nach einer Trennung noch Gewalt anwendet, „nicht nur für Tage oder Wochen besteht, es kann Monate oder Jahre anhalten. Der Mann sucht bisweilen nach Möglichkeiten, seine Ex-Frau oder Ex-Partnerin zu misshandeln. Wenn ich als Arzt mit einer Frau spreche, die misshandelt wird und einen Ausweg sucht, versuche ich ihr klarzumachen, dass eine Trennung ein wirkliches Risiko mit sich bringt und auf keinen Fall spontan ablaufen darf, ohne gründliche Planung. Denn das Risiko einer echten Verletzung ist zum Zeitpunkt der Trennung und innerhalb der nächsten Wochen und Monate sehr hoch. Das ist inzwischen allgemein anerkannt. In sämtlichen Weiterbildungen zur häuslichen Gewalt für Ärzte, Pflegepersonal und andere weisen wir immer mit Nachdruck auf diese gefährliche Zeit unmittelbar vor und nach der Trennung hin."

Gewalt in der Ehe ist ein großes Tabu. Nachbarn, die Gewaltszenen mitbekommen, verschließen Augen und Ohren. Schließlich mischt man sich nicht in die Privatsphäre anderer Leute ein. Ehemänner konnten sogar jahrelang ihre Frauen straffrei vergewaltigen – sooft sie ihr „männliches Verlangen" spürten. Erst seit 1997 gilt Vergewaltigung in der Ehe als Verbrechen, das strafrechtlich verfolgt wird. Auch heute noch sind viele Frauen finanziell von ihren Männern abhängig und zudem noch sozial isoliert. Das macht es dem Mann leichter, enormen Druck ausüben, damit die Anzeige zurückgenommen wird.

Das Bundesministerium für Familie, Senioren, Frauen und Jugend ließ 10.000 Frauen zwischen 16 und 85 Jahren befragen. Die Studie ist im September 2004 veröffentlicht worden. Ergebnis: „Bei den in der Untersuchung erfassten Formen von Gewalt konnten zum Teil erhebliche gesundheitliche und psychosoziale Folgen festgestellt werden. So haben 55 Prozent aller Frauen, die seit dem 16. Lebensjahr körperliche Gewalt erfahren haben, und 44 Prozent aller Frauen, die sexuelle Gewalt erfahren haben, körperliche Verletzungen aus Übergriffen davongetragen, die von blauen Flecken und Schmerzen im Körper bis hin zu Verstauchungen, offenen Wunden, Knochenbrüchen und Kopf-/Gesichtsverletzungen reichen. Bei jeweils einem Drittel der Frauen waren die Verletzungen so schwer, dass medizinische Hilfe in Anspruch genommen wurde."[189]

Die Folgekosten dieser ehelichen Gewalt sind für die Gesellschaft enorm hoch: Jährlich werden nach Angaben des Ministeriums für Soziales, Frauen, Familie und Gesundheit in Niedersachsen etwa 14,8 Milliarden Euro ausgegeben, um die Opfer von häuslicher Gewalt zu behandeln. Darin enthalten sind die Kosten für Justiz, Polizei, Arzt und Ausfallzeiten am Arbeitsplatz. Dazu kommen unter Umständen auch noch die Kosten für Therapien von Opfer und Schläger. Männern raten Fachleute schon vorher zur Therapie – sobald sie bei sich eine Gewaltbereitschaft feststellen.

Nicht zu unterschätzen ist auch die seelische Gewalt. Sich davor zu schützen, ist noch schwieriger und komplizierter. Wie können wir uns dagegen wehren, wenn uns unser Partner nicht ernst nimmt? Wenn er jede Gelegenheit nutzt, um uns eifersüchtig zu machen? Oder wenn wir uns zehnmal am Tag anhören müssen, wie gut sich andere Frauen anziehen oder was für ein toller Gesprächspartner unser Kollege N. ist? Der Strafende beabsichtigt, wie bei körperlicher Gewaltanwendung, dem Partner wehzutun und ihn seelisch zu verletzen. Eine Gemeinheit anhören zu müssen, innerlich immer wieder verunsichert zu werden und unerträgliche Spannung zu verspüren, kann stärker schmerzen und länger wehtun als eine kräftige und schallende Ohrfeige. Aber das interessiert denjenigen meist wenig, der versucht, sich von einer vermeintlichen Niederlage – als solche betrachtet er die Untreue der Partnerin – zu erholen.

Mancher Mann geht nicht fremd, nicht etwa, weil er nicht will, sondern weil sich ihm keine Gelegenheit bietet. Über einen Mangel an Gelegenheiten können Herren mit schönen Augen dagegen offenbar nicht klagen. Sie haben bei Frauen nämlich besonders viel Erfolg. 48 Prozent der Damen finden schöne Augen besonders anziehend und 34 Prozent lassen sich gern auf einen Mann mit schönen Zähnen ein.[190] Wenn Sie nun planen, Ihre Zahnreihen richten zu lassen, dann verstecken Sie vorher dieses Buch. Ihre Liebste könnte sonst misstrauisch werden.

Eine Frage, Herr Doktor

Wie ist ein Seitensprung moralisch zu bewerten?

Moral ist nicht in Stein gemeißelt, aber sie ermöglicht Orientierung und insofern hilft sie uns auch, eine Entscheidung zu treffen, wenn es um die Frage von Untreue geht. Allenthalben wird über den Werteverfall geklagt, der Seitensprung aber nicht mehr so streng beurteilt. Die hohen Scheidungsraten, denen oft eine Affäre des einen oder anderen voraus gegangen ist, haben sicher mit dazu geführt, dass Fremdgehen etwas von seiner Verwerflichkeit verloren hat.

Heute gibt es führende Politiker, die in vierter Ehe verheiratet sind. Früher hätten diese Männer nicht einmal bei einer Stadtverwaltung arbeiten können, ohne schief angesehen zu werden. Heute werden sie von Mehrheiten gewählt.

Letztlich ist diese Frage nur individuell zu beantworten. „Es gibt keine großen homogenen Gruppen mehr, die sich der gleichen Moral verpflichtet fühlen", sagt die Vorsitzende des *Arbeitskreises Umgangsformen international*, Inge Wolf.[191] Regeln sind nur noch für Teile der Gesellschaft verbindlich, etwa unter Gläubigen das Gebot „Du sollst nicht begehren deines nächsten Weib."

Wer sich daran halten möchte, soll das tun. Auch kann man sich an das moderne öffentliche Gewissen halten. Einer Allensbach-Umfrage zufolge finden 36 Prozent der Deutschen einen Seitensprung verwerflich; die 16- bis 29-Jährigen sind da sogar noch strenger (42 Prozent) als die Generation der über 60-Jährigen (34 Prozent).[192]

Wichtiger als Volkesstimme ist es jedoch, beim Seitensprung an die Gefühle des Partners zu denken. Wie viel Leid darf man einer Lebensgefährtin zumuten? Für jemanden, der Verantwortung für das Wohlbefinden der Partnerin übernimmt, gibt es eine klare Antwort.

IV. Lust

Von guten Ratschlägen & Stellungen: Lebenslanges Lernen auch im Bett

„Nein, sei der Mann auch weise, so entehrt ihn nicht, gern Rat zu hören und nicht allzu starr zu sein.“

Sophokles

Wenn ein Mann alle guten Ratschläge zur Sexualität beherzigen wollte, die in Medien und Bekannten- und Freundeskreis kursieren, hätte er viel zu tun und befände sich ständig im Sex-Stress. Die Fülle der Sextipps ist unüberschaubar, dieser ist einer der witzigsten:

> Zwei Männer unterhalten sich über Potenzschwierigkeiten im Alter. „Haben Sie schon mal Viagra probiert?“, fragt der eine.
> „Das brauche ich nicht. Mir hilft Schwarzbrot.“
> „Schwarzbrot? Vorher?“
> „Morgens, mittags und abends, einfaches Schwarzbrot. Das hilft fabelhaft!“
> „Im Ernst?“
> „Wenn ich es Ihnen sage!“
> Der andere geht sofort in eine Bäckerei und verlangt „Zehn Kilo Schwarzbrot“.
> „Zehn Kilo“, reagiert die Verkäuferin erstaunt, „da wird Ihnen doch die Hälfte hart.“
> „Dann nehme ich zwanzig Kilo“, sagt der Mann.

Spaß beiseite. Jeder Mann weiß, wie es geht. Doch ist es in der Sexualität wie im Beruf, auch hier gilt es, lebenslang zu lernen, sich fortzubilden und umzuschauen. Von den Erfahrungen anderer zu profitieren, schafft in jeder Beziehung einen Mehrwert. Nobody is perfect – und Männer, die auch in ihrer

Beziehung lernfähig sind, haben mehr Chancen auf ein ausgeglichenes, erfolgreiches Sexualleben. Dabei kommt es nicht darauf an, die Tipps der Experten und Therapeuten mit tierischem Ernst zu befolgen. Vielmehr kann man diese – sofern nicht eine Erkrankung vorliegt – gut abwandeln und auf die eigenen Bedürfnisse und Vorlieben zuschneidern. Denn so ganz unrecht hat der ehemalige französischen Politiker George Pompidou nicht: „Ein Ruin kann drei Ursachen haben: Frauen, Wetten oder die Befragung von Fachleuten."

Eine der wichtigsten Regeln lautet: Nichts geht über das Gefühl. Das Lifestyle-Magazin *Fit for Fun* stellte in einer repräsentativen Umfrage fest, dass das richtige „Feeling" für die Menschen das Wichtigste im Bett ist. 70 Prozent der Befragten fanden, dass nicht Technik oder Erfahrung, sondern „Gefühle für den Partner" das entscheidende Kriterium für guten Sex ist und für Qualität beim Liebesspiel sorgt.[193] Erst danach geht es um den richtigen Zeitpunkt, die richtige Technik oder ausreichend Erfahrung.

Das Aussehen der Frau ist dem Mann viel weniger wichtig, als sie sich das vorstellen kann. Nur für 19 Prozent der Männer hat das wirklich Bedeutung; im Gegensatz zu den Frauen, die verstärkt auf das Aussehen ihres Adonis achten. Jede Vierte legt darauf besonderen Wert. Sex-Spielzeuge oder ganz besonders raffinierte Stellungen dagegen haben – weit abgeschlagen – nur bei sieben Prozent der Befragten für die Qualität des Liebesakts eine Bedeutung.

Die Lust, aktiv etwas für besseren Sex zu tun, ist bei den Deutschen allerdings recht gering: Gut die Hälfte (51 Prozent) macht nichts, und nur 30 Prozent der Männer und 25 Prozent der Frauen kümmern sich zumindest gelegentlich um ein wenig Abwechslung. Viele bezweifeln, dass man einen besseren Umgang mit seiner Sexualität wirklich lernen kann. Nur 23 Prozent sind davon überzeugt, dass Weiterbildung auch auf diesem Gebiet helfen kann. Aber 17 Prozent der von *Fit for Fun* Befragten halten das grundsätzlich für unmöglich.

Manchmal sind es auch ganz simple Dinge, die guten Sex verhindern: So finden, im Gegensatz zu dem, was die Propheten künstlicher Körperformen suggerieren, die meisten Männer aufgespritzte Silikonlippen bei Frauen abstoßend. 95 Prozent bevorzugen eine natürliche Lippenform, ermittelte das Magazin *Men's Health* bei einer Umfrage unter 2.200 Teilnehmern.[194] Bei dieser Gelegenheit kamen auch noch gleich ein paar weitere Kusshindernisse heraus: Schlechte Zähne sind für 69 Prozent der Männer ein Grund, sich abzuwenden. Knoblauchgeruch, Raucheratem und ein Damenbart stoßen ebenfalls auf Widerwillen beim Mann.

Das sind gravierende Hindernisse. Denn der Mund ist schließlich mit 62 Prozentpunkten die Top-Kusszone, danach folgen Hals und Nacken mit 14 Prozent. Nur sieben Prozent der Männer – wirklich eine Überraschung – sind begeisterte Brustküsser.

Nur jede dritte Frau weiß, was der Mann beim Sex will

Unwissenheit sorgt in den Beziehungen für die meisten Probleme. Man weiß zu wenig über Sexualität, und man spricht nicht darüber. Männer haben ohnehin keine großen Vorkenntnisse, und die Frauen verraten ihnen nicht viel.

Nicht einmal jeder zweite Mann kennt die sexuellen Wünsche seiner Partnerin, nur jede dritte Frau kennt die des Partners.[195] Das führt dazu, dass die sexuelle Unzufriedenheit den Spitzenplatz in der Partnerschafts-Problemstatistik belegt. Im Rahmen des bereits erwähnten Projekts *Theratalk* ergab eine Studie mit mehr als 51.000 teilnehmenden Männern und Frauen, dass jeder zweite Mann sexuell unzufrieden ist. Sexuelle Probleme sind jedoch kein Problem des Einzelnen, sondern beider Partner.

Ein Problem ist, dass sich ein nicht befriedigter Partner nicht einfach einen Ausgleich außerhalb der Beziehung verschaffen kann. Was bei einem Hobby möglich ist, beispielsweise Golf oder Tennis mit einer anderen Person zu spielen, oder sich gemeinsam mit anderen in der Volkshochschule in seiner Lieblingssprache weiterzubilden, ist beim Sex nicht möglich. Sex ist exklusiv für den festen Partner reserviert – zumindest ist das die Norm, wenn der Seitensprung oder der „flotte Dreier" nicht zum Standardprogramm gehören. Auch ist Sex für die meisten ein besonders sensibler Bereich, über den Treue definiert wird und der deshalb nicht einfach durch Sex außerhalb der Partnerschaft ersetzt werden kann, ohne die Partnerschaft dadurch massiv zu gefährden.

„Therapeutische Konzepte gibt es im sexuellen Bereich hauptsächlich für die so genannten sexuellen Funktionsstörungen wie beispielsweise Erektionsstörungen oder Vaginismus. Hierauf konzentriert sich auch die Therapieforschung. Die Probleme der Mehrzahl der Paare werden jedoch vernachlässigt, denn sexuelle Funktionsstörungen stellen nur einen Bruchteil der sexuellen Probleme in Partnerschaften dar", stellen die Mitarbeiter von *Theratalk* fest, „aber selbst wenn therapeutische Konzepte für die Behandlung sexueller Unzufriedenheit viel weiter verbreitet wären, würden sie wahrscheinlich nur von einem kleinen Teil der betroffenen Paare genutzt. Denn dem Weg zum Therapeuten steht eine sehr hohe Schamgrenze entgegen, sodass nur die wenigsten Paare mit sexuellen Problemen einen Therapeuten aufsuchen. Und wer die Schamgrenze überwindet, steht vor dem nächsten Problem: Durch eine Therapie entstehen hohe Kosten, die nur im Fall ‚anerkannter sexueller Funktionsstörungen' von den Krankenkassen übernommen werden können. Therapie ist somit auch aus finanziellen Gründen ein hochschwelliges Angebot – ein Privileg für die Wenigen, die es sich leisten können. Ein gutes und kostengünstiges Angebot für die Mehrzahl der Paare, bei dem nicht erst die eigene Scham überwunden werden muss, fehlte bislang."[196]

Wenn das so ist, bleibt den meisten ohnehin nichts anderes übrig, als selbst das Beste aus ihrer Sexualität zu machen.

Learning by Doing, beispielsweise. Das Wissen über die sexuellen Wünsche des Partners spielt eine ebenso zentrale Rolle für die sexuelle Zufriedenheit wie die Bereitschaft, diese zu erfüllen. Ein bedeutender Anteil der Probleme mit wenigem, unbefriedigendem oder fehlendem Sex führen die *Theratalk*-Experten auf bloße Wissenslücken zurück. Anders als in der Öffentlichkeit, wo Sex ständig in Medien und Werbung präsent ist, wird in Partnerschaften über kaum etwas anderes so viel geschwiegen wie über die eigenen sexuellen Wünsche. Hier liegt die Schamgrenze so hoch, dass der immer wieder gern gegebene Tipp, über sexuelle Wünsche zu reden, regelmäßig auf taube Ohren stößt. Die Furcht, vom Partner abgelehnt oder für abnormal gehalten zu werden, ist und bleibt groß. Daran ändert auch ein guter Rat nichts.[197]

Männer lassen lieben und lieben die Romantik

Aus dem Überangebot sexualtherapeutischer Tipps und Ratschläge sowie aus Sex-Umfragen lassen sich eine Reihe von Regeln ableiten, an die man sich sicherlich nicht strikt halten sollte, mit denen man aber gut und gerne spielerisch umgehen kann:

Regel Nr. 1: Zweimal ist normal

Ein- bis zweimal Sex pro Woche ist „normal". Die Häufigkeit hat nichts mit Qualität zu tun: Sex hat man schließlich aus Lust und nicht aus Pflichtgefühl. Schon vermehrter Stress im Alltag genügt, um die sexuellen Bedürfnisse zeitweise zu mindern. Was man sich klar machen sollte: Seltener Sex bedeutet weder, dass die Beziehung schlechter wird, noch dass man für den Partner weniger attraktiv ist als früher[198]. In der Regel nimmt die Häufigkeit sexueller Kontakte im Alter ab, nicht jedoch das Bedürfnis nach Zärtlichkeit und Sexualität. Vor allem Männer im Seniorenalter müssen mit größeren Veränderungen rechnen. Ihre Erregung läuft mit zunehmenden Lebensjahren zumeist langsamer ab.

Regel Nr. 2: Romantisch sein

Die erfolgreichste Methode ist ganz traditionell: Jemandem offen und direkt den Hof zu machen, ist zum Beispiel die am dritthäufigsten genannte Strategie. Und die besten Chancen hat weiterhin der Typ Cary Grant: Romantiker und Charmeure bleiben die erfolgreichsten Verführer.[199] Nach Jahren des Macho-Gehabes beispielsweise, dem eine Flower-Power-Bewegung am männlichen Glied gefolgt war, haben jetzt die Geweihträger ausgedient. „Der Draufgänger ist ein Auslaufmodell der Evolution, haben Wissenschaftler festgestellt. Die sanften Helden erobern Frauen, und zwar mit subtilen Signalen“, schrieb Autor Sebastian Herrmann im *Spiegel*.[200]

Regel Nr. 3: Sex in jedem Alter

„Die Sexualität des Menschen verändert sich zwar mit den Jahren, aber sie bleibt auch im Alter genauso vielschichtig und individuell unterschiedlich wie bei jungen Menschen“, sagt der Diplomsoziologe Carsten Brandenberg aus der Memory-Clinic des Elisabeth-Krankenhauses Essen. „Umfragen belegen: Sex – egal wie jeder einzelne ihn auslebt – spielt auch in der zweiten Lebenshälfte für die Mehrheit eine wichtige Rolle.“[201]

Regel Nr. 4: Haltung bewahren

Bei der Verführung geht es nicht allein nur um äußere Attraktivität, sondern mehr noch darum, wie man seinen Körper einsetzt. Auf die Frage nach dem wirksamsten körperlichen Reiz nannten 24 Prozent die Haltung, 19 Prozent einen leidenschaftlichen Blick und 15 Prozent eine sanfte Berührung.[202]

Regel Nr. 5: Das richtige Drumherum

Wer verführen möchte, sollte auch für das passende Ambiente sorgen. Kerzenschein und romantische Musik brachten zwar schon Deutschlands Großeltern in Stimmung, aber die Wirkung verfehlen diese Beigaben auch bei jüngeren Generationen nicht. Besonders Einfallsreiche schmücken allerdings heute die Badewannenränder mit dem Licht von 100 kleinen Kerzen, und mancher Mann singt der Angebeteten sogar an der Computer-Karaoke-Anlage ein Ständchen: O sole mio … Besonders effektiv ist nach wie vor der Champagner. An zweiter Stelle auf der Skala der verführerischen Genüsse landeten bei einer Umfrage Erdbeeren mit Schlagsahne.[203]

Regel Nr. 6: Von Liebe sprechen

Die meisten Frauen wollen einen Partner, der „Ich liebe Dich" sagen kann.[204] Nichts sollte darum einen Mann davon abhalten, seiner Partnerin diese Freude zu machen. Viele Männer verstehen nicht, dass es wichtig ist, mit ihrem Partner auf diese einfache Weise zu kommunizieren. Der Grund: Männer und Frauen sind nicht nur körperlich unterschiedlich. Viele Frauen wollen, dass ihr Partner aufrichtig, offen, ehrlich und rücksichtsvoll ist, und sie empfinden es als wichtig, dass ihnen der Partner seine Liebe gesteht. Das fällt den meisten Männern nicht leicht, und leider fällt es vielen Frauen wiederum schwer, ihre Wünsche auszusprechen. Doch ein Paar schafft schon allein dadurch eine besondere Nähe und Intimität, wenn es einmal die körperlichen Aspekte in den Hintergrund treten lässt, und miteinander nur redet. Das ist gerade dann wichtig, wenn man sexuelle Probleme miteinander hat.

Regel Nr. 7: Auf ihre Wünsche eingehen

Aus manchen Umfragen kann man gut ableiten, wie sich der Mann verhalten sollte oder könnte, um seine Beziehung zur Frau zu verbessern. Jede vierte Frau sorgt sich beispielsweise, dass der Mann ihren Körper nicht attraktiv genug findet. Die wenigsten Frauen können sich vorstellen, dass Männer ähnlich denken wie der Schriftsteller Nick Hornby und verstehen, „dass nicht jede die Brüste von Bardot, den Nacken von Jamie Lee Curtis oder den Hintern von Felicity Kendall hat, und es macht uns nicht das Geringste aus“. Jede zweite Frau traut sich nicht, dem Partner zu sagen, was sie beim Sex möchte – also soll er sie fragen. 37 Prozent sorgen sich, den Mann nicht perfekt zu befriedigen; er kann doch sagen, was er möchte und wie er es möchte. So manche Frau fürchtet auch, dass sie beim Sex zu laut oder zu leise ist – vielleicht kann er den Ton angeben?[205] Sollte die Frau aber so selbstbewusst und aktiv sein wie die Heldin im Bestseller *Fräulein Smillas Gespür für Schnee* von Peter Høeg, dann sollte er sie gewähren lassen und genießen: „Wir stehen im Schlafzimmer und ziehen uns gegenseitig aus. Er hat eine leichte, tastende Brutalität, die mich mehrmals denken läßt, daß es mich diesmal den Verstand kosten wird. In unserem heraufdämmernden gegenseitigen Verständnis bringe ich ihn dazu, den kleinen Spalt der Eichel zu öffnen, so daß ich die Klitoris einführen und ihn vögeln kann.“[206]

Regel Nr. 8: Am liebsten klassisch

Es gibt unzählige Stellungen beim Sex. Experimentierfreudige Paare sollten sich darum nicht zurückhalten und alles ausprobieren. Auf der sicheren Seite liegt Mann aus dem Blickwinkel der Frau mit der klassischen Missionarsstellung, also oben (45 Prozent) oder mit der Hock- oder Reiterstellung (41 Prozent). Erst weit abgeschlagen auf der Beliebtheitsskala folgen die Hündchenstellung (7 Prozent) und die Löffelchenstellung (5 Prozent). Den meisten Frauen reicht die einfache Penetration, nur 16 Prozent der Frauen möchten noch mit der Hand und zehn Prozent mit dem Mund stimuliert werden. Die meisten Frauen sind mit Sex von der Länge eines Kurzfilms zufrieden, nur jede Zehnte schafft bis zu 60 Minuten.[207]

Regel Nr. 9: Mal unten, mal oben

Deutsche Männer sind einer Umfrage zufolge Genießer im Bett und überlassen die Initiative gern den Frauen. Für 73 Prozent der Männer ist es das Erotischste, wenn ihre Partnerin sie mit dem Mund befriedigt. Nur 37 Prozent der Befragten möchten die Kontrolle behalten und bevorzugen die Missionarsstellung.[208]

Regel Nr. 10: Kurz und heftig

Begeisterung für kurzen und heftigen Sex ist auch eine Frage des Alters. Während 42 Prozent der Männer bis 39 Jahre ihre Freude an schnellem Sex bekennen, sind es bei den 40- bis 65-Jährigen nur 34 Prozent. Die meisten Männer zeigen laut Umfrage wenig Experimentierfreude im Bett. Nur jeder Vierte findet Sex spannend, wenn etwas Neues ausprobiert wird.

Regel Nr. 11: Küssen ohne Schminke

Männer lieben es, einen ungeschminkten Mund zu küssen. Den Lippenstift sollten Frauen vor einem Date künftig in der Handtasche lassen. Denn über ein Drittel aller Männer sagen: Nichts ist erotischer als natürliche, ungeschminkte Lippen (37 Prozent). Heiße Küsse mit rotem Lippenstift mögen dagegen nur 19 Prozent.[209] „Ein Kuss ist immer eine zärtliche Annäherung an einen anderen Menschen“, meint Diplom-Psychologin Sybille Weber. „Ein guter, sensibler Liebhaber wird deshalb stets versuchen herauszufinden, was dem Partner beim Küssen gefällt.“ Laut Weber wird man ein guter Küsser, wenn man immer wieder etwas Neues ausprobiert, „sei es die Art und Weise zu küssen oder auch die Entdeckung küssenswerter Körperzonen“.[210]

Regel Nr. 12: Knutschen gerne überall

Jeder fünfte Deutsche würde am liebsten vor einem prasselnden Feuer kuscheln, doch wenn ein Herrenzimmer mit Kamin nicht gerade gerichtet ist, macht das auch nichts: Mit dem richtigen Partner ist überall der ideale Ort zum Küssen, sagen mehr als die Hälfte der Befragten. Der Durex-Sexreport fand genau heraus, wo es Frauen besonders mögen (würden). Die Hitliste: 1. Strand, 2. Whirlpool, 3. Wald, 4. Park, 5. Tisch, 6. Auto, 7. Pool, 8. Flugzeug, 9. Büro und 10. auf der Treppe.[211] Knien mögen Frauen offensichtlich nicht so gern – schon die Schauspielerin Jan Sterling klagte ja in dem Kinofilm *Reporter des Satans*: „Ich gehe nicht gern in die Kirche. Knien zerknittert meine Nylons."

Regel Nr. 13: Sexspielzeug benutzen

Wenn Männer hinsehen, was Frauen beim Sex schon alles ausprobiert haben, wissen sie auch, was sie sich demnächst anschaffen können. Immerhin 63 Prozent der Frauen probierten schon Sexspielzeug aus, mehr als jede zweite Frau sah sich gemeinsam mit dem Partner einen Porno an, 19 Prozent machten es an einem öffentlichen Ort, 8 Prozent filmten sich beim Sex, nicht ganz so viele Frauen machten Bekanntschaft mit Anal- und Sadomaso-Sex und Sex zu Dritt.[212]

Regel Nr. 14: Einfach alles andere vergessen …

Ganz gleich, mit welchen Gefühlen man zum Sex antritt und welche Stellung man bevorzugt – das Wichtigste, was einem beim Sex passieren sollte, hat der Schriftsteller Nick Hornby in seinem Roman *High Fidelity* beschrieben:

> Was ich am Sex mag ist, daß ich mich darin völlig verlieren kann. Sex ist tatsächlich die ausfüllendste Aktivität, die ich als Erwachsener kennengelernt habe. Als Kind kannte ich diese Empfindung bei allen möglichen Dingen ... bei Mekkano, dem *Dschungelbuch*, *Biggles*, *Solo für O.N.K.E.L.*, den ABC-Minors ... ich konnte Ort, Zeit und jeden in meiner Gesellschaft darüber vergessen. Sex ist das einzig Vergleichbare, das ich als Erwachsener entdeckt habe. (...) Die ganze gräßliche Befangenheit,

die dem Sex vorausgeht, fällt von mir ab, und ich vergesse Ort und Zeit und ... ja, ich vergesse vorläufig, mit wem ich zusammen bin. Sex ist so ziemlich die einzige erwachsene Sache, die ich beherrsche. Das Verrückte ist, daß es zugleich auch die einzige Sache ist, bei der ich mich fühle wie ein Zehnjähriger.[213]

Für den Essener Diplomsoziologen Brandenberg gibt es keine allgemein gültigen Regeln für ein erfülltes Sexualleben. Er rät, dass jeder seine Wünsche selbst erkennen und versuchen sollte, sie sich zu erfüllen. Vor allem müsse man auch lernen, den Körper des Partners, der sich im Alter oder durch Krankheit verändert, zu akzeptieren. Dabei helfe, über seine Bedürfnisse und Wünsche miteinander zu sprechen: „Hauptsache ist doch, man hat Spaß bei dem, was man tut. Dem Vorspiel kommt im Alter eine besondere Bedeutung zu, da bei älteren Männern etwas mehr Zeit vergeht, bis sie eine ausreichende Erektion bekommen. Hilfsmittel oder Spielzeuge beim Liebesspiel zu verwenden ist nichts Anrüchiges. Und auch die Selbstbefriedigung bietet eine Möglichkeit, die Sexualität auszuleben.“[214]

Letztlich gilt die Regel: Nur nicht nervös machen lassen. Es gibt immer Männer, die glauben, im Bett Rekorde aufstellen zu müssen. Eine Garantie für ein besseres Sexualleben ist das nicht. Der Pornodarsteller Jon Dough befriedigte beispielsweise für den Titel *Der Welt glücklichster Mann* 101 Frauen hintereinander,[215] doch machte ihn das nicht zufriedener. Auch in der Kategorie „Längster Orgasmus“ kann der Normalverbraucher es ruhig bei durchschnittlich drei bis fünf Sekunden Länge belassen, selbst wenn Wissenschaftler festgestellt haben, dass manche Männer mit Hilfe ausgeklügelter Atemtechnik Höhepunkte von zehn oder mehr Sekunden erleben können. Der längste registrierte Penis – ein weiterer Rekord – kommt im erigierten Zustand auf 30 Zentimeter.

Noch besser zu wissen: Es gibt kaum Frauen, die damit ihr Vergnügen haben.[216]

Der Urlaub ist übrigens eine gute Zeit, um Neues im Bett auszuprobieren. Single-Männer sollten allerdings auch dann nicht unbedingt aufs Ganze gehen. Den meisten Frauen reicht es nämlich, wenn sie mit ihrer Männerbekanntschaft am Strand und in den Bergen ein wenig herumknutschen können. Im Gegensatz zu den Männern: Fast jeder Zweite erwartet von seiner Urlaubsbekanntschaft Sex bis zum Höhepunkt. Eine repräsentative Umfrage des Cora-Verlages ergab, dass für 69 Prozent der Frauen beim Urlaubsflirt Küsse und Schmetterlinge im Bauch ausreichen, während es für 45 Prozent der Männer auch gern bis zum Sex gehen kann.[217]

Eine Frage, Herr Doktor

Was tun beim Streit um Beziehung und Sex?

Nicht zu lange warten. Viele Paare warten zu lange, bis sie in die Beratung kommen, sagt der Braunschweiger Paarpsychologe Kurt Hahlweg.[218] Die Verletzungen säßen dann oft schon so tief, dass nicht mehr viel zu retten sei. Paare sollten über ihre Probleme reden, sobald sie in einer Beziehung auftauchen. Schweigen hilft nie weiter, oft wird das sogar von einem der Partner als Ablehnung interpretiert. Ob sich eine Krise bereits durch etwas Romantik oder nur mit fachlicher Hilfe überwinden lässt, hängt vor allem davon ab, wie die Partner miteinander umgehen und miteinander sprechen. Ist da eine Basis vorhanden, bestehen gute Aussichten, dass die Partner selbst mit den Problemen fertig werden.

Von Porno, Puff & Partnertausch: Die Angst vor Entdeckung und Entblößung

„Es gibt kein unglücklicheres Wesen unter der Sonne als einen Fetischisten, der sich nach einem Frauenschuh sehnt und mit einem ganzen Weib vorlieb nehmen muss."

Karl Kraus

Das also ist die offizielle Meinung der Deutschen: 53 Prozent halten Sadomaso-Praktiken, 52 Prozent Sex in der Öffentlichkeit, 43 Prozent Partnertausch, 39 Prozent Gruppensex, 35 Prozent Pornografie und sogar 11 Prozent Selbstbefriedigung für verwerflich.[219]

Die Deutschen sind nicht sehr tolerant, wenn es um sexuelle Eskapaden geht. Noch schlimmer ist es für sie zuzugeben, dass man sich beispielsweise Sexvideos ansieht oder gelegentlich bei einer Prostituierten vorbeischaut. Für den Mann kommt das der totalen Entblößung gleich und ist weitaus unangenehmer als die private Insolvenz oder von der Ehefrau verlassen zu werden. Porno, Puff und Partnertausch gehören für ihn noch immer in den schmutzigen Winkel seiner Gedankenwelt, in den keiner hineinschauen darf. Und wenn er an vermeintliche sexuelle Fehltritte denkt, stockt ihm das Herz und große Angst befällt ihn.

Dabei gehören Erotik, Pornografie und Bordelle nicht erst seit der sexuellen Revolution der 60er und 70er Jahre zum Mann, sondern von Anbeginn der Sittengeschichte. Und wer sich heute, zumindest vor sich selbst, zu seinen Leidenschaften bekennt, hat den größten Schritt in Richtung Selbstbehauptung und Selbstachtung gemacht. Nobelpreisträger Günter Grass hat es ganz offensichtlich geschafft. In *Schamlos* dichtet er:

> Wie Tiere / leckten wir uns / und fanden später – / satt und matt – / mit selbiger Zunge / zivil geordnete Wörter / einander die Welt zu erklären: / den Anstieg der Benzinpreise, / die Mängel im Rentensystem, / das Unbegreifliche / der letzten Beethoven-Quartette.[220]

Versteckspiele im Schatten der Lust sind jedoch noch immer stark verbreitet. Der Besuch in einem Bordell, die Bestellung eines Pornovideos per Katalog oder die Stippvisite in einem Erotikshop zählen für den Mann auch heute noch zu den großen Abenteuern seines Lebens, steht hinter allem doch die Furcht vor Entdeckung durch Nachbarn, Kollegen oder Partnerin. Kaum jemand hat die Verbote und Gebote seiner an Sexualität und Aufklärung armen Jugend verarbeitet. Kaum jemand ist so frei, sich den Herausforderungen unbeschwerter Sexualität zu stellen.

Dabei bricht in der Regel kein Staudamm, wenn dem Sex die Freiheit gelassen wird und der Mann zu seinen Bedürfnissen und Neigungen steht. Vielmehr führt das zu einer Vertiefung des Lebens- und Liebesgefühls, wenn er sich neben dem Gewohnten und Bewährten seinen meist doch kleinen Leidenschaften widmen darf. Mann muss es nur wagen: Erotikfilme, pornografische Fotografien und andere Anregungen öffnen der Phantasie den Weg zum Handeln.

Vielen wäre schon geholfen, wenn sie sich der erotischen Kunst öffnen würden. Sie ist – mehr noch als Pornografie – eine schöne Handlungsanweisung fürs Bett. Diese zurückhaltenden Entblößungen von Menschen fordern geradezu auf, den Vor-Bildern nachzueifern oder zumindest deren Abbildungen zu genießen. Popmusiker wie Madonna haben längst erkannt, dass sich über Erotik ein Publikum gewinnen lässt. Madonnas erotische Bühnenshows sind weltberühmt, ihr Bildband „Sex" wird zu Schwarzmarktpreisen gehandelt. Dort zeigt sich Madonna von ihrer erotischsten, manchmal allerdings auch pornografischen Seite in Bild – und Wort, von dem sie allerdings sagt, dass alles erfunden sei. Das Folgende zum Beispiel:

> Ihr Gesicht landete in seinem Schoß, und er streichelte ihr die Wangen. Sie trug kein Make-up, und sie hatte einen wohlgeformten Kopf – und einen ganz herrlichen Mund; ihn so nah an seiner Erektion zu haben war eine Qual. Als ob sie seine Gedanken lesen könnte, fuhr ihre Hand in ein Bein seiner Shorts, fand seinen Schwanz und führte ihn durch den offenen Schlitz in ihren Mund. Er schaute zu, wie sie lutschte. Ihre Nasenflügel blähten sich auf, während ihre Lippen an ihm saugten und ihn damit außer sich brachten. Noch nie hatte Shopping so viel Spaß gemacht.[221]

So wunderschön versaut, wie Madonna über Sex schreibt, und so direkt und erotisch, wie sie ihn (und sich) in ihrem Buch ablichtet, kann kaum ein Mann denken. Zumal die Ansichten der Menschen höchst unterschiedlich sind, wenn es um Erotik und Sex geht. Was für den einen noch interessant und anregend, ist für den anderen schlicht „Schweinkram".

Manche erotischen Bücher lösen sogar Krisen unter Literaturkritikern aus. Im Sommer 2000 kam es zu solch einer folgenreichen Krise beim *Literarischen Quartett.*[222] In der Sendung vom 30. Juli 2000 entzündete sich während der Diskussion um den erotischen Roman *Gefährliche Geliebte* von Haruki Murakami ein deftiger Streit. Sigrid Löffler zeigte sich vom „hirnerweichenden Vögeln" der Romanfigur Murakamis derart irritiert, dass sie das Buch als „literarisches Fastfood" abqualifizierte und ihm erbost die „rote Karte" zeigte. Für Marcel Reich-Ranicki und Hellmuth Karasek war Löfflers Ablehnung indes einmal mehr Indiz dafür, dass ihre Kollegin erotische Literatur grundsätzlich ablehne. „Damit stand der Vorwurf der Frigidität implizit im Raum, und Löffler war hiervon sichtlich betroffen", schrieb das renommierte Internetportal *Literaturkritik.de* des Instituts für Neuere deutsche Literatur und Medien an der Philipps-Universität Marburg, „nachdem der Streit noch außerhalb der Sendung weitergeführt und insbesondere von der Klatschpresse dankbar aufgenommen wurde, sah sich Sigrid Löffler gezwungen, das *Quartett* zu verlassen.“[223]

Ein anderes, nicht weniger renommiertes Internetportal, *Literaturcafé.de*, schrieb die Fortsetzung dieses Kritikerstreits. *Literaturcafé.de* brachte einige Zeit nach dem Krach Marcel Reich-Ranicki und Siegrid Löffler in einer Telefonkonferenz wieder zusammen. Die Unterhaltung drehte sich – wieder um Pornografie und erotische Literatur. Der Dialog:

> RR: Halt, Einspruch, Liebe. Wenn Sie Autoren und Titel zitieren, tun Sie das bitte korrekt. Der Verfasser dieses vorzüglichen Buchs heißt Murakami. Außerdem ist das Schnee von gestern. Darüber will ich nicht weiter diskutieren. Wissen Sie, was ich jetzt während meines Urlaubs lese? Ein gutes Buch, leider völlig verkannt: ‚Emmanuelle oder Die Schule der Lust' von der Arsan. Schlecht verfilmt, ich weiß, ich weiß. Aber können Sie mir einen guten Roman nennen, der einen kongenialen Regisseur gefunden hat?
> SL: Lieber Reich-Ranicki, das meinen Sie doch nicht im Ernst! Sie sprechen von Pornografie und nicht von Literatur! Ich hoffe doch sehr, dass Sie diesen Unterschied respektieren können. Wenn Sie nach erotischer Literatur dürsten, geschrieben von Frauen, kann ich Ihnen bessere Beispiele nennen.
> RR: Dann tun Sie das doch!
> SL: Johanna Spyri kennen Sie? Ihre *Heidi* wird oft als bloßes Kinder- und Jugendbuch missverstanden. Dabei stellt das erotische Spannungs- und Dreiecksverhältnis zwischen Klara Sesemann, dem Geißen-Peter und Heidi vieles in den Schatten, was heute reißerisch aufgemacht

als sexuell-literarischer Fastfood in den Regalen steht. Da wird Nähe, auch erotische Nähe, behutsam entwickelt, während dort bereits auf der ersten Seite kopuliert wird.
RR: Liebe Frau Löffler! Sie machen mich sprachlos. Was soll ich dazu noch sagen? [224]

Die Grenzen zwischen erotischer Literatur und Pornografie sind manchmal fließend, und auch die Experten stehen vor manchen Rätseln, wenn es um die Deutung deftiger Szenen geht. Wie schnell man ins falsche Fahrwasser geraten kann, davon wissen auch manche Prominente zu berichten. Da sah sich etwa der irische Fußballstar Colin Farrell mit privaten Sexfilmen konfrontiert, die seine Ex-Geliebte Nicole Narain, ein Playboy-Playmate, der Presse anbot.[225] Farrell erwirkte eine Einstweilige Verfügung gegen die Verbreitung des heißen Materials, weil er den Richter davon überzeugen konnte, dass die Filme mit seinen nicht ganz jugendfreien Aktivitäten seiner Karriere und seinem Ruf schaden würden. Andere fühlen sich in die falsche Ecke gedrängt, wie etwa die Schauspielerin Jessica Alba, die zu ihrer Vorliebe für Gelegenheits-Sex steht: „Ich glaube, man muss nicht in einer festen Beziehung leben, um mit jemandem intim zu sein. (…) Männer dürfen ihre wilden Seiten zeigen. Sie denken nicht zweimal nach, wenn sie am Montag mit dieser und am Dienstag mit jener zusammen sind. Aber wenn wir Frauen das tun, werden wir Huren genannt.“[226] Und auch die Sängerin Britney Spears zeigt gelegentlich mehr Fleisch, als es einem guten Ruf gut tut. Beispielsweise als sie sehr freizügig bei ihrem letzten Fotoshooting vor der Babypause als französisches Hausmädchen posierte: In kurzem Röckchen und Strapsen serviert sie ihrem Gatten eine Flasche Jack Daniels und setzt sich dann auf seinen Schoß.[227]

Sexshops gehören in die Edelzonen der Städte

Alles Erotik! Man muss heute gar nicht groß suchen, um angeregt zu werden. Und das ist auch gut so, denn 90 Prozent der Männer und 86 Prozent der Frauen befriedigen sich regelmäßig selbst. Womit? Die einen spulen ihre Porno- oder Erotikfilme im Kopf ab, andere träumen sich von Illustrierte zu Illustrierte und wieder andere suchen sich den Stoff, aus dem die scharfen Träume sind, in den Sexshops an der Ecke. Meist befinden sich die allerdings in den Schmuddellagen in Bahnhofsnähe oder dort, wo das Licht so dämmrig ist, dass die Besucher selbst tagsüber nicht vom Verkaufspersonal erkannt werden.

Das mag mit ein Grund sein, warum sich Männer davor scheuen, Erotikshops zu betreten. Das Schmuddelige, das schon der Standort anzeigt, paart sich eben mit den Moralvorstellungen der Zeitgenossen. Auch mögen sich nicht alle eingestehen, dass der Weg zum Glück mit Hilfsmitteln, und nicht immer nur allein aus eigener Kraft zurückgelegt werden kann. Städteplanern kommt die ehrenvolle Aufgabe zu, die Sexhops aus den Igitt-Winkeln herauszuholen und solchen Etablissements mehr Raum in den Edelzonen zu bieten. Neben Behörden und Ministerien beispielsweise, gegenüber einem Kunstmuseum etwa oder mitten in einem modernen Bürokomplex, damit man die Mittagspause abwechslungsreich gestalten kann. Auch sollten sich die Einrichter von Erotikshops an den Standards moderner Innenarchitektur orientieren und auf billiges Regalwerk verzichten. Denn solcherart Verkehrsgeschäfte haben es nicht verdient, an den Rand unserer Gesellschaft gedrängt zu werden, spielen doch Sex und Erotik in allen Gesellschaftsschichten eine dominierende Rolle für die Beziehungen zwischen Mann und Frau.

Das Angebot der Eros-Warenhäuser füllt dicke Kataloge und viele Seiten von Internet-Sexshops unter *Beate-Uhse.de* oder *Orion.de.* Die Spielzeuge für Mann und Frau, die Erotikshops anbieten, erfüllen wichtige Dienste in Deutschlands guten

(Schlaf-)Stuben. 38 Prozent der Deutschen lieben Reizwäsche, 27 Prozent greifen regelmäßig zu Gleitcreme und noch 15 Prozent mögen Handschellen und fesseln beim Sex[228]. Ein großer Markt der Lust. Da gibt es neben Dildos und künstlichen Penissen für die Frau die Latex-Kleidung für das Paar und eine Armada von lebensgroßen Plastikpuppen, die dem Mann in allen Variationen die künstliche Vagina hinhalten.

Dazu gibt es noch das Zubehör wie Öle und andere Stimulanzien, Sex-DVDs und Porno-Videos und nicht zu vergessen die Penispumpen, die ebenso für ordentliche Steifheit sorgen sollen wie Reizwäsche in puffigen Farben und „Electro-Sex": ein „Reizstrom-Gerät inklusive vielfältigem Zubehör", das von Herzschrittmacherträgern allerdings nicht benutzt werden darf.

Bei so viel Technik denkt man unwillkürlich, dass zum Sex auch der Werkzeugkasten gehören müsste, um im Notfall selbst Hand anlegen zu können und die Maschine wieder flott zu kriegen für den nächsten Orgasmus. Solches Sex-Hightech dient nur einem seit Jahrhunderten bekannten, simplen Zweck, den die strengen Kartografen menschlichen Lebens, die Lexikonschreiber, angemessen technisch beschreiben:

> Reizinstrumente, sexuelle: aus verschiedenen Materialien hergestellte Gegenstände, die beim Liebesakt die sexuelle Erregung und Lust zusätzlich steigern. Sie sind seit Jahrhunderten in vielen Völkern bekannt und in moderner Form auch heute noch gebräuchlich. Die vom Mann anzuwendenden R. dienen hauptsächlich dazu, das Glied zu verstärken und zu vergrößern. So werden z.B. bei einer aus Indonesien stammenden Sitte dem Jugendlichen kleine Kugeln in den vorher durchbohrten Penis eingesetzt und von Zeit zu Zeit gegen größere ausgetauscht, um eine möglichst große Reizfläche zu erreichen (Ampallang). In Japan kennt man etliche über den Penis zu stülpende Hüllen, die man als Kabutodama

> bezeichnet. Zu einer Sonderform gehört der Zuiki, ein heutzutage aus Plastik produzierter Ring, der über das Glied oder über einen Finger gezogen wird. An der Außenwand des Ringes befinden sich drehbare Kügelchen, die den Reibungseffekt verstärken. Ähnlichen Zwecken diente die in Polynesien gebräuchliche Penisinkrustation, bei der kleine Steine, Muscheln oder andere Gegenstände unter die Vorhaut geschoben werden, um dort einzuwachsen. Bei anderen Völkern war das Einsetzen von Reizstäben in den Penis üblich.[229]

Das Warenangebot der Pornoshops hat solche schmerzhaften Rituale zumindest hierzulande weitgehend überflüssig gemacht – es sei denn, der Schmerz soll die Lust steigern. Längst auch ist vielen Männern nichts mehr fremd, zumindest kennt man die unterschiedlichen Sexualpraktiken von Sadomaso bis zum Verspritzen von „Natursekt" aus *Sex and the City*. Und doch bleibt in den Wohnungen unserer bürgerlichen Gesellschaft die Pornografie der Renner – vermutlich auch deshalb, weil man sie jetzt anonym bei Internetbuchhändlern bestellen und so prima hinter Goethes Faust im Bücherregal oder ganz unten im Nachtschränkchen verstecken kann. Nur ahnungslose Unbefugte forschen gelegentlich nach heimlichen Schätzen in den Privaträumen, wie es der US-Autor David Forster Wallace in seiner Erzählung *Kleines Mädchen mit komischen Haaren* beschreibt:

> (…)meine Schwester und ich saßen am Schreibtisch im Zimmer meines Bruders und spielten, wobei wir in den unteren Schubladen des Schreibtischs auf diverse Heftchen mit erotischem Inhalt stießen, wo nämlich Männer und Frauen abgebildet waren, die den Geschlechtsakt vollzogen. Wir lasen diese Heftchen durch und betrachteten wie gesagt auch die entsprechenden Bilder mit lauter Männern, die ihren Penis in ein Loch zwischen

den Beinen von Frauen platzierten, worüber alle Beteiligten, Männer wie Frauen, recht glücklich zu sein schienen, jedenfalls sahen sie so aus.[230]

Puffgeschichten erschüttern die deutsche Nation

Das hat er nun davon, der Wegbereiter. Deutschlands berühmtestem Aufklärer, Oswald Kolle, sind die Geister unheimlich, die er rief: Seine Sorgen um „Männer, die mit heruntergelassener Hose vor dem PC sitzen, schnell per Mausklick ihre Befriedigung bekommen und kein Interesse mehr an Partnerschaft haben", wurden bereits ausführlich zitiert[231]. Letztlich ist es aber Kolle & Co. zu verdanken, dass sich die Industrie professionell um Mann und (Sex-)Markt kümmert und eine immer größere Schar von Bekennern und Anhängern befriedigt.

In der Literatur sind es meist die Männer, von denen die sexuellen Aktivitäten ausgehen. Und es sind meist die Literaten, nicht die Literatinnen, die eher mehr als weniger deftige Sexszenen beschreiben. Autorinnen wie die Französin Catherine Millet, die mit ihrer sexuellen Autobiografie (Zitat: „Éric will, dass wir Mädchen uns beide wichsen …") einen Literaturskandal provozierte, bilden die Ausnahme. Die Zeitung *Le Monde* schrieb begeistert: „Ein exzellentes Buch, ein verblüffendes Buch. Noch nie hat eine Frau das Wort ergriffen, um so über ihr sexuelles Leben zu erzählen."[232] Bevor Sie sich dieses Buch nun zulegen, sollten Sie wissen: Es geht darin – um Sex. Nicht mehr.

Porno, Puff und Partnertausch sind im Bewusstsein der Öffentlichkeit noch immer eine Domäne des Mannes. Wer ehrlich ist, muss sich eingestehen, dass der Mann nicht nur seine Freundin oder Ehefrau, sondern auch das Leben mit seinen Nutten liebt. Denen begegnet er während seines langen Lebens häufig – gelegentlich oder nie real, aber immer wieder in seinen Träumen, wo ihm die fremden Frauen dann erfüllen, was er im Alltagssex nicht bekommen kann.

Jeder dritte Mann geht in einen Puff, sagt die Statistik, auch wenn niemand da gewesen sein will. In unserer modernen, aufgeklärten Gesellschaft ist alles erlaubt – doch nur, solange es nicht öffentlich geschieht und niemand geschädigt wird. Beides wurde im Sommer 2005 den Managern eines großen Autokonzerns zum Verhängnis. Keine Gedanken machte sich die Öffentlichkeit, wie sich wohl die Frauen der Manager fühlten, als sie bei der täglichen Zeitungslektüre erfuhren, dass ihre Gatten Gäste im Bordell waren. Oder wie deren Kinder mit dem neuen Vaterbild zurechtkommen. In der medienstimulierten Öffentlichkeit wurde freilich nicht der Bordell-Sex zum Skandal, sondern dessen Vergütung. Denn das sicherlich fröhliche Treiben mit den Prostituierten endete angeblich stets mit einem tiefen Griff in die Portokasse; so etwas sorgt immer für bundesweite Schlagzeilen und Erschütterungen.

Die waren so groß, dass die sonst eher zurückhaltende Wochenzeitung *Die Zeit* unter der Überschrift „Sex bei Volkswagen. Deutschland normalisiert sich“ feststellte, dass die Puffgeschichte der Manager gewaltige Auswirkungen auf das Ansehen der Automarke hat:

> Das Imagedesaster, das die Enthüllungen über Korruption und Zuhälterei bei Volkswagen bedeuten, ist noch nicht annähernd begriffen. Mit ihm bricht ein ganzes deutsches Lügengebäude in sich zusammen, das den Vorrang der inneren gegenüber den äußeren Werten behauptet hatte und fest darauf vertraute, diese inneren Werte auch sichern zu können. VW hat niemals nur Autos, sondern zugleich ein Versprechen von Moral und Anstand verkauft, das exemplarisch in seiner Unternehmenskultur verwirklicht schien. Nichts zeigt die fatale Rückwirkung der Firmenaffäre auf die Produktpalette deutlicher, als dass dieser Tage zum ersten Mal öffentlich auch über die

> Qualitätsmängel der Autos gesprochen werden kann. Qualität war das Tabu schlechthin bei Volkswagen. Denn die Autos, denen es an Charme und Schönheit, sagen wir kurz: an Sexappeal überall mangelte, ließen sich zu dem geforderten Preis überhaupt nur über Qualität verkaufen.[233]

Die Verbitterung eines enttäuschten VW-Käufers ließe sich – so *Zeit*-Autor Jens Jessen in seinem grandiosen journalistischen Exkurs – nur ermessen, wenn man sie mit der Verbitterung einer Frau vergleiche, die den graumäusigen Ehemann, den sie seiner inneren Werte halber geheiratet hat, plötzlich mit einer Nutte im Bett entdeckt:

> Das aber ist der Fall von VW. Die ganze biedere, steifleinene Firma, die sich zu einem Tugendmodell für ganz Deutschland aufgeblasen hatte, ließ sich nur ertragen, solange sie die Zuverlässigkeit ihrer Autos verbürgte und als Unternehmen tatsächlich den Konflikt von Kapital und Arbeit ohne unerlaubte Schmiermittel löste. Ein VW Golf war über Jahrzehnte auch schon deswegen so etwas wie die Erstausstattung der braven Tochter, weil er zuverlässig verbarg, was an einem Auto schmutzig, gefährlich oder abenteuerlich sein konnte. Der Golf war das keusche Auto schlechthin; und dagegen sprachen auch die GTI-Versionen nicht. Sie sollten nur demonstrieren, dass der Sex, der vor der Ehe verboten war, nach der Trauung zumindest im Bereich des Vorstellbaren lag. Wer aber will seiner behüteten Tochter noch einen VW schenken oder gar von irgendeinem VW-inspirierten Arbeitsmarktmodell hören, wenn das Muster, was damit aufgerufen wird, schon lange nicht mehr die deutsche Ehe von Kapital und Arbeit, sondern ein portugiesisches Bordell ist?[234]

Der VW-Sex zog Kreise bis auf die Internetseiten von Deutschlands Porno-Pionierin Beate Uhse.[235] Besorgt fragten die Unterleibsspezialisten ihre Kundschaft: „Die Sexskandale unter Deutschlands Top-Managern weiten sich aus. Jeder Tag bringt neue Enthüllungen und pikante Details. Würden Sie Ihre geschäftlichen Entscheidungen / Meinungen durch Liebesdienste beeinflussen lassen?“ Dazu stellte man eine Reihe von Antworten im Internet zur Wahl: „1. Kommt auf die Frau / Frauen an, 2. Nein, auf gar keinen Fall, 3. Ja, warum nicht, 4. Ja, ist doch eh gängige Praxis, 5. Jein, aber Sexclub-Besuche sind bei Verhandlungen an der Tagesordnung.“

Autor Jens Jessen gibt in der *Zeit* darauf seine Antwort: „Vielleicht könnten auch sie lernen, dass sich das übliche Maß an Lasterhaftigkeit, das sie mit allen Menschen dieser Welt teilen, am besten mit Witz, Eleganz und einem ‚wohlbedachten Quantum an Leichtfertigkeit‘ (Stevenson) ertragen lässt.“[236]

Der Nutten-Skandal im Autokonzern ist ein gutes Beispiel, um den Umgang unserer Gesellschaft mit der Prostitution zu beschreiben: Mann darf, aber bitte diskret und – zumindest offiziell – immer auf eigene Rechnung. Wer als Spesen- oder besser als Nuttenritter auf Firmenkosten auffliegt, fällt dagegen in ein tieferes Loch als jemand, der verbotene Waffengeschäfte mit afrikanischen Diktatoren macht oder der Deutschland und seine Bürger betrügt, indem er Parteispenden nicht deklariert und an der Steuer vorbeimogelt.

Für Friedrich Engels war Prostitution mehr als käuflicher Sex. Sie war Ausdruck eines gesellschaftlichen Problems, das er abschaffen wollte. Seine ketzerische Hypothese: „Die Prostitution beruht auf dem Privateigentum und fällt mit ihm.“[237] Über das Entstehen der Prostitution äußert er sich folgendermaßen:

> Unter Hetärismus versteht Lewis Henry Morgan den neben der Einzelehe bestehenden außerehelichen geschlechtlichen Verkehr der Männer mit unverheirateten

Weibern, der bekanntlich während der ganzen Periode der Zivilisation in den verschiedensten Formen blüht und mehr und mehr zur offenen Prostitution wird. Dieser Hetärismus leitet sich ganz direkt ab aus der Gruppenehe, aus dem Preisgebungsopfer der Frauen, wodurch sie sich das Recht der Keuschheit erkauften. Die Hingebung für Geld war zuerst ein religiöser Akt, sie fand statt im Tempel der Liebesgöttin, und das Geld floss ursprünglich in den Tempelschatz.

Die Hierodulen der Anaitis in Armenien, der Aphrodite in Korinth, wie die den Tempeln attachierten religiösen Tanzmädchen Indiens, die so genannten Bajaderen waren die ersten Prostituierten. Die Preisgebung, ursprünglich Pflicht jeder Frau, wurde später durch diese Priesterinnen, in Stellvertretung für alle anderen, allein ausgeübt. Bei anderen Völkern leitet sich der Hetärismus her aus der den Mädchen vor der Ehe gestatteten Geschlechtsfreiheit – also ebenfalls Rest der Gruppenehe, nur auf anderem Weg uns überkommen. Mit dem Aufkommen der Eigentumsverschiedenheit, also schon auf der Oberstufe der Barbarei, tritt die Lohnarbeit sporadisch auf neben Sklavenarbeit und gleichzeitig, ihr notwendiges Korrelat, die gewerbsmäßige Prostitution freier Frauen neben der erzwungenen Preisgebung der Sklavin. So ist die Erbschaft, die die Gruppenehe der Zivilisation vermacht hat, eine doppelseitige, wie alles, was die Zivilisation hervorbringt, doppelseitig, doppelzüngig, in sich gespalten, gegensätzlich ist: hier die Monogamie, dort der Hetärismus mitsamt seiner extremsten Form, der Prostitution. Der Hetärismus ist eben eine gesellschaftliche Einrichtung wie jede andere; er setzt die alte Geschlechtsfreiheit fort – zugunsten der Männer. In Wirklichkeit nicht nur geduldet, sondern namentlich von den herrschenden Klassen flott mitgemacht, wird er in der Phrase verdammt. Aber in der Wirklichkeit trifft diese

Verdammung keineswegs die dabei beteiligten Männer, sondern nur die Weiber: sie werden geächtet und ausgestoßen, um so nochmals die unbedingte Herrschaft der Männer über das weibliche Geschlecht als gesellschaftliches Grundgesetz zu proklamieren.

Hinter bürgerlichen Fassaden fallen die Hüllen

Der Mann lebt mit seiner Doppelmoral: Offiziell gibt es sein Leben mit den Nutten nicht, doch hinter den Fassaden des bürgerlichen Lebens fallen die Hüllen für 30, 50, 100 oder 1.000 Euro und mehr. Die Prostitution ist das älteste Gewerbe der Welt, und je mehr Geld eine Rolle spielt, desto einfacher und gleichzeitig geheimer ist der Umgang mit diesem Berufsstand. Für den einfachen Mann gibt es die schnelle Nummer hinter der Mauer des Kaufhauses, auf Graf Koks warten die Edelbordelle, deren Türen scharf bewacht werden, damit die feine Gesellschaft bei ihrem intimem Umgang miteinander und in ihrer Intimität nicht gestört wird. Und die Könige in unserem Land lassen sich die Prostituierten einfliegen und residieren mit ihnen in den Suiten der Luxushotels.

Das war schon immer so, nur hat nie jemand darüber gesprochen, sondern das Thema schamhaft der Literatur überlassen. Gabriel García Márquez hat mit *Erinnerungen an meine traurigen Huren* einen ganzen Roman darüber geschrieben, der dann auch – ein Beweis mehr, dass Interesse und Neigung ganz offensichtlich da sind – ein Bestseller wurde. Sein Held gesteht, es wild mit Huren getrieben zu haben: „Bis zu meinem Fünfzigsten waren es fünfhundertvierzehn Frauen, mit denen ich mindestens einmal zusammen gewesen war.“[238]

Selbst Jean-Paul Sartres begab sich in die angeblichen Niederungen männlichen Daseins und ließ einen Mann in seiner Kurzgeschichte *Herostrat* offenherzig von seinen ungewöhnlichen Hurenbesuchen erzählen:

Sie ließ die Hose auf ihre Füße fallen, dann hob sie sie auf und legte sie sorgfältig auf ihr Kleid und ihren Büstenhalter.
„Du bist also ein kleiner Schlimmer, Liebling, ein kleiner Faulpelz?“, fragte sie mich. „Du willst, daß dein Frauchen die ganze Arbeit macht?“
Gleichzeitig ging sie einen Schritt auf mich zu und sich mit den Händen auf die Armlehnen meines Sessels stützend versuchte sie schwerfällig, sich zwischen meine Beine zu knien. Aber ich zog sie derb wieder hoch:
„Nicht das, nicht das“, sagte ich zu ihr.
Sie sah mich überrascht an. „Aber was soll ich denn tun?“
„Nichts. Geh, lauf herum, mehr verlange ich nicht von dir.“ [239]

Niemand kennt die genaue Zahl der Prostituierten, die dem Mann in allen denkbaren Stellungen zu Diensten sind, sie kann nur geschätzt werden. 1990 soll es allein in den alten Bundesländern zwischen 50.000 bis 400.000 gegeben haben. Exakte Angaben sind so schwierig, weil es nicht nur hauptberuflich tätige Prostituierte gibt, sondern vor allem auch viele Hobby- und Freizeitnutten. Allein auf dem Straßenstrich arbeitet knapp ein Fünftel aller Prostituierten, zwei Drittel sind in Lokalen und Bordellen beschäftigt, der Rest jobbt zu Hause oder in angemieteten Wohnungen. Ebenso ungenau ist die Statistik über die Freier. Hochrechnungen zu den Freierkontakten reichen von 80 Millionen bis 300 Millionen jährlich, was einer Freieranzahl von 3,2 bis 12 Millionen Männern entspräche.[240]

Dieses Zahlenspiel lässt sich fortsetzen. Bei bis zu 300 Millionen Freierkontakten und einem Honorar von durchschnittlich 50 Euro pro Dienstleistung setzt die Branche im Bett bis zu 15 Milliarden Euro im Jahr um. Das entspricht in etwa den Gesamtetats von Bundesinnenministerium, Bundesministerium für Verbraucherschutz, Ernährung und Landwirtschaft und Bundesministerium für Familie, Senioren, Frauen und Jugend zusammen.[241]

Prostitution ist Sex für Geld, also der Kauf und Verkauf von sexuellen Diensten gegen Barzahlung. Insofern fügt sich Prostitution – wenn man Moralvorstellungen außer Acht lässt – auch problemlos in die Finanzgeschäfte eines Autokonzerns ein. Männer haben gelernt, Geschäfte zu machen. Die Prostituierte lässt gegen finanzielle oder andere Entschädigung vom Kunden oder Freier sexuelle Handlungen an sich vornehmen oder nimmt solche an diesem vor. Alle anderen Beschreibungen sind unzureichend wie der Begriff „käufliche Liebe“, weil Liebe natürlich nicht erkauft werden kann und nicht das Wesen der Prostitution bestimmt.

Nicht zuletzt wegen des Geldes hat es Prostitution zu allen Zeiten und in allen Ländern gegeben. Man schreibt ihr aber auch hygienische und volkswirtschaftliche Bedeutung zu, woran Verbote, Verachtung, Verdammung nichts ändern konnten. So heißt es im Lexikon der Erotik:

> Die Prostituierte pflegt die Liebeskunst professionell, leistet ihren Beitrag zur Bewahrung und Entwicklung des erotischen Reichtums der Menschheit (sittengeschichtliche Funktion). Die P. ist einträglich; wenn nicht für die Prostituierten selbst, dann für die hinter ihnen stehenden Zuhälter, Geschäftsleute, Unternehmen und den Steuereintreibenden Staat (ökonomische Funktion). P. belebt das Geschäft, zieht Touristen an, fördert den Konsum. Die ökonomische Funktion ist vielleicht die wichtigste und grundlegende Funktion der Prostitution: Es gibt sie, weil damit Geld verdient werden kann.[242]

Ein Ventil, über das sich Druck ablassen lässt – als solches betrachtete schon Thomas von Aquin die Prostitution. Er nannte sie denn auch eine „Ventilsitte“, woraus sich später die Ventilfunktion der Freudenhäuser ableiten ließ. Sie ermöglicht – bei positiver Betrachtung – einsamen und kontaktscheuen Menschen, wenigstens hin und wieder Sex zu genießen und erfüllt damit eine humanitäre oder Sozialfunktion. Nur einer Minderheit nutzt sie wohl als Möglichkeit, besonderen Neigungen nachzugehen. Prostitution befriedigt auch eine bestimmte Abenteuer- und Unternehmungslust. Sie regt Männer sexuell an, die den Spaß daran schon verloren glauben, und hilft jenen, die der Sexsucht verfallen sind. Prostitution greift dort dem Mann unter die Arme, wo die Ehefrau sein Treiben im Bett nicht mitmachen möchte oder kann. Sie ermöglicht den schnellen Sex ohne umständliches Vor- und Nachspiel, ohne langwieriges Werben um einen Partner oder ohne Partnerbeziehung überhaupt. Wer ihn sucht, bekommt bei der Prostituierten puren Sex und das mit dem Reiz der Anonymität und Unverbindlichkeit.

Doch bekommt er schließlich – so ist es mit allem, wofür man Geld bezahlen muss – eine Ware. Die haben alle gemeinsam, dass sie nicht bieten können, wofür eine Partnerschaft normalerweise steht: Die Liebe fehlt …

Eine Frage, Herr Doktor

Warum geht ein Mann ins Bordell?

Weil es dort keine gemeinsamen Erinnerungen, keine Verpflichtungen, keine Vorwürfe und kein Nachtragen gibt. Das eigene Benehmen unterliegt keiner Vor- und Nachbewertung. Was man auch immer tut, es bleibt die eigene Angelegenheit und berührt andere nicht. Das Bordell verheißt dem Mann Spaß ohne Folgen. Er kann seine Neigungen ausleben, ohne hinterher dem Partner in die Augen sehen und mit dem Geschehenen leben zu müssen. Diese Unverbindlichkeit, Unbelastetheit und Verantwortungslosigkeit bedeuten für manche erstrebenswertes Ungebundensein und persönliche Freizügigkeit.[243]

Von Sport & Spiel & feinen Speisen: Kein „Dinner for two“ mit Schweinshaxe

„Zweierlei will der echte Mann: Gefahr und Spiel. Deshalb will er das Weib als das gefährlichste Spielzeug.“

Simone de Beauvoir

No sports! Von wegen. Sport gilt nicht länger als Mord, wie es der ehemalige britische Premierminister Winston Churchill noch in den 60er Jahren unwidersprochen proklamierte. Das dachten alte Männer gestern. Heute gilt: No sports – no fun! Zumindest auf lange Sicht.

Das haben die Medien längst erkannt. Keine Tageszeitung, keine Illustrierte, keine Fernseh- oder Radiosendung, in der nicht gerudert, geschwungen, gedreht, gestreckt oder abgehoben wird. Von Olympia und Weltmeisterschaften bis hin zu den Bühnenshows in Musical und Oper. Überall Sport. Wie erotisch.

Sport und Sex sind die großen Leidenschaften des Mannes. Dabei kommt es ihm nicht einmal darauf an, selbst der Größte zu sein. Oft genügt ihm auch die Rolle des Betrachters. Und die des Kommentators, der weiß, was man will, was man kann oder wie man es können sollte. Genügsam überlässt der Mann das (Sport-) Feld gern anderen, wenn er nur beim Sex daheim oder nebenan der Größte bleiben darf.

Sex und Sport haben eine Menge miteinander gemein. In beiden Disziplinen spielt körperliche Leistungskraft eine entscheidende Rolle wie auch Mut, Entschlossenheit, Leidenschaft, strategisches Geschick und Raffinesse.

Schade nur für manche Frau, dass sich (deutsche) Männer – vom Sex einmal abgesehen – zumeist eher für andere Sportarten begeistern als sie es tut. Er liebt Fußball und Kampfflirten, sie Teetrinken und Tanzen.

Dabei bietet der Tanz eben das, was Männern gefallen müsste: Körperkontakt. Sehr schön beschreibt das der Schriftsteller Luis Sepúlveda in seiner Erzählung *Ein Haus in Santiago*:

> Wir tanzten, und ich entdeckte eine unbekannte Dimension der Körpersprache. Ich fühlte, daß sie sich wirklich führen ließ, daß es bei ihr keine reine Formsache war, sondern daß sie sich wünschte, von mir auf Wege plötzlicher Annäherung und zeitweiliger Ferne geführt zu werden. Sie ließ sich widerstandslos heranziehen, bis sie an meinem Körper klebte. Irgendwann knöpfte sie mir die Jacke auf, um ihre kleinen festen Brüste an mein Hemd zu drücken. Daraufhin zog ich sie noch enger an mich. Sie kostete jede Drehung des Tanzes aus, und ich schob mein Bein zwischen ihre Beine, bis ich ihren Körper wie einen Lavastrom spürte.[244]

Nein, Männer tanzen nicht. Sie lassen tanzen. Und baggern. Beim Strand-Volleyball der Frauen zum Beispiel. Dort wie etwa bei den Turnerinnen oder Leichtathletinnen schreiben die Funktionäre des Sports den Akteurinnen vor, welche Höschen sie in welcher Form und Größe zu tragen haben. Kein Wunder, dass deren Schnittmuster nicht nur sehr figur-, sondern geradezu schamlippenbetonend gewählt ist. Kein Wunder auch, dass es den Männern am Rande des Spielfeldes oft heißer wird als den Spielerinnen selbst.

Auch Boxer im Ring machen die Frauen an

Ob Anni Friesinger, Maria Scharapowa oder Anna Kournikova, Tim Lobinger, Michael Ballack oder David Beckham – Athletinnen und Athleten gelten heute als Sexsymbole erster Garnitur. Sie verdanken ihre Popularität nicht allein ihren sportlichen Leistungen, sondern vor allem auch ihrer erotischen Ausstrahlung, die sie im Playboy und anderen Magazinen zuweilen auch hüllenlos herausstellen. Sport macht sexy und bringt das Liebesleben in Schwung. „Die meisten Sportarten haben einen positiven Einfluss auf das Sexualleben“, sagt Dr. Frank Sommer, Urologe von der Universität Köln. Studien beweisen, dass körperlich aktive Menschen seltener sexuelle Probleme haben und mehr Lust empfinden.[245] „30 bis 40 Minuten Ausdauersport oder Krafttraining reichen vollkommen aus, um die Sexualorgane besser zu durchbluten und mit Sauerstoff zu versorgen.“

Dabei kommt es zu einer stärkeren Ausschüttung von Sexualhormonen – bei Frauen Östrogen, bei Männern Testosteron. Das hat zur Folge, dass die Libido steigt. Frauen ab 30 können sogar mit Sport ihren Hormonhaushalt ankurbeln. Nicht zu unterschätzen ist auch der positive psychologische Effekt: Beim Sport werden Glückshormone (Endorphine) freigesetzt. Das hebt die Stimmung und fördert das Körpergefühl. Und wer sich in seinem Körper wohl fühlt, hat auch mehr Lust auf den eines anderen. In einer aktuellen Umfrage eines Hamburger Fitnessstudios gaben über 40 Prozent der Kursteilnehmer an, dass das regelmäßige Training ihren sexuellen Appetit verstärkt habe. Besonders Frauen profitierten von Beckenboden-Übungen, mit denen sie ihre Vaginal-Muskulatur gezielt trainieren.

Bei Männern hängen körperliche Leistungsfähigkeit und Potenz eng miteinander zusammen. Der natürliche Alterungsprozess, der beides bremst, kann durch Sport verlangsamt werden. Sportlich aktive Männer haben ein um 30 Prozent geringeres Impotenz-Risiko, bestätigte eine Studie der Harvard School of Public Health, an der über 30.000 Männer teilnahmen. [246] Die sportlichen Männer waren im Bett durchschnittlich so fit wie fünf Jahre jüngere, die keinen Sport trieben. Eine weitere Studie englischer Wissenschaftler zeigt, dass mit zunehmender Fitness auch das körperliche Verlangen nach Sex steigt: Männer, die regelmäßig joggen, etwa 40 Kilometer pro Woche, haben weitaus mehr Testosteron im Blut als ihre fußfaulen Kollegen.

Wer seinen Erfolg bei Frauen mittels Sport erhöhen möchte, sollte möglichst eine Fitnessform wählen, die dem weiblichen Geschlecht besonders gut gefällt. Beachvolleyball ist die Sportart mit dem größten Sexappeal. Tanzen steht auf Platz zwei. Jede vierte Frau findet es anziehend, wenn Paare kunstvoll übers Tanzparkett schweben. 15 Prozent aller Frauen finden knackige Fußballerwaden sexy. Acht Prozent bescheinigen Schwimmern einen hohen Erotik-Faktor. Auf Platz sechs landen Basketballer, nur zwei Prozent der Frauen finden die dicken Reifen der Formel 1 sexy. Drei Prozent aller Frauen begeistert es, wenn Männer ihre Körper zu Kraftpaketen stählen. Golf und Skispringen stehen am Ende der Liste erotischer Sportarten, und auch Leichtathletik und Tennis lösen bei Frauen wenig erotische Gefühle aus. Nur zwei Prozent der Frauen finden diese Sportarten sexy.

Immerhin sieben Prozent der Frauen stehen auf das männliche Kräftemessen im Boxring.[247] Erstaunlich, dass Frauen selbst den zermatschten Gesichtern der Könige des Rings noch attraktive Seiten abgewinnen können. Vielleicht beherzigen sie ja den Rat des Schauspielers Jerry Lewis: „Frauen, die die Abwechslung mögen, sollten sich am besten einen Boxer nehmen. Der sieht nach jedem Kampf anders aus."

In Tirol wird Salat als Potenzmittel verkauft

Ebenso gesund und wichtig für körperliche Anziehung und Leistungskraft in Büro und Bett ist eine ausgewogene Ernährung. Zudem lassen sich Frauen, zumeist Naschkatzen, mit Leckereien locken. Gutes Essen ist darum so abwechslungsreich wie erotisch anregend. Schon François Villon huldigte Sex und Essen in seinem *Kleinen Testament*:

> Und item wünsch ich Gottes Dienern / den Carmelitern, Augustinern, / den Bettelmönchen, Jakobinern, / nie Mangel an Kapaun und Hühnern. / Und wenn sie auch, trotz

> Süßigkeiten / hie und da ein Nönnchen reiten, / Kasteiung predigen – nanu, / ich drücke gern ein Auge zu.[248]

Nirgends ist die Chance größer, eine Frau in aller Ruhe in Stimmung zu bringen, als an einem schön gedeckten Tisch. Louis Chevalier de Jaucourts, neben d'Alembert, d'Holbach und Voltaire einer der engagiertesten Mitarbeiter von Diderots Encyclopédie, bezeichnete die Feinschmeckerei als ein „Verdienst in Ländern des Luxus & der Eitelkeiten, wo die Laster zu Tugenden erhoben werden".[249]

Doch das perfekte Menü allein reicht nicht zum Glück, auch das Ambiente und die Gespräche wollen inszeniert sein. Ein Liebesmahl, bei dem berufliche Probleme erörtert werden, turnt ebenso ab wie ein lieblos gedeckter Tisch. Romantische Musik, Blumenduft und Kerzenschein sind da mehr Stimmungsmacher als Alkohol, auch wenn im Wein, in Maßen genossen nicht nur die Wahrheit, sondern auch die Verführung liegt.

Umgekehrt lassen sich auch Männer mit Köstlichkeiten willig stimmen. Das lässt zumindest der große Frauenkenner und -verführer Casanova ahnen. In seinen Schriften offenbarte er immer wieder eine gewisse Schwäche für Speis und Trank:

> Das weibliche Geschlecht dient dem Manne, wie ihm das Essen notwendig ist, um ihn zu ernähren. Obgleich er sich an einer einzelnen Speise sättigen könnte, wünscht er hundert in verschiedenen Formen.[250]

Eine der berühmtesten Filmszenen der 80er Jahre zeigte, wie erotisch es sein kann, wenn Mann und Frau sich gegenseitig füttern: In *9 $^1/_2$ Wochen* knisterte es nicht, nein es brodelte zwischen Kim Basinger und Mickey Rourke in der Küche.

Wie sehr Essen zu stimulieren vermag, bewies auch die Schauspielerin Meg Ryan im Kinoschlager *Harry and Sally*, als sie, über einen Salat gebeugt, einen Orgasmus vortäuschte, der die Gäste im Lokal ebenso gut anmachte wie ein gelungenes Dressing einen Kopfsalat.

Der Run auf Salat hat im Sommer 2005 erst richtig begonnen, als der italienische Botaniker Giorgio Samorini 2005 sein Sex-Geheimnis entdeckte: Die weiße Flüssigkeit im Strunk der grünen Vitamin-Bombe wirkt so anregend, dass Gemüsehändler in Tirol bereits damit werben, sie würden mit dem Salat ein Potenzmittel verkaufen.[251]

Dem ist zwar nicht ganz so. Doch die Kraft der Phantasie ist so stark, dass sogar der sonst sehr seriöse Tiroler Landtagsabgeordnete Rudi Federspiel die stimulierende Wirkung der grünen Blätter lobt. Der prominente Salatliebhaber fordert zum verstärkten Verzehr von Salat auf: „Besonders Tiroler Kopfsalat und Tiroler Rucola kann ich jedem Mann empfehlen. Sie helfen ihm auf die Sprünge."

Schon die alten Ägypter schworen auf Salat, um die Libido aufzupeppen. Doch muss man davon schon eine Menge verzehren, damit sich eine Wirkung entfaltet. Der Milchsaft enthält nämlich Bitterstoffe, die bei niedriger Dosierung den gegenteiligen Effekt haben. Das wussten denn auch die alten Römer. Der römische Schriftsteller Plinius der Ältere schrieb dem Salat deshalb eine einschläfernde Wirkung zu. Essen Sie also nicht wenig, essen Sie viel Salat. Das wird die Intellektuellen bestärken: Friedrich Hebbel schätzte ihn ebenfalls, wie er seinem Tagebuch anvertraute: „Nebukadnezar fraß Gras. Symbolisch zu verstehen: Er war ein Liebhaber von Salat und wurde deshalb für verrückt ausgeschrieen. So müssen große Geister, die zum Heil der Menschheit neue Entdeckungen machen, es büßen."[252]

Eine schöne Frau zu einem guten Abendessen einzuladen, stillt den großen Hunger eines Manns – wenn alles gut läuft – gleich in doppelter Hinsicht. Dabei sollte er darauf achten, nicht zu deftige Speisen zu wählen. Gerichte wie Kohlrouladen oder Schweinshaxe wirken schon durch ihre Bezeichnungen derart kernig, dass sie nur im Kreis von Freunden und Familie oder auf dem Münchner Oktoberfest auf den Tisch gehören.

Bei einem „Dinner for two“ gehört Zartes auf und an den Tisch: etwa Trüffelmus Elysée, Spargel romantique oder königliche Austernsuppe, die man so zubereitet:

Man nimmt ein Dutzend Austern, ein Achtel Liter trockenen Weißwein, drei Viertel Liter Hühnerbrühe, 50 Gramm süße Sahne, einen Esslöffel Butter, ein Eigelb, Zitronensaft und Salz. Die Austern werden geöffnet und ohne Bart aus der Schale genommen. Dann erwärmt man die Butter in einem kleinen Gefäß und fügt den Weißwein und den Saft der Austern hinzu. Die Mischung wird erwärmt, aber nicht gekocht. Gleichzeitig erhitzt man auch die Hühnerbrühe und vermischt diese mit dem fertigen Austernsud. Diese nun fast fertige Suppe bindet man mit einem Eigelb, das vorher mit Sahne verrührt wurde. Zur Krönung schmeckt man die Suppe mit Zitronensaft und wenig Salz ab. Auf den Suppenteller legt man anschließend einige Austern und gießt dann die Suppe darüber.

Wie viel Vergnügen Austern selbst jenen bereiten können, die keine essen mögen, beschreibt Casanova auf die ihm eigene Art:

> Als ich eine Muschel an Emilias Lippen führte, um ihr eine schöne Auster zu geben, fiel diese durch einen Zufall mitten in ihren Ausschnitt; sie wollte sie herausholen, doch ich beanspruchte dieses Recht für mich. Sie musste sich fügen, von mir aufschnüren lassen und gestatten, dass ich die Auster mit den Lippen aus der Vertiefung holte, in die sie gefallen war. Dabei blieb ihr nichts übrig, als sich völlig entblößen zu lassen; doch nahm ich die Auster so auf, daß es aussah, als hätte ich nur das Vergnügen empfunden, sie wieder gefunden, gekaut und geschluckt zu haben (...)[253]

Durch Austerncreme bekommt die Liebe Nahrung

Liebe geht also wirklich durch den Magen – aber noch mehr der Sex. Womit wir bei den Aphrodisiaka wären, denen die

Liebesgöttin Aphrodite ihren Namen schenkte. Sie sollen die Lust an der Lust steigern.

Liebesgaben der Natur gibt es viele, allerdings sollte man es mit der vermeintlich stimulierenden Wirkung nicht so ernst nehmen. Der Granatapfel etwa galt schon in der Antike als Zeichen der Fruchtbarkeit. Die Feige soll die Lüste ebenso wecken wie der Sellerie, der zu den bekanntesten Lustspendern auf dem Teller zählt. Kakao und Vanille entspannen und rufen Glücksgefühle hervor. Auch Artischocken und Fenchel sollen es buchstäblich in sich haben, und Kaviar, Jakobsmuscheln oder Austern gelten als Aphrodisiaka der Haute Cuisine schlechthin. Die Muskatnuss enthält einen rauscherzeugenden Wirkstoff, der aber, in geringen Mengen genossen, harmlos ist. Ingwer, Paprika oder Pfeffer gelten als die Scharfmacher unter den Gewürzen – ihre Wirkstoffe sollen die Blutfülle der Sexualorgane verstärken.

Einer wissenschaftlichen Prüfung halten die meisten dieser „Wundermittel“ zwar nicht stand, doch regen sie zumindest die Phantasie der Genießer an. Erst recht, wenn ihre Form bestimmten Körperteilen ähnelt, etwa der Spargel dem Penis oder die Avocado, die in ihrer mittelamerikanischen Heimat übersetzt „Hodensack“ genannt wird, der Vagina. Auch die Auster passt in diese Kategorie der verführerischen Früchte der Natur.

Und wem nach aller Völlerei und lustvollem Sex die Luft ausgeht, der greift am besten zu Melonen[254] – die helfen, wer es denn glaubt, angeblich wie Erd- und Walnüsse oder Gurken gegen Müdigkeit.

Eine Frage, Herr Doktor

Ich fühle mich oft zu schlaff und zu müde zum Sex. Was kann ich tun?

Vielleicht hilft schon eine Umstellung der Ernährung. Begrenzen Sie den Verzehr von Fleisch, Wurst und Eiern. Zu den Powerstoffen zählen unter anderem ausreichend Flüssigkeit und Kohlehydrate. Da sind besonders Vollkornbrot, Hafer, Naturreis, Gemüse, Obst und ungesüßtes Müsli zu empfehlen. Essen und trinken sie regelmäßig Milchprodukte wie Joghurt, Milch, Dickmilch und bevorzugen sie Käse mit niedrigem Fettgehalt. Zu den Muntermachern zählt auch Fisch. Wer ihn nicht mag, kann ersatzweise zu hochwertigen Pflanzenölen wie Maiskeim-, Erdnuss- oder Distelöl greifen. Nüsse helfen dem Gehirn, verstärken Nervenfunktion und Lernfähigkeit. Ein Trick, der gern Diabetikern empfohlen wird: Den Körper nicht mit großen Mengen an Essen zwei oder drei Mal am Tag belasten, sondern über den Tag bis zu sechs kleinere Mahlzeiten verteilen; das hat den Vorteil, dass das Essen weniger ermüdet. Was bestimmt wieder fit macht, ist Sport. Wählen Sie die Sportart aber nicht nach deren Image aus oder den Muskelgruppen, die sie zu trainieren verspricht. Er soll ihnen Spaß machen. Denn nur dann sind die Aussichten gut, dass Sie ihn auch regelmäßig betreiben werden. Wenn all das nicht hilft und Müdigkeit zur allzu anhänglichen Begleiterin wird, sollten Sie Ihren Hausarzt aufsuchen.

Von Abstinenz bis Zölibat: Männer wollen nimmer …

„Herr gib mir Keuschheit – aber nicht gleich."

Augustin

Die einen geißeln den Geschlechtsakt als vulgäre Schwäche. Die anderen haben Vorspiel und leidenschaftlichen Sex genossen, wollen von all dem aber nichts mehr wissen. Und wieder andere haben nie erfahren dürfen, wie schön und erfüllend es ist, mit einem Menschen völlig eins zu sein.

Was sind das für Männer, die kaum oder gar keinen Sex haben? Und gibt es – außerhalb der katholischen Kirche und ihrer Orden – viele davon?

Immerhin jeder fünfte Deutsche kann sich eine Beziehung so ganz ohne Sex vorstellen. Rund 40 Prozent könnten einen Monat oder länger auf Beischlaf verzichten, ohne dass sie etwas vermissen würden. Nach einer Studie des Magazins *Zeit Wissen* ist jeder vierte Mann über 60 bereit zur totalen sexuellen Enthaltsamkeit, ebenso wie 13 Prozent der unter 30-Jährigen und 18 Prozent der 30- bis 44-Jährigen.[255]

Da werden in den Medien immer häufiger Paare vorgestellt, die sich im Bett der Enthaltsamkeit verschrieben haben – entweder bis nach der Hochzeit oder für immer. Singles bekennen sich immer öfter zu „no Sex". Eine Entscheidung, die nicht erst heute Neugier, vor allem aber Irritationen hervorruft. Schon der französische Philosoph Diderot warnte die Verweigerer, als wären sie auf einem gefährlichen Trip: „Wenn die Männer & die Frauen die Enthaltsamkeit öffentlich zur Schau tragen, dann verbreitet sich dieses Laster überall, sogar im Bereich des Geschmacks; aber insbesondere leidet darunter die Fortpflanzung der Gattung, die notwendigerweise in dem Maße abnimmt, in dem dieses Laster zunimmt."[256]

Der schelmisch-schlaue Franzose hat weit vorausgedacht, und seine Gedanken sind heute ebenso aktuell wie brisant: Da uns die demografische Entwicklung geradezu in die Senioren-Gesellschaft und in die damit verbundenen Renten- und andere Debakel treibt, sind solche Trends besonders verheerend.

Nach den maßlosen Orgien, die die Ex-Revoluzzer der Love-and-Peace-Generation feierten, steht jetzt also für viele Männer Enthaltsamkeit auf dem Programm, und Liebespaare handeln nicht nach Wilhelm Buschs Erkenntnis – „Enthaltsamkeit ist das Vergnügen an Sachen, welche wir nicht kriegen" –, sondern aus Überzeugung. Die Zahl der Asexuellen, die sich eine anhaltende Lustlosigkeit eingestehen und diese auch pflegen, steigt ständig. „Aus Amerika schwappt ein Trend nach Deutschland, der mit alten Mythen und Klischees rund um die Sexualität bricht", sagt Christoph Drösser, Chefredakteur des Magazins *Zeit Wissen*. „Menschen, die sich selbstbewusst und offen zu ihrer Lustlosigkeit bekennen, bilden längst keine Ausnahme mehr."[257]

63 Prozent der Frauen und 71 Prozent der Männer finden es nicht beunruhigend, drei Wochen lang keinen Sex mehr zu haben, berichtete die Frauenzeitschrift *Amica*: „20 Prozent haben weniger als zehnmal im Jahr Sex (…) Bei 60 Prozent der sexlosen Paare sind es die Männer, die keine Lust mehr haben".[258]

Was sind die Gründe für das Bedürfnis nach platonischen Beziehungen? Für manche ist Sex mehr Arbeit denn Vergnügen. Man freut sich nicht mehr darauf, und das ist einer der größten Lustkiller. Manchen fehlt das Gefühl von Liebe und Verbundenheit – wichtige Grundlage für einen unbeschwerten, erfüllenden Sex.

Oh je, Sex ist zur Routine geworden: immer zur gleichen Zeit, immer die gleichen Abläufe, immer die gleichen erotischen Phantasien, immer ergreift derselbe die Initiative. Dieser Sex-Burn-Out kann eine Folge für die Lustlosigkeit sein. Darum kümmern sich Paartherapeuten, wenn der Inhalt der Hausapotheke versagt hat: über die Lustlosigkeit sprechen, mehr Zeit füreinander nehmen, sich spontanem Sex gegenüber öffnen, Pannen beim Sex akzeptieren und Zeit für Zärtlichkeit davor lassen.

Forscher der Universität in Chicago stellten bei einer Studie mit 3.500 Singles und Paaren fest, dass vor allem gut verdienende Paare im Job Gas geben und im Bett auf die Bremse treten. Die Dinks von gestern („Double income no kids") wuchsen zu Dinks von heute heran („Double income no sex"). Sie haben nur Job und Karriere im Kopf und keine Hand mehr frei, um es sich und der Partnerin zu besorgen.

Wer sich schon vor der Beziehung gegen Sex entscheidet, hat eine Reihe von Argumenten, die für die Enthaltsamkeit sprechen: miteinander Lachen ist eher Höhepunkt als ein Orgasmus, Vertrauen zueinander ist von größter Wichtigkeit und schmiedet zusammen, Nähe und gemeinsames Erleben gibt Kraft, und Liebe füreinander steht auf der Prioritätenliste ganz oben. Diese Abstinenzler lassen sich gern umarmen, knutschen auch – doch Intimitäten können sie nicht leiden oder lehnen sie ganz einfach ab.

Bei diesem sicher sexfeindlichen, aber freundlichen Miteinander entsteht offenbar ebenso wenig ein Leidensdruck, wie bei jenem einen Prozent aller Erwachsenen, die grundsätzlich kein Interesse an Sex haben. Sie sind absolut asexuell, stellte Professor Anthony Bogaert von der kanadischen Brock University in Ct. Catherines fest, als er 18.000 Teilnehmer nach ihren Sexualpraktiken befragte.[259]

Wissenschaftler vermögen diese asexuellen Verhaltensweisen noch nicht klar zu definieren, aber immerhin zu unterteilen:

- Zu Typ A zählt man Personen, die einen sexuellen Trieb verspüren, sich aber sexuell nicht von anderen Personen angezogen fühlen; sie haben eine Art biochemisches Bewusstsein von Sex, praktizieren vielleicht auch Masturbation, würden aber nie mit einem Menschen schlafen.
- Typ B fühlt sich von anderen angezogen, verspürt aber keinen Sexualtrieb. Diese Personen haben tiefe emotionale Verbindungen zu anderen, lieben vielleicht auch eine andere Person, aber ohne jedes Bedürfnis, mit ihrem oder ihrer Geliebten sexuell aktiv zu werden. Das heißt nicht, dass es in ihren Partnerschaften nicht Zärtlichkeit und Körperlichkeit gibt, nur eben keinen Sex.
- Typ C verspürt sowohl sexuelle Triebe als auch die emotionale Anziehungskraft anderer Personen – und verkneift sich trotzdem Sex mit anderen. Er masturbiert im Zweifelsfall und liebt eine andere Person. Doch sind Sex mit ihrem oder ihrer Geliebten und die „reine" Liebe zu dieser Person für den Typ C etwas völlig verschiedenes, das nicht zusammengeht.
- Typ D verspürt weder einen sexuellen Trieb noch die emotionale Anziehungskraft anderer Personen. Das heißt jedoch nicht, dass diese Personen keine engen und emotionalen Freundschaften kennen oder haben, aber der besondere Reiz der Liebe und des sexuellen Miteinanders fehlt.[260]

Keusch zu sein ist leicht, Enthaltsamkeit ein Sieg

Betrachtet man die Sex-Verweigerer etwas weniger wissenschaftlich, geben sich drei Gruppen zu erkennen: Die Keuschen, die nie Sex hatten, die Asketen, die irgendwann einmal wieder Sex wollen, bis dahin aber darauf verzichten, sowie die Asexuellen, die nie Sex hatten und nie welchen haben wollen.

Für den französischen Philosophen Diderot war die Enthaltsamkeit „eine moralische Eigenschaft, dank derer wir den

Gelüsten des Fleisches widerstehen“. Doch zwischen Keuschheit und Enthaltsamkeit bestand für ihn ein Unterschied:

> Es kostet keine Anstrengung keusch zu sein & das ist eine der natürlichen Folgen der Unschuld; dagegen scheint die Enthaltsamkeit die Frucht eines Sieges zu sein, den man über sich selbst davongetragen hat. Ich nehme an, daß der keusche Mensch an sich keine Regung des Geistes, des Herzens & des Körpers empfindet, die der Reinheit widerspricht & daß dagegen der Zustand des enthaltsamen Menschen darin besteht, von solchen Regungen gepeinigt zu werden & ihnen zu widerstehen – woraus folgen würde, dass tatsächlich mehr Verdienst darin liegt, enthaltsam als keusch zu sein.[261]

Diese Verpflichtung zur vollkommenen sexuellen Enthaltsamkeit sowie zur Ehelosigkeit hat die katholische Kirche für ihre Priester reserviert. Das Zölibat ist zwar eine freiwillige „Leistung“, aber Vorbedingung für die Priesterweihe. Was diese Männer ertragen müssen, wenn sie sich der Enthaltsamkeit verschreiben und dann Amor erliegen, hat der Schriftsteller Carl Zuckmayer in seinem Roman *Der Seelenbräu* schon in den 60er Jahren so eindrucksvoll beschrieben, dass man sich fragt, warum sich die katholischen Kirchenmänner im neuen Jahrtausend noch immer damit plagen müssen und warum man sie nicht endlich aus ihrer sexuellen Isolationshaft entlässt:

> Der Dechant atmete schwer, das Blut schlug ihm im Hals und in den Schläfen, alles schwankte und kreiste vor seinem Blick. Auch seine Gedanken hatten sich verwirrt und taumelten wie geblendete Vögel hin und her. (...) Und plötzlich bemerkte er, zu seiner tiefsten, grausamsten Bestürzung, daß seine Zähne knirschten und daß seine Faust das offene Klappmesser wie eine Mordwaffe umklammert hielt. Es war ein weltlicher, blutiger Zorn,

der ihn übermannt hatte. Es war Haß. Es war Rachgier. Es war Eifersucht. [262]

Zuckmayers Hochwürden fand Trost bei Gott – und im Brauhaus, in das er als nächstes ging. Er litt, weil er nicht durfte, was er wollte. Andere leiden, weil sie sollen, was sie nicht wollen. Heute helfen da Internetseiten wie *asex-wiki.de* oder *asexuality.org*, wo Organisationen wie *Aven* Asexuelle miteinander ins Gespräch bringen. In ihrer Selbstdarstellung versucht die Gruppe eine Positionsbestimmung:

> Zurzeit gibt es keinen effektiven sozialen Wortschatz für die Diskussion der Tatsache, dass manche Menschen einfach weniger sexuell als andere Menschen sind. In vielen Kulturkreisen/Gesellschaften herrscht die Annahme, dass für echte emotionale Intimität Sexualität erforderlich sei. Es wird angenommen, dass Menschen, die keine sexuellen Tendenzen zeigen, sexuell unterdrückt seien oder andere Probleme haben. (...) Asexuelle Beziehungen können genauso eng und intim wie sexuelle sein. Sexualität ist eine Möglichkeit, Gefühle in einer engen Beziehung auszudrücken, aber keineswegs die einzige. Alles, was durch Sexualität ausgedrückt werden kann (Gefühlsäußerung, Spaß, physische Nähe, usw.) kann auch nicht-sexuell erreicht werden, obwohl nichtsexuelle Beziehungen nicht unbedingt wie sexuelle ‚aussehen'. Es gibt gesellschaftliche Normen für sexuelle Verhältnisse, um die sich asexuelle Menschen nicht unbedingt kümmern. So gehen manche Asexuelle mit anderen aus, manche bilden nur enge Freundschaften. Die meisten machen, was immer ihnen gefällt. [263]

Wochenendbeziehungen lösen Krisen aus

Wohl dem, der frei entscheiden kann, ob und wann und wo und wie er Sex hat. Viele Menschen sind allerdings gezwungen, sich zumindest zeitweise abstinent zu verhalten und sich und der Partnerin Enthaltsamkeit zu beweisen. Paare beispielsweise, die auf Distanz, also in einer Fernbeziehung leben, weil ihre Wohn-, Arbeits- oder Studienorte weit voneinander entfernt liegen. Es gibt immer mehr Wochenendbeziehungen, seit Politik und Wirtschaft die mobile Arbeitsgesellschaft propagieren und Arbeitnehmer nehmen müssen, was ihnen Arbeitgeber auch 100 Kilometer vom Wohnort der oder des Liebsten anbieten.

Paarleben bleibt in Fernbeziehungen schnell auf der Strecke, wenn man sich nicht arrangiert, informiert und vor allem das neue Leben trainiert. Der Diplom-Theologe und Paar-Kommunikationstrainer Peter Wendl sieht eine „harmonische Wochenendbeziehung nicht als Selbstläufer".[264] Eine gute Partnerschaft basiert immer auf drei Säulen: der Liebe, einer ausgefüllten Sexualität und der Kommunikation. Für sein Buch *Gelingende Fern-Beziehungen. Entfernt zusammen wachsen* befragte er über 1.000 Wochenend-Paare und stellte fest, dass die meisten Beziehungen scheitern, weil es an Kommunikation mangelt und die Erwartungen zu hoch sind.

Da helfen nur „Orientierungsregeln für die Wochenendbeziehung"[265], mit denen Paare vor allem psychische Katastrophen bewältigen können:

- Definieren Sie sich als Paar und erhalten Sie das Wir-Gefühl.
- Vereinbaren Sie regelmäßige Treffen und lassen Sie diese nicht ausfallen.
- Verabschieden Sie sich möglichst nicht voneinander, ohne zu wissen, wann Sie sich wieder sehen werden.
- Sie vermeiden Enttäuschungen, wenn Sie das gemeinsame Wochenende nicht mit überhöhten Erwartungen überfrachten.

- Belasten Sie die gemeinsame Zeit nicht mit zu vielen Verpflichtungen wie Einkaufen, Putzen oder Besuchen bei Verwandten.
- Kommunizieren Sie auch während der Woche regelmäßig miteinander und lassen Sie den Partner an Ihrem Alltag teilhaben.
- Schaffen Sie Rituale. Diese verstärken das Gefühl der Gemeinsamkeit.
- Sprechen Sie Konflikte an und lösen Sie diese schnell, auch wenn es die Harmonie der wenigen gemeinsamen Zeit stört.
- Lernen Sie Auseinandersetzungen auch am Telefon zu lösen, sodass Sie das gemeinsame Wochenende ohne Ärger beginnen können.
- Lassen Sie die letzten gemeinsamen Stunden nicht nur von Traurigkeit beherrschen, falls Ihnen der Abschied schwer fällt. Vermeiden Sie schmerzhafte und lange Abschiedsszenen.

„Offensichtlich erleben viele Paare gewisse Abläufe und Gefühlsentwicklungen bei aller Individualität immer wieder auf ähnliche Weise. So sind generell Krisen- bzw. Trauerphasen im Ablauf der einzelnen Abschnitte der Fernbeziehung zu erkennen. Selbstverständlich sind die Entwicklungen je nach Grund, Dauer, Häufigkeit, Rahmenbelastungen (psychische und physische Erlebniswelt) und Belastung bzw. Erfüllung im getrennten Alltag verschieden. Auch die prinzipielle Beziehungszufriedenheit und -stabilität wirken sich unmittelbar auf die Gefühlsentwicklung aus. Davon abgesehen sind jedoch folgende Phasen vor der (unmittelbaren) Abreise, während der Trennung und beim bzw. nach dem Wiedersehen, ähnlich wie belastende Ereignisse (wie z.B. die Diagnose einer lebensbedrohenden Krankheit), zu erkennen“, heißt es im Online-Familienhandbuch[266]:

1. Phase: Distanzierung, Rückzug und Verleugnung der Problematik (Isolation und Negation).
2. Phase: Wut, Zorn, Traurigkeit bis hin zur Depression und schließlich langsame Akzeptanz des veränderten Zustandes.
3. Phase: Loslösung (Distanz) und Annahme der veränderten Voraussetzungen (Akzeptanz) und daraus folgende zunehmende Neugestaltung der veränderten Situation. Hinzu kommt schließlich ein zunehmender Austausch (Interaktion) mit wichtigen Menschen über die Konsequenzen bzw. die allmähliche Fähigkeit, wieder auf andere zuzugehen (Solidarität).

Fernlieben führen zwangsläufig auch zu einer zeitweisen sexuellen Abstinenz. Aber auch Paare, die zusammen leben und sich ein Kind wünschen, unterwerfen sich zeitweiliger sexueller Enthaltsamkeit in der Hoffnung, dass könne die Fruchtbarkeit erhöhen. Eine irrige Annahme, wie neueste wissenschaftliche Erkenntnisse beweisen. Demnach ist Abstinenz Gift für jene, die sich nach einem Kind sehnen. Sex in Abständen von drei Tagen ist danach optimal, wenn ein Paar plant, schwanger zu werden. Eine neue Untersuchung geht davon aus, dass sogar täglicher Sex optimal für die Sperma-Qualität ist.

Jedenfalls empfiehlt Dr. Eliyahu Levitas, Fruchtbarkeitsfachmann von der israelischen Soroka-Universitätsklinik, den Paaren, „die Abstände kurz zu halten".[267] Die Spermien sind umso agiler, je häufiger ein Mann ejakuliert. Samenbanken gaben bisher vor allem Männern mit geringer Samenqualität den Ratschlag, eine Pause von drei bis fünf Tagen einzulegen, um quasi „Munition für den nächsten Schuss" zu sammeln. Für seine Studie untersuchte Levitas 1.800 Samenproben von 900 Männern, die Sexpausen von null bis 14 Tagen eingelegt hatten. Die Ergebnisse zeigten: Je weniger Zeit seit dem letzten Orgasmus vergangen war, desto besser war die Spermienmenge im Ejakulat sowie die Beweglichkeit und Fähigkeit der Spermien, in die Eizelle einzudringen und diese zu befruchten.

Wer die Familienplanung abgeschlossen hat, der hat freilich noch einen guten Grund, auf das lustvolle, manches Mal aber auch als anstrengend empfundene Mit- und Ineinander zu verzichten. Auch wissen Zeitgenossen wie historische Zeitzeugen Gutes von der Abstinenz zu berichten. Wiens ehemaliger Oberbürgermeister Helmut Zilk hat beispielsweise schon seit Jahren nicht mehr mit seiner Ehefrau, der Schauspielerin Dagmar Koller, geschlafen. Der betagte Herr fragt: „Ist es denn so toll, wenn ein Mann glaubt, er müsse mal wieder seine ehelichen Pflichten erfüllen, haut sich auf die Frau drauf, macht sein Werk und ist nach zehn Minuten fertig? Ist das die Erfüllung?“[268] Für ihn nicht und nicht für seine Frau, die eine sublime Art von Erotik viel spannender findet.

Anderen wird ja die Enthaltsamkeit gerne einmal unterstellt. Wenn etwa in der Talkshow *Blond am Sonntag* die Fernsehmoderatorin Vera Int-Veen über das Liebesleben von Steffi Graf und Andre Agassi mutmaßt: „Glaubst du echt, die sind asexuell?“[269]

Casanova, der große Frauenverführer, begegnete 1745 auf einer Reise nach Konstantinopel einem Mann, der völlig abstinent lebte. Der Pascha von Karamanien präsentierte ihm seine Bibliothek und er „stimmte herzlich in das Lachen des dicken Paschas ein, als er die fest versperrten Schränke öffnete und [er] an Stelle der Bücher Flaschen mit allen möglichen Weinsorten entdeckte. ‚Das ist meine Bibliothek', erklärte er, und zugleich mein Serail, denn da ich alt bin, würden die Frauen nur mein Leben verkürzen, während der gute Wein es mir bewahren oder wenigstens angenehmer machen kann“.[270]

Casanova akzeptierte die Meinung des Paschas – und praktizierte Zeit seines Lebens das Gegenteil davon. Was den Pascha wohl auch nicht gestört hat. Beide genossen das, was sie genießen wollten, und gönnten dem anderen die Freude am seinen. Das war gut so. Und das ist es noch heute.

Eine Frage, Herr Doktor

Wie wirkt sich eine Wochenendbeziehung auf die Partnerschaft aus?

Hunderttausende Paare sind gezwungen, ihre (sexuellen) Kontakte auf wenige Tage in der Woche zu reduzieren, weil die Wohn-, Studien- oder Arbeitsorte der beiden weit voneinander entfernt liegen und man nicht mal eben beim Partner vorbeischauen kann oder mit ihm zusammenwohnt. Das wirkt sich selbstverständlich auf die Beziehung und den Sex aus. Am Wochenende alles nachholen zu wollen, was man während der vergangenen Tage verpasst hat, wäre falsch. Man setzt sich und den Partner damit zu sehr unter Druck. Auch kann man keinen Sex im Voraus bunkern. Grundsätzlich empfehlen Paarpsychologen, dass immer wieder auch verlängerte Wochenenden eingeschoben werden, damit die Paare in dieser Zeit mehr miteinander unternehmen oder auch nur zur Ruhe kommen können. Wichtig ist es auch, während der Trennung auf Zeit miteinander im Gespräch zu bleiben. Dazu gibt es nicht nur das Telefon. Per Webkamera können sich Paare heute auch sehen, wenn sie miteinander sprechen. Anbieter wie *ivisit.com* bieten die Internetplattform dafür. Ein Fehler ist es, seine meist wenigen gemeinsamen Wochenenden mit Aktivitäten vollzupacken. Dann stresst das Miteinander nur noch und Streit ist vorprogrammiert. Sinnvoll: Bereits vor dem Treffen überlegen und entscheiden, was man am Wochenende machen will. Dazu gehört auch, dass man sich dafür entscheiden kann absolut nichts zu tun – außer vielleicht …

Anmerkungen

1 Charms, Daniel: „Die Kunst ist ein Schrank“, Friedenauer Presse, Berlin, 1992

2 Boutang, Pierre-André / Annie Chevallay: „Immer wieder Sartre“, TV-Dokumentation, Frankreich 2001

3 „Männer finden Natürlichkeit erotisch“, RP-Online, 8. Februar 2005, Internet: www.rp-online.de/publik

4 „Beim Sex lässt jeder Zweite das Handy an“, Rheinische Post, 5. Februar 2005

5 „Evolution der Leidenschaft“, Rheinische Post, 23. Februar 2005

6 Ebd.

7 Fisher, Helen: „Warum wir lieben. Die Chemie der Leidenschaft“, Patmos/Walter Verlag, Düsseldorf 2005, S. 218

8 Zitiert nach Schmidt, Sabine: „Diva mit Sex-Appeal“, in: BücherPick, Beilage der Zeitung „Die Presse“, Wien, Sommer 2005

9 Hornby, Nick: „High Fidelity“, aus dem Englischen von Clara Drechsler und Harald Hellmann, © 1996 by Kiepenheuer & Witsch, Köln, S. 134

10 Ustinov, Peter, „Ach du meine Güte“, Molden-Verlag, Wien 1977, S. 127

11 Eliot, George, in: „Impressions of Theophrastus Such“, zitiert von Roth, Brigitta: „Der Mann in Zitaten der Welt“, Bechtle Verlag, Esslingen, München 1998

12 Sartre, Jean Paul: „Briefe an Simone de Beauvoire“, Rowohlt Verlag, Reinbek 1996, S. 15

13 „Frauen reden häufiger über Sex als Frauen“, Marszk, Doris, Wissenschaft.de, 17. April 2002, Internet: http://www.wissenschaft.de/wissen/news/14.998.htm

14 „Wenn Männer reden: Beim Thema Sex machen sie dicht“, Wecarelife.at, 24. März 2003, Internet:

http://www.wecarelife.at/CDA_Master/1,3008,4029_5093_0,00.html

15 „Er kommt nicht, schweigt und wartet“, Welt am Sonntag, 15. Mai 2005

16 Pease, Allan & Barbara: „Warum Männer nicht zuhören und Frauen schlecht einparken“, Ullstein Verlag, Berlin 2003, S.135

17 von Schaper, Eva, „Anders denken heißt nicht anders sein“, Frankfurter Allgemeine Sonntagszeitung, 10. Januar 2005

18 Mian Mian: „Deine Nacht, mein Tag“, aus dem Chinesischen von Karin Hasselblatt, © 2004 by Kiepenheuer & Witsch Köln, S. 94f.

19 „Vom US-Präsidenten, dunklen Zimmern und Hochzeitsnächten“, Playboy, März 2005. Seite 98

20 „Wissenschaftler der Universität Göttingen haben Online-Kommunikationstraining entwickelt“, theratalk.de, Pressemitteilung vom 27. März 2003, Internet: http://www.theratalk.de/pressemitteilung_4.html

21 „Flaute im Bett? Online-Test hilft!“, Ärzte-Zeitung online, 6. Mai 2005, Internet: http://www.aerztezeitung.de/docs/2005/05/06/082a2001.asp?cat=/medizin/sex

22 Quelle: „Chat mit dem Therapeuten gegen Beziehungsprobleme und Sex-Frust“, Ärzte-Zeitung online, 24. Juni 2004, Internet: http://www.aerztezeitung.de/docs/2004/06/24/116a0301.asp?cat=/medizin/sex

23 „Partnerschafts-Statistik: Top 10 der Partnerschaftsprobleme“, theratalk.de, Pressemitteilung vom 21. März 2005, Internet: http://www.theratalk.de/pressemitteilung_13.html

24 Die Prozentangaben in Klammern bedeuten, wieviel Prozent der Teilnehmer Probleme im genannten Bereich angaben.

25 „Partnerschafts-Statistik: Top 10 der Partnerschaftsprobleme“, a.a.O.

26 Zitiert nach: „Anlagen und Erziehung unterscheiden sich bei Männern und Frauen", Bayer HealthCare, 20. Juni 2005, Internet: http://www.pharma.bayer.com/de/produkte/erektile_dysfunktion/ed_und_intimitat.html

27 „Beziehungskunde braucht die Jugend", Frankfurter Allgemeine Sonntagszeitung, 17. April 2005, S.78

28 „Love-Story ohne Happy-End", Rheinische Post, 12. März 2005

29 Ebd.

30 Ebd.

31 „Träume von Sex und Triathlon", Süddeutsche Zeitung, 21. März 2005, Internet: http://www.sueddeutsche.de/panorama/artikel/859/49.810/

32 Roth, Brigitta: „Der Mann in Zitaten der Welt", Bechtle Verlag, Esslingen 1998, S. 292

33 Peters, Martina: „Porträt: Giacomo Casanova", Planet-Wissen, 30. September 2002, Internet: http://www.planet-wissen.de/pw/Artikel,,,,,,,AA86106844442E1BE0340003BA087C6D,,,,,,,,,,,,,,.html

34 „Frau sucht aus", Süddeutsche.de, 30. März 2005, Internet: http://www.sueddeutsche.de/wissen/artikel/304/50.254/

35 Ebd.

36 „Alle Wege führen zum Weib", Welt am Sonntag, 15. Mai 2005

37 „Sex in der Warteschleife", Focus online, 27. April 2005, Internet: http://focus.msn.de/hps/fol/newsausgabe/nesausgabe.htm?id=13.983

38 Mein-Test.de, Internet: http://www.mein-test.de/cgi-bin/tm.cgi?testme=35&runpw=22.246

39 aus: Harenberg Anekdotenlexikon, Artikel „Kant", Harenberg Lexikon Verlag, Dortmund 2000, S. 566

40 „Regelmäßiger Sex gut fürs Immunsystem", Bild, 14. Mai 2005

41 „Was Sie schon immer über Frauen (und Männer) wissen wollten“, Playboy, Ausgabe März 2005, S. 128
42 „Umfrage Tote Hose?“, Süddeutsche.de, 30. April 2004, Internet: http://www.sueddeutsche.de/automobil/artikel/76/31.045/
43 „Er kommt nicht, schweigt und wartet“, Welt am Sonntag, 15. Mai 2005
44 „Mehr Sex“, Süddeutsche Zeitung, 23. Juni 2005
45 Durex Local Report 2005, Internet: http://www.durex.com/DE/pressstudies.asp?intMenuOpen=12
46 „Senioren-Sex: Oma und Opa stehen drauf“, Die Presse (Österreich), 17. April 2004, Internet: www.diepresse.com/textversion_article.aspx?id=416.948
47 „Kein Mann, der immer kann“, Rheinische Post, 23. April 2004
48 „Deutsche haben den schnellsten Sex“, Bild, 26. Mai 2005
49 „Der Boogie Woogie der Hormone“, Bayrischer Rundfunk, 26. Juni 2005, Internet: http://www.br-online.de/land-und-leute/thema/schweigen_der_maenner/gene2.xml?theme=print
50 „Vierzigjährige Frauen haben pro Woche zweimal Sex“, Bild am Sonntag, 13. März 2005
51 „Frauen in Deutschland: Zu gestresst für Sex“, Rheinische Post, 4. Januar 2005
52 Ebd.
53 „Kann denn Liebe Sünde sein ... Frau Ferres?“, Playboy, März 2005
54 „Wo wohnt die Lust“, Maxi
55 „Sex in Zeiten der Beziehungsarmut“, Focus 11/2005
56 „Deutsche Männer und Frauen halten Italiener für beste Liebhaber“, Berliner Morgenpost, 2. Juli 2005, Internet: http://www.morgenpost.de/content/2005/07/02/aus_aller_welt/763.916.html
57 „Diana bewertete die Qualität ihrer Liebhaber von 1 bis 10“, BZ, 30. Juni 2005, Internet: http://bz.berlin1.de/aktuell/boulevard/050.630/diana.html

58 „Ich bin Frau, also erpresse ich“, Welt am Sonntag, 6. März 2005

59 „Schluss mit süß“, Süddeutsche Zeitung Magazin, Ausgabe 24/2005

60 „Sex ist ein wichtiges Instrument für mich“, Welt am Sonntag, 15. Mai 2005

61 „Was Sie schon immer über Frauen wissen wollten“, Playboy, Ausgabe März 2005

62 Ebd.

63 Ortgies, Lisa: „Auf freier Wildbahn“, EMMA 3/2005

64 Ebd.

65 „Was Männer im Bett wirklich wollen“, Bild-online, 15. Juni 2005, Internet: http://www.bild.t-online.de/BTO/gesund-fit/lustliebe/aktuell/2005/06/was__maenner__wollen/was__maenner__wollen.html

66 „Das Letzte“, Die Zeit , 17. Februar 2005

67 „Männer finden Natürlichkeit erotisch“, Rheinische Post, 8. Februar 2005

68 „Frauen verführen besser – Männer häufiger“, Cora, 16. Januar 2004, Internet: http://www.cora.de/cora/cora_cms.nsf/print-index/CMS87A041366F8F677DC1256EAC002E15C8?OpenDocument

69 Wikipedia, Artikel „Lüge“, http://de.wikipedia.org/wiki/L%C3%BCge

70 Sarduy, Severo: „Allein in Frankfurt“, in: Enzensberger, Hans Magnus, „Eine literarische Landkarte“, Goldmann Verlag, München 1999, S. 118

71 Shabsig et al, British Journal of Urology 94 (2004), S. 1055

72 „Auf Potenzschwäche müssen Männer direkt angesprochen werden“, Ärzte Zeitung, 25. April 2005, Internet: http://www.aerztezeitung.de/docs/2005/04/25/074a1401.asp?cat=/medizin/erektionsstoerungen

73 „Potenz: Stress ist der größte Lustkiller“, Diepresse.com, 27.06.2005, Internet: http://www.diepresse.com/Artikel.aspx?channel=h&ressort=rw&id=49.093

74 „Viagra - Genieren war gestern“, Diabetes Austria, 17. Juni 2005, Internet: http://www.diabetes-austria.com/liebe_sex.php
75 Roth, Brigitta: „Der Mann in Zitaten der Welt“, Bechtle Verlag, Esslingen, München 1998, S. 293
76 „Nach zehn Sekunden ist der Spaß vorbei“, Express, 1. Juni 2005
77 Houellebecq, Michel: „Ausweitung der Kampfzone“, © 1999, Verlag Klaus Wagenbach Berlin, S. 78f.
78 „Beim Orgasmus der Frau fällt das Gehirn aus“, Bild, 22. Juni 2005
79 www.queendom.com
80 Effect of glans penis augmentation using hyaluronic acid for premature ejaculation. Kim JJ et al Int J Impot Res, International Journal of Impotence Research 16 (2004), S. 547
81 In: „Die Welt der Encyclopédie“, hrsg. v. Annette Selg, Rainer Wieland, Eichborn Verlag, Frankfurt am Main, S. 95
82 Sheldon, Sidney: „Die letzte Verschwörung“, Blanvalet Verlag, München 1992, S. 252
83 Sommer F, Engelmann: Therapy in management of erectile dysfunction in older man. Drugs and Aging 2005
Feldmann HA, Goldstein I, Hatzichristou DG, Krane RJ, McKinley JB: Impotence and its medical and psychosocial correlates: results of the Massachusetts male Aging Study. J Urol 151 (1994), S. 54-61
Porst H: Manual der Impotenz. Uni-Med Bremen 2000
84 Journal of Urology 151 (1994), S. 54
85 Braun/Wassmer/Klotz u.a.: Epidemiology of erectile dysfunction: results of the ‚Cologne Male Survey‘, International Journal of Impotence Research 12 (2000), S. 305-311
86 Ebd.
87 Pfizer global study of sexual attitudes and behaviour, Internet: http://www.pfizerglobalstudy.com

88 Durex Local Report 2005, Internet: http://www.durex.com/DE/pressstudies.asp?intMenuOpen=12

89 NIH Consensus Panel on Impotence, Journal of the American Medical Association 270 (1993), S. 83

90 1st International Consultation on Erectile Dysfunction, Paris 1999

91 Goldstein et al, New England Journal of Medicine 388 (1998), S. 1397

92 Larson, J. L., Heart & Lung 9 (1980), S. 1025

93 Journal of the American Medical Association 275 (1996), S. 1405

94 Japanese Journal of Legal Medicine 17 (1963), S. 333

95 Braun, M.: International Journal of Impotence Research 12 (2000), S. 305

96 Baker, Carlos (Hg.), „Ernest Hemingway: Ausgewählte Briefe 1917 – 1961, Glücklich wie die Könige.“, Rowohlt Verlag, Reinbek 1984, Seite 588

97 „Kleiner Willi ganz groß?“, Blick, 28. Juli 2005, Internet: http://www.blick.ch/showbiz/artikel23.668

98 Brown, Dan: „Sakrileg“, © 2004 by Verlagsgruppe Lübbe GmbH & Co. KG, Bergisch Gladbach, S. 133

99 „Länger, dicker, härter - die Penisvergrößerung“, Diabetes Austria, 17. Juni 2005, Internet: http://www.diabetes-austria.com/liebe_sex.php

100 Houellebecq, Michel: „Ausweitung der Kampfzone“, ©1999, Verlag Klaus Wagenbach Berlin, S. 116

101 „Propeller am Penis“, Nor@ Netz, 22. März 2003, Internet: http://www.niederelbe.de/noranetz/PENIS.HTM

102 „Groteskes Malheur mit dem Kobold“, Westdeutsche Zeitung, 29. Januar 2005, Internet: http://www.wz-newsline.de/seschat4/200/sro.php?redid=74.376

103 „Die Welt der Encyclopédie“, hrsg. v. Annette Selg, Rainer Wieland, © Eichborn AG, Frankfurt am Main, September 2001, S. 239

104 „Höhere Infektionszahlen“, Kompetenznetz HIV/AIDS, Newsletter, Ausgabe 1/05, oder Internet: http://www.kompetenznetz-aids.de/

105 UNAIDS: The International Pandemic of HIV, 1997, Internet: http://www.unaids.org

106 Robert Koch Institut Team HIV/AIDS, Berlin, Internet: http://www.rki.de (siehe Infektionskrankheiten)

107 „100 deutsche HIV/AIDS-Forscher appellieren an die europäische Gesundheitspolitik“, Kompetenznetz HIV/AIDS, 23.11.2004, Internet: http://www.kompetenznetz-aids.de/

108 „Wie Aids die Welt verändert hat“, Bilanz 2004 des Kompetenznetz HIV/AIDS, Bochum, 2004

109 „Jessicas letzter Dreh – die tödliche Szene“, sueddeutsche.de, 14. Januar 2005

110 Madonna: „Sex“, Heyne Verlag, München 1992, nicht paginiert (S. 2)

111 Rowling, J. K.: „Harry Potter and the Half-Blood Prince”, Bloomsbury, London 2005, S. 175 f.

112 Zusammenstellung der Lebensmittel bei: Schwarz, A.; Schweppe, R.; Pfau, W.: „Aphrodisiaka“, Haug Hüthig, Heidelberg 1999

113 „Aphrodisiaka“, AOK online, 20. Juli 2005, Internet: http://www.aok.de/bund/rd/89.850.htm

114 Timm, Uwe: „ROT“, © by Kiepenheuer & Witsch Köln, S. 282-283 (zitiert aus der Taschenbuchausgabe 1996)

115 „Alkohol-Worte steigern männliche Lust“, Spiegel.de, 1. Mai 2005, Internet: www.spiegel.de/wissenschaft/erde/0,1518,353.990,00.html

116 Kruger et al, Journal of Endocrinology 179 (2003), S. 357

117 Morris, K., The Lancet 2 (2003), S. 140

118 „Mann kann auch anders“, Die Zeit, 21.7.2005

119 „Entweder zu groß oder zu klein: 82 Prozent benutzen falsches Kondom“, Express.de, 1.12.2004

120 BGH 27.6.1995, NJW 1995, 2407

121 Journal of the American Medical Association 287 (2002), S. 3110
122 Schnürle, U.: Vasektomie und Refertilisierung, 4. Auflage, Mabuse Verlag, Frankfurt/M. 1996, S. 27
123 Internet: http://www.verhuetungs-ABC.de
124 Internet: http://www.young miss.de
125 Siehe Stelzer, Ulli: "Inuit: The north in transition", The University of Washington Press, Seattle 1985
126 Krämer, A. / Newman, H.: Ralik-Ratak, De Gruyter Verlag, Hamburg 1938
127 Hyde, Janet: Understanding Human Sexuality, McGraw-Hill, New York 2004
128 van Helsing, Falk: „Schachspielen beim Sex strengstens verboten", Eichborn Verlag, Frankfurt 2003, S. 87
129 Bartolomew, R.E. : "Little green men, meowing nuns and Head hunting panics: A study of mass psychogenic illness and social delusion". McFarland Publishers, North Carolina 2001
130 „Sexualität ist in Beziehungen nicht immer wichtig", web.de, 13. Juni 2005, Internet: http://portale.web.de/FitundGesund/Sexualitaet/msg/5.856.949
131 „Wenn's im Bett rummst ...", express.de, 2. Juli 2005, Internet: http://www.express.de/servlet/Satellite?pagename=XP/index&pageid=1004979498952&rubrik=220&artikelid=1094127524807
132 „Der rätselhafte Lustverlust", Express, 31. Mai 2005
133 Ebd.
134 Ebd.
135 „Was ist los in deutschen Betten?", Lisa, 10. Mai 2005, Internet: www.presseportal.de/pdf.htx?nr=677.935
136 „Bei der Liebe auf den ersten Blick ist das Geld unwichtig", Welt kompakt, 16. Februar 2005
137 Mees, Ulrich: „Nicht Werther, sondern Casanova sein", 21. Juni 2005, Internet: http://www.uni-oldenburg.de/presse/f-aktuell/9717pmme.htm

138 Ebd.
139 Sagan, Françoise: „Chamade“, Ullstein Verlag, Berlin 1965
140 „Die Happymacher. Glück wird im Gehirn gemacht“, rp-online, 6.10.03, Internet: http://www.rp-online.de/public/article/special/auf-gehts-deutschland/22.319
141 Ebd.
142 Wikipedia, Artikel „Philosophie des Glücks“, 15. Juni 2005, Internet: http://de.wikipedia.org/wiki/Gl%C3%BCck
143 „Mehr Selbstvertrauen durch Sex“, Pressemitteilung der Pfizer GmbH, 28. Juli 2005, Internet: http://www.presseportal.de/story.htx?nr=706.944&ressort=5
144 „Fehlt es der deutschen Wirtschaft an Potenz? / - Versagensangst auch in Österreich - / Erektionsstörungen verursachen Schäden in Milliardenhöhe“, IGFA Institut für Gesundheitsforschung, Pressemitteilung 6. April 2005, Internet: http://www.presseportal.ch/de/print.htx?nr=100488381
145 „Was Potenz mit Wirtschaft zu tun hat“, Playboy, 20. Juni 2005, Internet: http://www.playboy.de/PP3G/pp3g.htm?snr=4026
146 Canetti, Elias, „Das Paar“, in: „Die Zeit“, 14. Juli 2005
147 „(K)ein Platz für die Liebe“, Süddeutsche Zeitung, 30. März 2005, Internet: http://www.sueddeutsche.de/jobkarriere/erfolggeld/artikel/432/29403
148 „Immer mehr deutsche Männer holen sich den schnellen Sex-Kick aus dem Internet: Porno statt Partner“, WOMAN, 26. Juni 2005, Internet: http://www.presseportal.de/story.htx?nr=694813&ressort=5
149 Ebd.
150 Ebd.
151 Ebd.
152 Focus, „Sucht nach Sex“, Ausgabe 27/2005
153 „Das Internet macht sexsüchtig“, Süddeutsche Zeitung, 4. Oktober 2004
154 „Immer mehr Sex-Sucht im Internet”, Express, 2. Mai 2005

155 „Sucht nach Sex“, Focus 27/2005
156 Eichenberg, Christiane; Ott, Ralf: „Poppnet“, c’t 16/2000, Internet: http://www.heise.de/ct/00/16/068/
157 „Immer mehr Sex-Sucht im Internet“, a.a.O.
158 Ebd.
159 „Das Parship-Prinzip“, Parship.de, 15. Juli 2005, Internet: http://www.parship.de/docs/public/help/tour/test.xhtml
160 „Männer treffen mehr mögliche Partner“, Spiegel.online, 21. Juni 2005, Internet: http://Parship.spiegel.de/docs/public/news/aktuell40.xhtml
161 „Umfrage: 16 %“, Playboy, März 2005, S.17
162 „Ein Viertel der Deutschen hat Sex mit dem Ex“, Womenweb, 9. Juli 2005, Internet: http://www.womenweb.de/lovesex/sonstiges/news.12379.html
163 „Männer haltet den Mund“, Süddeutsche Zeitung, 11. März 2003
164 „Die netten Jahre sind vorbei“, Süddeutsche.de, 22. Januar 2005, Internet: http://www.sueddeutsche.de/kultur/artikel/492/46446/3/
165 „Wenn kein Johanniskraut mehr gewachsen ist“, Spiegel online, 20. Januar 2005, Internet: www.spiegel.de/unispiegel/studium/0,1518,337570,00.html
166 „Wir sind eifersüchtig“, Maxi, Januar 2005
167 Susan, Jacqueline: „Die Liebesmaschine“, Scherz Verlag, Bern/München 1969, S. 226
168 „Wir sind eifersüchtig“, a.a.O.
169 Buss, David M.: „Wo warst du – vom richtigen Umgang mit Eifersucht“, Hugendubel, Kreuzlingen 2001, S. 18
170 „Anlagen und Erziehung unterscheiden sich bei Männern und Frauen“, Bayer HealthCare, 20. Juni 2005, Internet: http://www.pharma.bayer.com/de/produkte/erektile_dysfunktion/ed_und_intimitat.html
171 „Lasst Papa machen“, Rheinische Post, 24. Oktober 2003

172 „Ich bin da reingerutscht“, Süddeutsche Zeitung, 13. Juli 2005
173 „Liebeskummer“, pro familia-Niedersachsen 17. Juli 2005, Internet: http://www.profamilia.de/topic/F_uer_Jugendliche/ Liebeskummer
174 „Träume von Sex und Triathlon“, Süddeutsche Zeitung, 21. März 2005, Internet: http://www.sueddeutsche.de/panorama/artikel/859/49810/
175 Sagan, Françoise: „Chamade“, Ullstein Verlag, Berlin 1965, S. 41
176 www.theratalk.de
177 „Sexuelle Unzufriedenheit häufigster Grund für Seitensprung“, theratalk.de, 13. Januar 2005, Internet: http://www.theratalk.de/pressemitteilung_12.html
178 „Unzufriedenheit beim Sex ist oft Anlass für Seitensprung“, mz-web.de, 25. Juni 2005, „Internet: http://www.mz-web.de/artikel?id=1106554291753
179 „In der Flirt-Falle”, Magazin News, Ausgabe 43/2004
180 „Evas Männer“, Spiegel 9/2005, S. 169, zitiert nach Barash, David / Lipton, Judith „The Myth of Monogamy“, Freeman and Company, New York 2001
181 „Mit dem Kopf in fremden Betten“, Süddeutsche Zeitung Wissen, Mai 2005
182 „Warum Männer im besten Alter fremdgehen“, Diabetes Austria, 17. Juni 2005, Internet: http://www.diabetes-austria.com/liebe_sex.php
183 „Männer in Lebensgefahr“, Süddeutsche Zeitung, 16. Juni 2005, Internet: www.sueddeutsche.de/panorama/artikel/940/31909/print.html
184 „Evas Männer“, a.a.O.
185 Starke, Kurt: „Treue unmodern – Untreue epidemisch? Unspektakuläre, aber überraschende Ergebnisse einer neuen Untersuchung“, 17. Juli 2005, Internet: www.beziehungsbiographien.de/med2.doc.

186 „Paarungsverhalten", Süddeutsche Zeitung, 22. März 2004, Internet: http://www.sueddeutsche.de/panorama/artikel/930/28902/

187 Sharpe, Tom: „Feine Familie", Ullstein Verlag, Berlin 1992, S. 130

188 Interview mit Gene Feder, ARTE-TV, 24. März 2005, Internet: http://www.arte-tv.com/de/geschichte-gesellschaft/Wenn_20V_C3_A4ter_20sich_20r_C3_A4chen/813710.html

189 „Lebenssituation, Sicherheit und Gesundheit von Frauen in Deutschland", Studie des Bundesministeriums für Familie, Senioren, Frauen und Jugend, 2004, S. 15

190 „Treue Männer mit schönen Augen sind begehrt", RP-online, 23. Juni 2005, Internet: www.rp-online.de/public/article/magazin/liebeslust/news/95262

191 Ebd.

192 „Umfrage: Was uns aufregt …", Geo Wissen 35, 4/2005

193 „Für guten Sex geht ‚Nichts ohne Gefühle'", Kurier, 13. Juli 2005, Internet: http://kurier.at/kult/sex/1046924.php

194 „Zu große Lippen", Nachrichten.at, 22. Juli 2005, Internet: http://www.nachrichten.at/leben/373917?PHPSESSID=b936e4780cd7653f583461cd1e50a10d

195 „Wunschliste für's Bett - doppelt so viele sexuelle Wünsche könnten wahr werden", Theratalk, 25.10.2004 Internet: http://www.theratalk.de/pressemitteilung_11.html

196 „Wunschliste für's Bett - doppelt so viele sexuelle Wünsche könnten wahr werden", a.a.O.

197 Ein Partnerschaftstest zu sexuellen Wünschen wird unter www.theratalk.de/partnerschaftstest.ht angeboten.

198 „Die schönste Nebensache der Welt", Gesund.co.at, 20. Juni 2005, Internet: http://www.gesund.co.at/framgen.asp?url=/gesund/Lust_Liebe/Lust_Liebe_Sex.htm

199 „Frauen verführen besser – Männer häufiger", Cora, 16. Januar 2004, Internet: http://www.cora.de/cora/cora_cms.nsf/printindex/

CMS87A041366F8F677DC1256EAC002E15C8?OpenDocument

200 „Der Geweihträger hat ausgedient“, Spiegel Online, 27. Juni 2005, Internet: http://www.spiegel.de/panorama/0,1518,361982,00.html

201 „Sex im Alter: Es darf Spaß machen“, Medizinauskunft.de, 23. Juni 2005, Internet: http://www.medizinauskunft.de/home/artikel/aktuell/2005/23_06_alterssex.php

202 „Frauen verführen besser – Männer häufiger“, a.a.O.

203 Ebd.

204 „Anlagen und Erziehung unterscheiden sich bei Männern und Frauen“, Bayer HealthCare, 20. Juni 2005, Internet: http://www.pharma.bayer.com/de/produkte/erektile_dysfunktion/ed_und_intimitat.html

205 „Alles ganz normal“, Elle, 20. Juli 2005, Internet: http://www.elle.de/PE1G/pe1g.htm?snr=5136

206 Høeg, Peter: „Fräulein Smillas Gespür für Schnee“, Roman aus dem Dänischen von Monika Wesemann, © 1994 Carl Hanser Verlag, München – Wien, S. 201 (zitiert aus der Sonderausgabe 1996)

207 „Alles ganz normal“, a.a.O.

208 „Erforscht“, Süddeutsche.de, 18.05.05, Internet: http://www.sueddeutsche.de/panorama/artikel/367/53314/

209 „Küssen – Die süße Kunst.“ Apothekenrundschau – Gesundheit pro.de, Internet: http://www.gesundheitpro.de/PGG/PGGA/pgga.htm?line=1&ressort=10500&rubrik=10506&snr=20632

210 Ebd.

211 „Komm doch bitte wieder im Bett“, max, Januar 2005, S. 174

212 „Alles ganz normal“, a.a.O.

213 Hornby, Nick: „High Fidelity“, aus dem Englischen von Clara Drechsler und Harald Hellmann, © 1996 by Kiepenheuer & Witsch, Köln, S. 141

214 „Sex im Alter: Es darf Spaß machen“, Medizinauskunft.de, 23. Juni 2005, Internet: http://www.medizinauskunft.de/home/artikel/aktuell/2005/23_06_alterssex.php

215 „Extrem-Sport“, Diabetes Austria, 17. Juni 2005, Internet: http://www.diabetes-austria.com/liebe_sex.php

216 Weitere erotische Rekorde unter www.sexualrecords.com

217 „Männer wollen Sex“, n-tv, 11. Juli 2005, Internet: http://n-tv.de/554521.html#

218 „Vorher fragen Sie bitte ihren Therapeuten“, Frankfurter Allgemeine Sonntagszeitung, 15. Mai 2005

219 „Umfrage: Was uns aufregt ...“, Geo Wissen 35, 4//2005

220 Grass, Günter: „Schamlos“, in: „Letzte Tänze, Gedichte und Bilder“, Steidl Verlag, Göttingen, 2003, S. 80

221 Madonna: „Sex“, Heyne Verlag, München 1992, nicht paginiert

222 „Literarisches Quartett“, Literaturkritik.de, 31. Juli 2005, Internet: http://www.literaturkritik.de/reich-ranicki/index.php?content=http://www.literaturkritik.de/reich-ranicki/content_themen_litQuartett.html

223 Ebd.

224 „Das Literarische Quartett in der Krise“, Literaturcafé.de, August 2000, Internet: http://www.wahre-worte.de/literarisches_quartett_reich_ranicki_loeffler.htm

225 „Zur Sex-Sache“, Blick, 21. Juli 2005, Internet: http://www.blick.ch/showbiz/artikel23400

226 Ebd.

227 Ebd.

228 „Meine Erektion hält nicht lange genug an“, Express, 20. Januar 2005, www.express.de

229 Artikel „Reizinstrumente“, Lexikon und Weltgeschichte der Erotik, Directmedia Publishing 2004, S. 1036

230 Wallace, David Forster: „Kleines Mädchen mit komischen Haaren“, aus dem Amerikanischen von Marcus Ingendaay, © 2001 by Kiepenheuer & Witsch Köln, S. 96

231 Siehe Kapitel 17

232 Klappentext des Romans von Millet, Catherine: „Das sexuelle Leben der Catherine M.“, Goldmann Verlag, München 2001
233 „Sex bei Volkswagen“, Die Zeit, 14. Juli 2005
234 Ebd.
235 „Abstimmung“, Beate-uhse.tv, 26. Juli 2005, Internet: http://www.beate-uhse.tv/sixcms/list.php?page=homepage_ls
236 „Sex bei Volkswagen“, a.a.O.
237 Lexikon und Weltgeschichte der Erotik, Artikel „Prostitution“, a.a.O., S. 1014
238 García Márquez, Gabriel: „Erinnerungen an meine traurigen Huren“, Kiepenheuer & Witsch Verlag, Köln 2004, S. 21
239 Sartre, Jean-Paul: „Die Kindheit eines Chefs“, Gesammelte Erzählungen, deutsche Übersetzung von Uli Aumöller, © 1950, 1970, 1983 by Rowohlt Verlag GmbH, Reinbek bei Hamburg, S. 61
240 Lexikon und Weltgeschichte der Erotik, Artikel „Prostitution“, a.a.O., S.1009
241 Bundesfinanzministerium, Haushaltsplan 2005 bis 2006, http://www.bundesfinanzministerium.de/lang_de/DE/Service/Downloads/Abt__II/002,templateId=raw,property=publicationFile.pdf
242 Lexikon und Weltgeschichte der Erotik, „Prostitution“, a.a.O., S. 1009
243 Ebd.
244 Sepúlveda, Luis: „Wie man das Meer sehen kann“, Erzählungen, aus dem Spanischen von Willi Zurbrüggen, © 2002 Carl Hanser Verlag, München – Wien, S. 60
245 „Sport steigert die Lust“, T-Online, 20. Juli 2005, Internet: http://www2.onleben.t-online.de/dyn/c/32/09/87/3209876.html
246 Ebd.
247 Ebd.
248 Villon, François: „Des Meisters Werke“, Zeitler, Leipzig, 1907
249 Ebd.

250 In: Hübner, Barbara: „Casanovas Gaumenfreuden", Hädecke-Verlag, Weil der Stadt, o. J., S. 5
251 „Salat macht potent", Tirol.com, 28. Juli 2005, Internet: http://portal.tirol.com/chronik/innsbruck/16197/index.do
252 In: Roth, Brigitta: „Der Mann in Zitaten der Welt", Bechtle Verlag, Esslingen 1998, S. 84
253 In: Hübner, Barbara: „Casanovas Gaumenfreuden", Hädecke-Verlag, Weil der Stadt, o. J., S. 132
254 „Melonen helfen gegen Müdigkeit", Rheinische Post, Freitag 8. Juli 2005
255 „Sex ist nicht alles", Berliner Morgenpost, 2. Juli 2005, Internet: www.morgenpost.de/content/2005/07/02/ttt/763875.html,
256 Diderot, Denis (Hrsg.): „Diderots Enzyklopädie", Reclam, Leipzig 2001
257 „Liebe ohne Libido", Zeit Wissen, 15. Juni 2005,
258 262„Kein Sex bitte, wir sind ein Paar", Amica, November 2004, S. 231
259 „Keine Lust auf Liebe", Welt am Sonntag, 21. November 2004
260 Wikipedia, Artikel „Asexualität bei Menschen", 24. Juli 2005, Internet: http://de.wikipedia.org/wiki/Asexualität
261 Diderot, Denis (Hrsg.): „Diderots Enzyklopädie", Reclam, Leipzig, 2001
262 Zuckmayer, Carl: „Der Seelenbräu", Fischer Verlag, Frankfurt 1962, S. 137
263 Aven, „Wer wir sind", 27. Juli 2005, Internet: http://www.asex-wiki.de
264 „Sex auf Vorrat ist unmöglich", Rheinische Post, 21. Juli 2005, Internet: http://www.rp-online.de/public/article/magazin/liebeslust/news/99102
265 Peter Wendl: „Gelingende Fern-Beziehung", © Verlag Herder, Freiburg im Breisgau, 1. Auflage 2004, S. 68 f.

266 „Fernbeziehung und Wochenendbeziehung – Chancen und Belastungen für die Partnerschaft", Online-Familienhandbuch, 23. November 2004, Internet: http://www.familienhandbuch.de/cmain/f_Aktuelles/a_Partnerschaft/s_1558.html

267 „Viel Verkehr macht Sperma mobil", menshealth.de, 23. Juni 2005, Internet: http://www.menshealth.de/news/sex/viel sex bei Kinderwunsch es geht gar nicht oft genug.37312.htm

268 „Ihr immer mit eurem Sex", Geo Wissen 35, 4/2005, S. 139

269 „Wehe, wenn sie losgelassen", Berliner Zeitung, 30. Oktober 2001

270 Hübner, Barbara: „Casanovas Gaumenfreuden", Hädecke Verlag , Weil der Stadt, o.J., S. 18

Adressen

Akademie für Sexualmedizin, Dr. med. G. Haselbacher, Bäckerstr. 3, 81241 München, Tel. 089-882036, Fax 089-8212840

Bundeszentrale für gesundheitliche Aufklärung (BZgA), Ostmerheimer Str. 220, 51109 Köln,
Tel. 0221-8992-0, Fax 0221-8992-300, E-Mail: poststelle@bzga.de, Internet: www.bzga.de

Deutsche AIDS-Gesellschaft e.V. (DAIG), c/o Klinik für Dermatologie und Allergologie der Ruhr-Universität Bochum, Gudrunstr. 56, 44791 Bochum, Tel. 0234-509-3474, Fax 0234-509-3475, E-Mail: v.brunne@klinikum-bochum.de, Internet: www.daig-net.de

Deutsche AIDS-Hilfe e.V., Bundesgeschäftsstelle, Dieffenbachstraße 33, 10967 Berlin, Tel.: 030- 690087-0, Fax 030-690087-42, Internet: www.aidshilfe.de, E-Mail: dah@aidshilfe.de

Deutsche Gesellschaft für Urologie, Geschäftsstelle, Uerdingerstr. 64, 40474 Düsseldorf , Tel. 0211- 516096-13, Fax 0211-51609662, E-Mail: akademie@dgu.de

Deutsche Gesellschaft für Sexualmedizin und Sexualtherapie, c/o Abt. für klinische Psychiatrie, Medizinische Hochschule Hannover, Carl Neubergstr. 1, 30625 Hannover, Tel. 0511-5322407

Dr. med. Ulrike Brandenburg, Fachärztin für Psychotherapie und Sexualtherapie, Jakobsstraße 2, 52064 Aachen, Tel. 0241-75451

ISG, Informationszentrum für Sexualität und Gesundheit e.V., Universitätsklinikum Freiburg, Hugstetterstr. 55, 79106 Freiburg, Infoline 0180-5558484 (0,12 Euro/Min.), E-Mail: info@isg-info.de, Internet: www.isg-info.de

Institut für Verhaltenstherapie, Verhaltensmedizin und Sexuologie, Nettelbeckstraße 14, 90491 Nürnberg, Tel: 0911-599536

Klinik für Urologie und Kinderurologie, Medizinisches Zentrum Kreis Aachen, Chefarzt Prof. Dr. T. A. Vögeli, Dr. Hans Böckler Platz 1, 52146 Würselen Bardenberg, Tel. 02405-801-1271

Kompetenznetz HIV/AIDS, Sprecher: Prof. Dr. N. H. Brockmeyer, c/o Klinik für Dermatologie und Allergologie an der Ruhr-Universität Bochum, Gudrunstraße 56, 44791 Bochum, Tel. 0234-509-34 71, Fax 0234-509-3472, E-Mail: n.brockmeyer@derma.de, Internet: www.kompetenznetz-hiv.de

NAKOS, Kontakt- und Informationsstelle für Selbsthilfegruppen, Albrecht-Achilles-Str. 65, 10709 Berlin, Tel. 030-8914019, Fax 030/8934014, Internet: www.nakos.de

pro familia-Bundesverband, Stresemannallee 3, 60596 Frankfurt am Main, Tel. 069-639002, Fax 069-39852, Internet: www.profamilia.de

Sexualwissenschaftliche Ambulanz der RWTH Aachen, Pauwelsstr. 30, 52074 Aachen, Tel. 0241- 8089461, Fax 0241-8888401

1. Univ. Frauenklinik, Dr. med. R. Kästner, Maistr. 11, 80337 München, Tel. 089-51600

Weitere Kontakte und Informationen

www.mann-info.de (Informationskampagne von Pfizer Deutschland GmbH über Erektionsprobleme)

http://www.dgu.de (Urologenportal)

www.isg-Info.de (Informations- und Beratungsstelle im Universitätsklinikum Freiburg zu sexuellen Funktionsstörungen)

Literatur

Barbach, Lonnie / Linda Levine: Der einzige Weg, Oliven zu essen und andere intime Geständnisse, Ullstein Verlag, Berlin 1980

Bongertz, Christiane: Mach's noch einmal, Schatz, Rowohlt Verlag, Reinbek 2003

Brater, Jürgen: Lexikon der rätselhaften Körpervorgänge, Piper Verlag, München, Zürich 2005

Brater, Jürgen: Lexikon der Sex-Irrtümer, Ullstein Verlag 2005

Braun/Wassmer/Klotz u.a.: Epidemiology of erectile dysfunction: results of the 'Cologne Male Survey', International Journal of Impotence Research 12 (2000), S. 305-311

Chia, Mantak / Douglas Abrams Arava: Öfter – länger – besser, Knaur Verlag, München 1997

Comfort, Alex: Joy of Sex, Ullstein Verlag, Berlin 1990

Degen, Rolf: Vom Höchsten der Gefühle, Eichborn Verlag, Frankfurt 2004

Eichner, Klaus / Werner Habermehl: Der Ralf Report, Hoffmann und Campe Verlag, Hamburg 1978

Erdmann, Robert / Meirion Jones: Sex, Gesundheit & Ernährung, Econ Verlag, München 1992

Freeman, Derek: Liebe ohne Aggression, Kindler Verlag, München 1983

Frischauer, Paul: Knaurs Sittengeschichte der Welt, Knauer Verlag, München 1968

Goleman, Daniel (Hrsg.): Gespräche mit dem Dalai Lama über Achtsamkeit, Emotion und Gesundheit, Lingen Verlag, Köln 2004

Herriger, Catherine: Bis dass der Tod euch scheidet, oder wie Paare besser lieben lernen, Heyne Verlag, München 1992

Hertzer, Karin / Christine Wolfrum: Lexikon der Irrtümer über Männer und Frauen, Piper Verlag, München 2003

International Journal of Impotence Research 12 (2000), S. 305

Jacobi, Günter u.a.: Anti-Aging für Männer, Thieme Verlag, Stuttgart 2004

Jocham, Dieter / Kurt Miller: Praxis der Urologie, Thieme Verlag, Stuttgart, 2. Aufl. 2005

Kinsey, Alfred C. / Wardell B. Pomeroy, Clyde E. Martin: Das sexuelle Verhalten des Mannes, Fischer Verlag, Frankfurt 1970

Küstenmacher, Werner Tiki / Lothar J. Seiwert: simplify your life, Campus Verlag, Frankfurt/New York 2004

Langbein, Kurt / Manfred Mühlberger, Christian Skalnik: Kursbuch Lebensqualität, Kiepenheuer & Witsch Verlag, Köln 1995

Lau, Mariam: Die neuen Sexfronten, Alexander Fest Verlag, Berlin 2000

Masters, William H. / Virginia E. Johnson: Die sexuelle Reaktion, Rowohlt Verlag, Reinbek 1970

Morris, Desmond: Der Mensch mit dem wir leben, Droemer Knaur Verlag, München 1978

Paget, Lou: Der perfekte Liebhaber, Mosaik Verlag, München 2001

Pease, Allan und Barbara: Warum Männer lügen und Frauen immer Schuhe kaufen, Ullstein Verlag, Berlin 2002

Pease, Allan und Barbara: Warum Männer nicht zuhören und Frauen schlecht einparken, Ullstein Verlag, Berlin 2003

Porst, H.: Manual der Impotenz, Uni Med Verlag, Bremen 2000

Psychotherapie im Dialog (PiD), Heft 3/ 2001: Sexuelle Störungen

Rhodes, Sonya / Marlin Potash: Wenn Männer sich nicht binden wollen, Droemer Verlag, München 1988

Ridley, Matt: Eros und Evolution, Droemer Verlag, München 1995

Ross, John Munder: Das männliche Paradox, Kabel Verlag, Hamburg 1992

Ründal, E. O.: Über Männlichkeit, Sexualität und Potenz in der frühen Neuzeit. In: Praxis der Männergesundheit, Hg. v. Günter Jacobi, Thieme Verlag, Stuttgart 2003

Schautzer, Max: Rock ´n´ Roll im Kopf, Walzer in den Beinen – Antworten auf den Jugendwahn, mvg Verlag, Frankfurt 2004

Schmidt, G. / Arentewicz G.: Sexuell gestörte Beziehungen, Enke Verlag, Stuttgart, 2. Aufl. 1986

Stief / Hartmann / Höfner / Jonas: Erektile Dysfunktion, Springer Verlag, Berlin 1997

Stoppard, Miriam: Das große Love & Sex Buch, Mosaik Verlag, München 1991

Taylor, Emma / Lorelei Sharkey: Sex for Winners, Mosaik Verlag, München 2005

Thiele-Dormann, Klaus: Der Charme des Indiskreten, Artemis & Winkler Verlag, Zürich, Düsseldorf 1995

Thieler, Volker: Lebensgemeinschaft ohne Trauschein, Fischer Verlag, Frankfurt 1995

Der Urologe A, Springer Verlag, Heft 4/2001: Leitlinie zur Diagnostik und Therapie von Libido und Erektionsstörungen

Der Urologe A, Springer Verlag, Heft 6/2001: Leitlinie zur Diagnostik und Therapie von Genitalerkrankungen durch humane Papilloma Viren

Van Rijsingen, Hannie: Sex und Fünfzig, mvg Verlag, Frankfurt 2004

Weissensteiner, Friedrich: Liebe in fremden Betten, Deuticke Verlag, Wien 2001

West, Anne: Warum Männer so schnell kommen und Frauen nur so tun als ob, Knaur Verlag, München 2003

Wieck, Wilfried: Männer lassen lieben, Fischer Verlag, Frankfurt 1990

Yaffé, Maurice / Elizabeth Fenwick: Happy Sex, Spaß am Sex, Gondrom Verlag, Bindlach 1992

Stichwortverzeichnis

M

N

O

P

R

S